KB139093

그리스 신화와
의학의 만남

신재용 지음

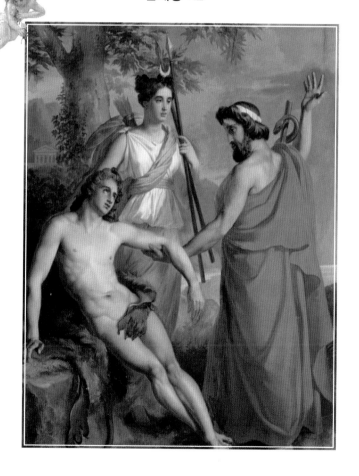

도 서 출 판
이유

그리스 신화와
의학의 만남

ⓒ 신재용, 2015

지은이 | 신재용
펴낸이 | 김래수

1판 1쇄 인쇄 | 2015년 3월 5일
1판 1쇄 발행 | 2015년 3월 10일

기획 · 편집 책임 | 정숙미
에디터 | 김태영
디자인 | 이애정
마케팅 | 김남용

펴낸 곳 | 도서출판 이유

주소 | 서울특별시 동작구 상도1동 497번지 서우빌딩 207호
전화 | 02-812-7217 **팩스** | 02-812-7218
E-mail | verna21@chol.com
출판등록 | 2000. 1. 4 제20-358호

ISBN | 979-11-86127-04-9 (03510)

이 도서의 국립중앙도서관 출판예정도서목록(CIP)은 서지정보유통지원시스
템 홈페이지(http://seoji.nl.go.kr)와 국가자료공동목록시스템(http://www.nl.go.
kr/kolisnet)에서 이용하실 수 있습니다.(CIP제어번호: CIP2015004656)

그리스 신화와 의학의 만남

신재용 지음

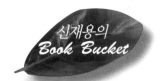

〈그리스 신화〉에서 만나는
우리 삶의 지침(指針)과 건강(健康)!

옛날이야기는 참 재미있습니다.
그리스 신화도 참 재미있습니다.
전설의 고향은 참 먼 것 같아도 바로 곁에 있습니다.
그리스 신화도 참 먼 이야기 같은데 바로 곁에 있습니다.

신들의 사랑과 분노, 요정들의 깜찍함과 요염함, 영웅들의 모험과 파멸, 그리고 괴물이나 마법 등 인간들의 자유로운 상상력이 만들어 낸, 감동적이지만 슬픈, 슬프지만 정겨운, 황당무계하지만 신비로운, 그리고 때로는 비윤리적이지만 성스러운, 그래서 하나하나가 다 흥미진진하고, 이것들이 차곡차곡 쌓이고 얽히고설켜 보물창고를 이루고 있는 것이 그리스 신화입니다. 창조의 세계에서부터 삶과 죽음, 그리고 종말까지 인간이 태고로부터 오늘날까지 지니고 있는 근원적인 질문들을 모두 담고 있는 것이 그리스 신화입니다.

그래서 그리스 신화를 통해 인간의 본질을 캐고 인간이 지향할 바를 생각할 수 있고, 인간의 본능이 고스란히 드러난 맨얼굴을 엿볼 수 있습니다. 까닭에 그리스 신화를 묶으면 삶의 지침서가 되고, 인성의 심리분석서가 되고, 건강서도 될 수 있습니다. 제가 그리스 신화와 의학을 감히 접목시켜 보려고 욕심을 낸 이유가 여기에 있습니다.

그리스 신화, 우리는 그 속에서 살고 있습니다.

땅의 꽃이나 하늘의 별, 그 하나하나에서도 그리스 신화가 향이나 빛으로 번져 나옵니다. 한 폭의 그림이나 조각, 음악은 물론 심리학이나 과학에도 그리스 신화가 스며있습니다.

의학도 마찬가지입니다.

해부학이나 병명부터 약초까지 다 그리스 신화가 숨겨져 있습니다. '아킬레스'건, '아틀라스'뼈, '오이디푸스'나 '엘렉트라' 콤플렉스 등이 다 그렇고, '인삼'의 학명도 목신 '판'의 이름에서 비롯되었습니다. 그래서 그리스 신화와 의학의 접목은 의미 있는 일이라 여겼습니다.

'버킷리스트(Bucket List)'라는 말이 있습니다.

'Kick the Bucket', 즉 자살할 때 목에 밧줄을 감고 양동이를 발로 차 버리는 행위에서 유래된 말로, 우리가 죽기 전에 꼭 해야 할 일이나 하고 싶은 일에 대한 리스트를 가리키는 말입니다.

이 책이 저의 버킷리스트의 하나입니다.

일종의 앙엽기(盎葉記 ; 오랜 옛날 종이가 없을 때 그때그때의 생각이나 사실을 감잎에 글로 적어 항아리에 넣어 보관해 두었다가 꺼내어 정리하여 기록한 것) 같은 것입니다. 나뭇잎에 글을 적어 항아리에 넣어 모으듯이, 그동안 유한양행 사보 등에 연재했던 원고를 모아두었다가 손질해서 묶은 저의 '북 버킷(Book Bucket)'이 바로 이 책입니다.

재미있게 읽어주시면 고맙겠습니다.

2015년 벽두

소올(素兀) 신재용

| 차 례 |

● 펴내는 글
〈그리스 신화〉에서 만나는 우리 삶의 지침(指針)과 건강(健康)!

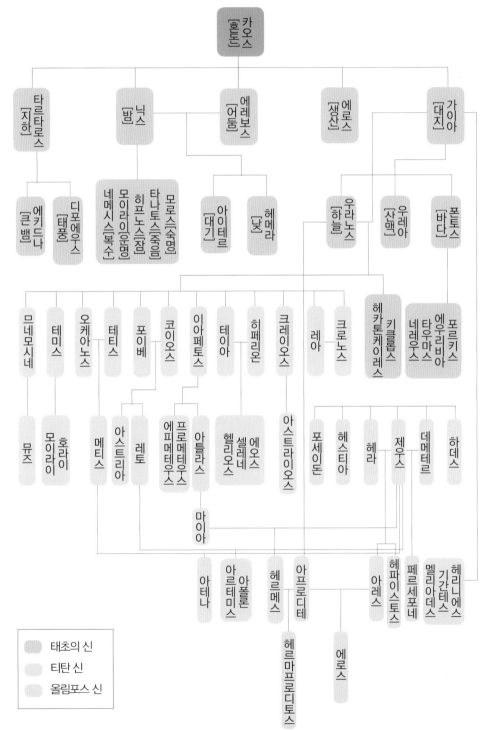

헤시오도스(고대 그리스 시인)가 정리한
그리스 신화 속 〈신들의 계보〉

태초의 신
티탄 신
올림포스 신

〈그리스·로마 신들의 명칭 비교〉

그리스명	로마명	영어명	비고
Aphrodite(아프로디테)	Venus(베누스)	Venus(비너스)	사랑과 미의 여신
Apollon(아폴론)	Phoebus(포이부스)	Apollo(아폴로)	태양의 신
Ares(아레스)	Mars(마르스)	Mars(마스)	전쟁의 여신
Artemis(아르테미스)	Diana(디아나)	Diana(다이아나)	달과 사냥의 여신
Athena(아테나)	Minerva(미네르바)	Minerva(미네르바)	지혜·예술·기술·학문의 여신
Charites(카리테스)	Gratiae(그라티애)	Grace(그레이스)	우미학의 여신
Cronos(크로노스)	Saturnus(사투르누스)	Saturn(새턴)	농경의 신
Demeter(데메테르)	Ceres(케레스)	Ceres(세레스)	농업·결혼·사회·질서의 여신
Dionysos(디오니소스)	Bacchus(바쿠스)	Bacchus(바커스)	술의 신
Eos(에오스)	Aurora(아우로라)	Aurora(오로라)	새벽의 신
Eros(에로스)	Cupid(쿠피드)	Cupid(큐피드)	연애의 신
Gaia(가이아)	Terra(테라)	Gaea(가이아)	대지의 여신
Hades(하데스)	Dis(디스)	Pluto(플루토)	지하계의 신
Hebe(헤베)	Juventa(유벤타)	–	청춘의 여신
Helios(헬리오스)	Sol(솔)	Sol(솔)	태양의 신
Hephaestos(헤파이스토스)	Vulcanus(불카누스)	Vulcan(벌컨)	불과 대장장이의 신
Hera(헤라)	Juno(유노)	Juno(주노)	제우스의 본처
Hermes(헤르메스)	Mercurius(메르쿠리우스)	Mercury(머큐리)	전신(全申)의 사자, 상업의 신
Hestia(헤스티아)	Vesta(베스타)	Vesta(베스타)	불과 화로(火爐)의 신
Hypnos(히프노스)	Somnus(솜누스)	–	잠의 신
Lato(라토)	Latona(라토나)	Leto(레토)	제우스의 애인
Mousai(무사이)	Mousai(무사이)	Muse(뮤즈)	음악·학문·예술의 여신
Nike(니케)	Victoria(빅토리아)	Victoria(빅토리아)	승리의 여신
Oceanos(오케아노스)	–	–	대양의 신
Pan(판)	Faunus(파우누스)	Faun(폰)	목신(牧神)
Persephone(페르세포네)	Proserpine(프로세르피네)	Proserpina(프로세르피나)	명계(冥界)의 여왕
Poseidon(포세이돈)	Neptunus(넵투누스)	Neptune(넵튠)	바다의 신
Rhea(레아)	Cybele(키벨레)	Cybele(시빌리)	풍요의 여신
Selene(셀레네)	Luna(루나)	Luna(루나)	달의 여신
Thanatos(타나토스)	Mors(모르스)	–	죽음의 의인화, 사신(死申)
Tyche(티케)	Fortuna(포르투나)	Fortune(포튠)	행운의 여신
Uranos(우라노스)	Caelus(카엘루스)	Uranus(우라노스)	하늘의 신, 가이아의 남편
Zeus(제우스)	Jupiter(유피테르)	Jupiter(주피터)	올림포스 신족의 주신

헤시오도스(고대 그리스 시인)가 정리한
그리스 신화 속 〈올림포스 12신〉

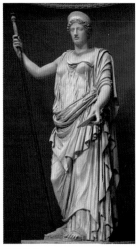

데메테르
● 다른 이름 : 케레스
[지배 영역 : 대지의 여신]

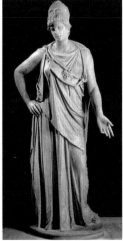

아테나
● 다른 이름 : 미네르바
[지배 영역 : 지혜의 여신]

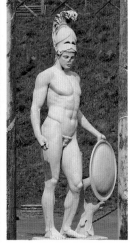

아레스
● 다른 이름 : 마르스
[지배 영역 : 전쟁의 신]

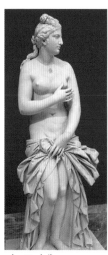

아프로디테
● 다른 이름 : 비너스
[지배 영역 : 미의 여신]

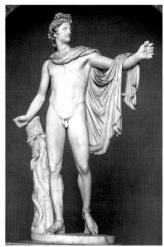

아폴론
● 다른 이름 : 아폴로
[지배 영역 : 의술 · 예언의 신]

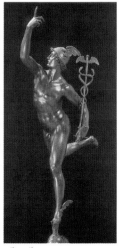

헤르메스
● 다른 이름 : 머큐리
[지배 영역 : 신들의 전령,
　　　　　 상업의 신]

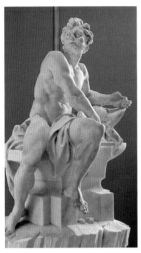

헤파이스토스
- 다른 이름 : 불칸

[지배 영역 : 대장간의 신]

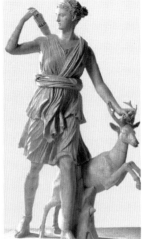

아르테미스
- 다른 이름 : 다이아나

[지배 영역 : 사냥의 여신]

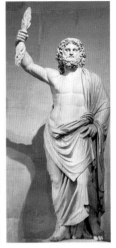

제우스
- 다른 이름 : 주피터

[지배 영역 : 신들의 왕]

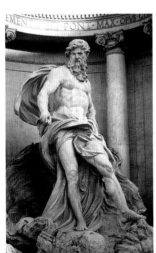

포세이돈
- 다른 이름 : 넵튠

[지배 영역 : 바다의 신]

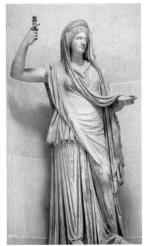

헤라
- 다른 이름 : 주노

[지배 영역 : 신들의 여왕,
　　　　　결혼의 여신]

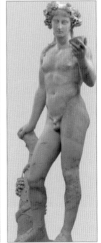

디오니소스
- 다른 이름 : 바쿠스

[지배 영역 : 산 · 들 · 술의 신,
　　　　　광란의 신]

고르디우스(Gordias)와
마음의 병을 푸는 식품

키벨레(Cybele) 여신의 광기

크로노스(Kronos ; 로마의 사투르누스)는 자식이 태어나면 태어나자마자 잡아먹는다. 자식들이 줄줄이 잡혀 먹히자 제우스의

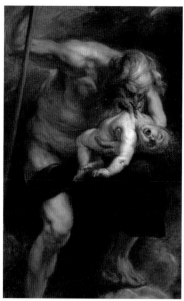

「자식을 삼키는 사투르누스」 (페테르 파울 루벤스, 캔버스에 유채, 마드리드 프라도 미술관)

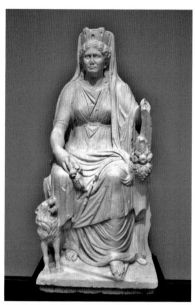

「사자, 풍요의 뿔과 성벽관(城壁冠)과 함께 왕좌에 앉은 키벨레」 (로마 대리석, 게티 박물관)

어머니는 제우스(Zeus)가 태어날 때 아버지 크로노스에게 잡혀 먹히지 않도록 태어나자마자 크레타(Creta) 섬의 이데(Ida) 산 깊은 동굴에 숨긴다. 이렇게 해서 제우스는 산속 깊은 동굴에서 몰래 키워진다. 그렇다고 안심할 일이 아니다. 행여 아기 제우스의 울음소리가 크로노스의 귀에라도 들리는 날이면 끝장이다.

그래서 들통나지 않게 쿠레테스(Curetes) 형제들이 아기 제우스의 둘레를 맴돌며 창으로 요란스레 방패를 두드려댄다. 마치 키벨레 여신을 섬기는 제관들이 피리나 북 따위를 요란스레 불고 치며, 또 칼과 방패를 마주치면서 미친 듯 춤을 추며 제사를 드렸다는 것과 같은 행위다. 그래서 아기 제우스를 지켜주었던 쿠레테스 형제들과 키벨레 여신을 섬기던 제관들이 동일한 부류였다는 설도 있다.

그렇다면 키벨레 여신은 누구인가?

키벨레 여신은 소아시아에서 대지의 어머니로 신앙되던 여신이다.

키벨레 여신은 미남인 목동 아티스(Attis)를 사랑해서 자신의 제관으로 삼고 절대 동정을 지키도록 서약까지 받았다. 그런데 아티스가 이 서약을 어기자 여신은 그 벌로 아티스를 미치게 했고, 미친 아티스는 산에 올라가 자기 몸을 칼로 마구 찌르고 음경까지 베어 버렸다고 한다. 이 때문에 키벨레 여신을 숭배하는 제관들이 그토

「프리기아 모자를 쓰고 있는 아티스」 (대리석 흉상, 프랑스 국립 도서관의 메달 박물관)

록 피리를 불고 북을 치며 칼과 방패를 두들겨대면서 미친 듯이 춤
추고 날뛰게 되었다고 한다.

고르디우스의 매듭(Gordian Knot)

키벨레 여신의 남편은 고르디우스이다. 고르디우스는 가
난한 농부였다. 이들은 부부의 연을 맺고, 둘 사이에서 아들 미다스
(Midas)를 낳는다.

어느 날 고르디우스는 아내 키벨레와 아들 미다스와 함께 짐마차
를 타고 길을 떠나 드디어 어느 마을의 광장에 다다른다. 그러자 마
을 사람들이 몰려와 마차를 둘러싸고 소리친다. 신탁에 의하면 장
차 임금님이 될 자가 짐마차를 타고 오실 것이라 하였는데, 신탁대
로 짐마차를 타고 오셨으니 임금님이 되어 달라는 것이다. 이리하
여 고르디우스는 졸지에 임금님이 된다. 즉 프리기아(Phrygia)의 왕
이 된 것이다.

고르디우스는 신에게 짐
마차를 바치고, 신성한 장
소에 굵은 밧줄로 짐마차
를 매어 놓는다. 이 매듭은
정교하고 교묘하면서도 단
단하여 여간해서는 풀기
어려운 매듭이다.

그러나 이 마을에는 또

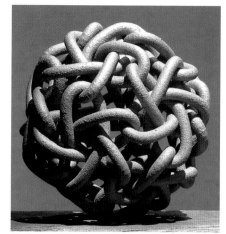

「고르디우스의 매듭 (Gordian knot)」

하나의 신탁이 있었으니, 이 매듭을 푸는 사람은 넓은 아시아의 왕이 될 것이라는 신탁이다. 그래서 많은 사람들이 이 매듭을 풀려고 몰려든다. 한 나라도 아니고 드넓은 아시아를 쥐락펴락하는 왕이 된다

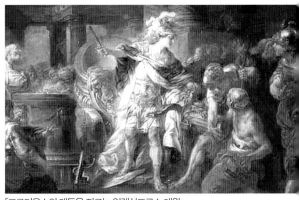

「고르디우스의 매듭을 자르는 알렉산드로스 대왕」
(장 시몽 베르텔레미, 캔버스에 유채, 파리 국립 고등 미술학교)

는데, 내로라하는 자들이 가만 있을 리 없잖은가. 그러나 어느 누구도 이 매듭을 풀지 못한다. 그렇게 수월하게 풀릴 매듭이 아니기 때문이다.

후일 이 신탁을 듣고 알렉산드로스(Alexandros ; 알렉산더) 대왕이 원정길에 프리기아에 들린다. 그리고 매듭을 풀고자 한다. 그러나 어쩌랴! 매듭을 풀려고 갖은 궁리를 해가며 애를 써도 끝내 풀지 못한다. 도저히 풀 수 없게 되자 화가 치민 알렉산드로스는 칼을 뽑아 매듭을 내리쳐 싹둑 베어 두 동강을 내버리고 만다. 어쨌든 매듭은 끊어져 풀린다. 알렉산드로스 대왕은 신탁대로 아시아의 넓은 지역을 정복한 영웅적 대왕이 된다. 물론 이것은 후일의 이야기이다.

'고르디우스의 매듭'은 푸는 방법도 있지만 풀기 어려울 때는 끊어 버리는 방법도 있다는 것, 즉 알렉산드로스의 방법은 곧 마음의 매듭을 해결하는 방법을 가르쳐 주는 좋은 교훈이다.

마음의 병과 대추

살다 보면 마음에 응어리가 많이 남게 마련이다. 응어리는 고리를 지어 또 다른 응어리와 매듭을 짓고, 그래서 더욱 풀기 어려워진다. 이것을 한의학에서는 '기울(氣鬱)'이니 '기체(氣滯)'니 하는 말로 표현한다. 《동의보감》에서는 마음의 병을 비롯한 모든 병은 기가 소통되지 않아 생기는 것이며, 통증도 기가 막히면 생기는 것이라고 하였다. 기가 소통되지 않는다거나 기가 막힌다는 것이 바로 '기울'이니 '기체'니 하는 병증이다.

'기울'이나 '기체'는 '고르디우스의 매듭' 같은 기의 매듭이다. 이것은 풀고 끊어야 한다. 기가 매듭을 짓고 있는 한, 전신이 나른하고 피곤하며 삶에 의욕을 잃는다. 항상 졸리고, 항상 무엇에 쫓긴다. 정신이 산만해지고 곧잘 잊어버리고, 일을 처리하는 데 자신의 기분에 따라 많이 좌우되며, 눈이 뻑뻑해지며 눈이 피로하여 자주 깜빡거리고 눈꺼풀이 바들바들 떨리기도 한다. 그래서 기의 매듭은 풀어야 한다. 기를 소통시켜야 하며, 기를 진정시켜야 한다.

마음의 병은 마음으로 풀어야 한다.

모르는 바 아니건만 쉽지가 않다. 이런 때 혹시 마음의 병을 푸는 데 도움이 될 식품이 없을까? 있다.

첫째, 멸치가 좋다. 신경의 흥분을 억제한다.

둘째, 귤 껍질도 좋다. 기가 막힌 것을 풀어준다.

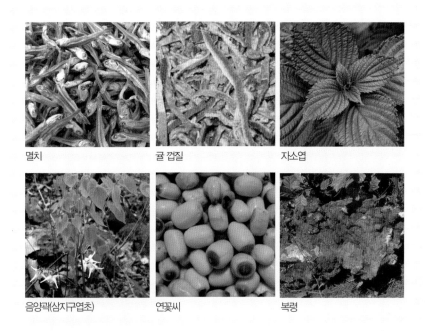

멸치   귤 껍질   자소엽

음양곽(삼지구엽초)   연꽃씨   복령

셋째, 자소엽이 좋다. 자소엽은 깻잎처럼 생긴 붉은 잎의 식물인데, 울화증으로 목구멍에 무엇이 걸린 듯싶어 삼키려 해도 삼켜지지 않고 답답할 때 끓여 마시면 좋다.

넷째, 음양곽이 좋다. 세 개의 가지에 아홉 개의 잎이 달렸다 해서 삼지구엽초라고 불리는 약초다. 음양곽은 갱년기 장애의 증세가 심하거나, 참을 수 없을 정도로 억울하고 우울하거나, 혹은 신경이 예민한 남자의 조루증 등에도 효과가 크다. 차로 끓여 마시는데, 10분 이상 끓이면 유효성분인 에피메딘(epinmedin)이 파괴되기 때문에 10분 이내로 끓여야 한다.

다섯째, 연꽃씨다. 우울증 치료에 도움이 된다. 씨의 붉은 겉껍질을 벗겨 버리고 하얀 알갱이를 반으로 쪼개고, 그 안에 있는 파란 심을 빼낸 다음 먹어야 한다. 차로 끓여 먹어도 되고, 물에 불렸다가 쌀과 함께 죽을 끓이거나 미음을 끓여 먹는다.

여섯째, 복령이 좋다. 소나무뿌리에 생기는 균체가 복령이다. 그러니까 버섯류이다. 복령은 높은 자리에서 느닷없이 비천해지거나 부유했는데 하루아침에 알거지가 된 듯 진액이 다 빠진 소위 '탈영'이니 '실정'이니 하는 정신적 충격 상태에서 벗어나게 해주는 묘약으로 잘 알려져 있다.

그러나 가장 무난한 것은 대추다. 대추는 마음과 의지를 견고하게 하여 흔들리지 않게 할 뿐 아니라 소화기능을 보호하고 기운을 더해주어 힘을 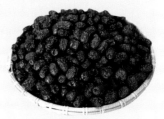 강하게 한다. 체내 영양 물질과 방위력을 보충하고 강하게 한다.

이렇게 대추는 강정·강장, 보정·보양, 익비·익기의 효과가 뛰어나다. 《동의보감》에서는, '기울'이나 '기체' 때 빨간 대추를 구워서 가루를 내어 미음에 타서 복용하라고 했고, 또 '장조증(臟燥症)'에는 대추·통밀·감초를 함께 끓여 차로 마시라고 했다.

'장조증'이란 공연히 슬퍼져서 울려고 하며, 자주 기지개를 켜며 하품이 잦고, 마치 신들린 듯하고, 때로 두통·변비·설사, 눈이 잘 보이지 않거나 귀가 잘 들리지 않거나 손발이 마비되기도 하는 병증이다. 대추 6g, 통밀 20g, 감초 5g을 1일 양으로 끓여 차처럼 마신다.

나르키소스(Narcissus)와
수선화의 효능

나르시시즘(Narcissism)과 성도착증

사랑 중에는 크나큰 사랑이 있다. '널리 고루 사랑'하는 박애나 '내 남 없이 두루 사랑'하는 겸애를 비롯해 '아낌없이 선뜻 주는 사랑'인 할애나 '도타우며 자비로운 사랑'인 자애 등이 그런 사랑이다.

그러나 사랑 중에는 불행한 사랑도 있다. 사랑 중에 뜨거운 사랑이 열애라지만 목까지 타는 사랑은 갈애이며, 병적인 집착으로 갈애의 나락에서 헤어나지 못하는 사랑은 탐애다. 탐애가 남을 향할 때는 그 남을 불행하게 만들 수 있고, 탐애가 나를 향할 때는 나 스스로를 불행하게 만들 수 있다. 집착성이 병적으로 강한 사랑

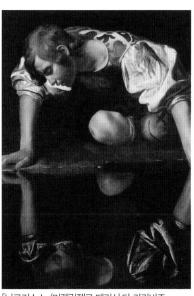

「나르키소스」 (미켈란젤로 메리시 다 카라바조, 캔버스에 유채, 로마 국립 고대미술관)

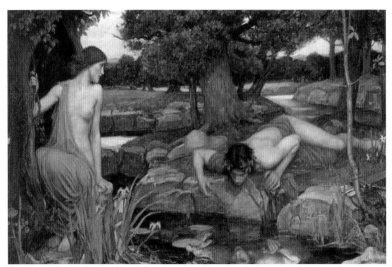

「에코와 나르시스」(존 윌리엄 워터하우스, 캔버스에 유채, 워커 미술관)

이 탐애인데, 나를 향한 탐애를 '나르시시즘(Narcissism)'이라고 한다.

흔히 나르시시즘을 '자기애'라 하는데, 이것은 자애(自愛)와는 다르다. 자애란 자애자중하는 자기 사랑이다. 스스로 품행을 바르게 하며 제 몸을 귀하게 여기고 아끼는 자기 사랑이다. 이런 사랑이 바탕이 되어야만 비로소 타인에 대한 사랑이 싹터서 박애나 겸애, 그리고 자비로운 자애 등이 이루어질 수 있다. 물론 자기 보존과 자기 주장의 본능에만 따르려는 자기 사랑은 '에고이즘(Egoism)'에 빠지게 마련이지만, 이것 역시 나르시시즘과는 다르다. 나르시시즘은 에고이즘과 무관할 수는 없지만 에고이즘과 달리 심미적(審美的) 요소를 지니고 있으며, 특히 병적인 자기도취 경향이 크기 때문이다.

따라서 나르시시즘의 사전적 의미는 "자아도취나 자의식 과잉"을 말하며, "리비도(Libido)의 대상이 자기 자신에게 향하여 자신의 정신적·육체적 상황에 대해 과도하게 집착"하는 상태다. 일종의 성도착(性倒錯)의 하나이다.

나르키소스, 죽어도 버리지 못한 자기애

자기색정(自己色情) 등 나르시시즘의 영역은 넓다. 독일의 정신과 의사 P. 네케가 성도착자의 자기애를 의미하는 것으로서 처음으로 나르시시즘이라는 말을 썼다고 하는데, 이 용어는 그리스 신화의 미소년 나르키소스와 연관되어 있다.

'애계(崖鷄)'라는 새가 있다고 한다. "제 깃을 너무 사랑한 나머지 온종일 물에 비춰 보다가 눈이 어찔해져서 빠져 죽기까지 한다는 새"라고 한다. 나르키소스가 바로 애계처럼 제 아름다움에 혹해서 죽은 미소년이다. 얼마나 잘 생겼던지 뭇처녀나 뭇님프(Nymph ; 요정)들이 온통 마음을 다 빼앗겼는데, 나르키소스는 전혀 거들떠보지도 않는다. 그래서 화가

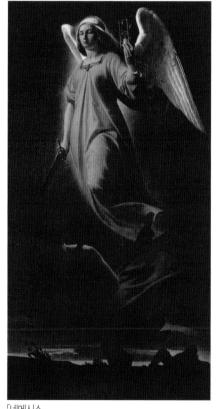

「네메시스」
(알프레트 레텔, 캔버스에 유채, 에르미타주 미술관)

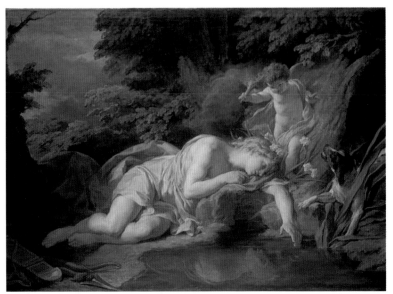

「꽃으로 변한 나르시스」(니콜라 베르나르 레피시에, 캔버스에 유채, 베르사이유와 트리아농 궁)

난 님프들이 복수의 여신 네메시스(Nemesis)에게 하소연하고, 복수의 여신 네메시스는 "남을 사랑할 줄 모르는 자는 자기 자신을 사랑하라."고 저주한다. 이 저주 그대로 나르키소스는 자기애에 빠지고 만다. 물에 비친 자기의 모습에 정신을 빼앗겨 자리를 뜰 줄 모른 채 보고, 또 바라보다가 마침내 쓰러져 죽는다. 죽은 나르키소스는 지하세계로 가면서도 스틱스(Styx) 강물에 비친 자기 모습에서 눈을 떼지 못했단다. 증오의 강 스틱스를 지나 망각의 강 레테(Lethe)에 이른다고 하더라도 나르키소스의 자기애는 망각되지 않았을 것이다.

여하간 나르키소스가 죽은 자리에는 이름 모를 아름다운 꽃이 피었는데, 모두들 이 꽃을 '나르키소스', 즉 수선화라고 불렀단다.

수선화의 약효

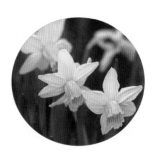

"그대는 신의 창작집 속에서
가장 아름답게 빛나는 불멸의 소곡
또한 나의 작은 애인이니
아아 내 사랑 수선화야"

수선화의 학명은 나르키수스(Narcissus tazetta L. var. chinensis Roem), 즉 나르키소스의 넋이 꽃으로 피어난 것이라지만, 김동명 시인의 시에서처럼 수선화는 거룩한 신이 빚은 창작이다. '가장 아름답게 빛나는 불멸의 소곡'이다. 수선화는, "그리고 그리다가 죽는, 죽었다가 다시 살아 또다시 죽는 가여운 넋"인 양 피고 지고 또 다시 피고, 또 다시 지는 여러해살이 둥근뿌리식물이다. 가여운 넋이 환생한 그 꽃은, 추위를 이겨내는 내한성이 강한 비늘줄기에서 꽃줄기가 나와 그 끝에 "찬바람에 쓸쓸히 웃는 적막한 얼굴"로 피어난다. 백색·황색·등홍색 꽃이 향기를 풍기며 수평으로 뻗어서 아래로 기울어져 있다. 마치 나르키소스가 몸을 숙여 자신의 아름다운 모습이 어른거리는 물속을 들여다보는 형국이다.

수선화의 꽃은 약용한다.

풍기를 없애고, 열을 떨어뜨리며, 혈액 순환도 촉진한다. 그러나 무엇보다 자궁병이나 월경불순을 치료하는 효과가 뛰어나다. 끓여 먹거나 가루 내어 먹는다.

수선화의 비늘줄기도 약용
한다.

둥근달걀 모양인데, 다갈색
의 외피를 벗겨내면 황백색의
비늘줄기로 둘러싸여 있다.
마늘 같기도 하고, 파 같기도
하다. 그래서 수선화를 '아름
다운 마늘'이라는 뜻으로 '아
산'이라 부르기도 하고, '하늘
의 파' 라는 뜻으로 '천총'이라
고도 부른다.

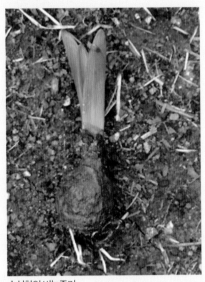
수선화의 비늘줄기

수선화의 비늘줄기는 자궁에 강한 흥분작용을 일으킨다. 동물 실
험 결과 항종양 및 항바이러스 작용이 입증되었다. 항암치료제로
연구할 가치가 있다는 결과다. 의서의 설명에 의하면, 대부분의 항
종양약은 백혈구 수를 저하시킨다. 그러나 수선화의 비늘줄기를 이
용한 실험에서는 "개에게 투여하면 말초혈액 중의 백혈구 총수가
뚜렷이 증가하여 비교적 장시간 유지된다."고 하였다.

일반적으로 독성이 있어 내복하지 않고 주로 외용한다. 유선염이
나 각종 종기, 벌레에 물린 상처에 비늘줄기를 짓찧어 붙이거나 찧
은 즙을 바른다.

니오베(Niobe)와
산후조리법

니오베의 불행

니오베는 예쁘다. 예뻐도 너무 예쁘다. 니오베는 자식을, 그것도 14명의 자식을 두었으니 다복하다. 테베(Thebes)의 왕비인 니오베는 정말 부러울 것이 전혀 없다. 그러나 넘치는 복은 화를 불

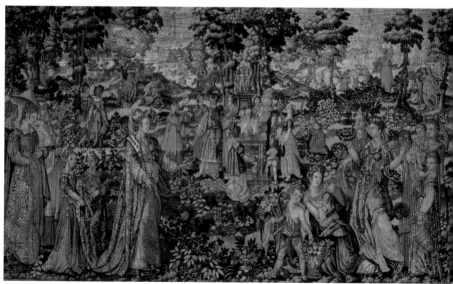

「니오베의 오만」, (프랑수아 스피어링, 직물, 암스테르담 국립미술관)

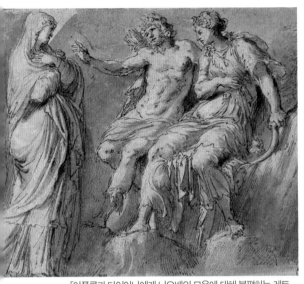
「아폴론과 다이아나에게 니오베의 모욕에 대해 불평하는 레토」
(폴리도로 칼다라, 소묘, 루브르 박물관)

러울 수 있다 하여 "복은 화의 문[福者禍之門]"이라는 옛글이 있지 않던가. 아니나 다를까! 너무나도 부러울 것 없이 충족했고 다복했던 니오베에게 불행이 닥친다. 다복할수록 반드시 겸손해야 한다는 계교가 있는데도 니오베는 겸손하지 못했던 것이다. 니오베의 교만이 불행을 자초한 것이다.

테베에는 레토(Leto) 여신이 제우스(Zeus)의 씨인 쌍둥이 아폴론(Apollon)과 아르테미스(Artemis) 남매를 낳은 것을 기리는 축제가 있는데, 니오베가 레토에 대한 숭배를 집어치우라면서 사람들을 몰아냈고, 그래서 레토 여신이 화가 나 쌍둥이 자식인 아폴론과 아르테미스를 보내 니오베의 아들들과 딸들을 몽땅 죽이게 한 것이다.

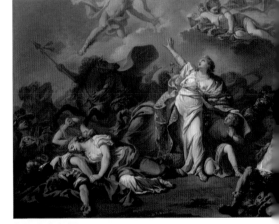
「니오베의 아이들」
(자크 루이 다비드, 캔버스에 유채, 달라스 미술관)

일곱 아들이 차례차례 아폴론이 쏜 화살에 죽는다. 살려달라고 애원하는 어린 막내아들에게까지 아폴론의 화살은 비정하게 꽂힌다. 테베의 왕인 암피온(Amphion)은 아들들의 몰살에 충격을 받고 자살한다. 이번에는 일곱 딸의 가슴에 아르테미스의 화살이 박히기 시작한다. 쌍둥이오빠 아폴론은 궁술의 신이며, 쌍둥이누이 아르테미스는 사냥의 여신이 아니던가! 그러니 명궁의 화살이 빗나갈 리 있겠는가! 딸들이 하나하나 화살에 맞아 쓰러진다. 이제 13명의 자식이 다 죽고 막내딸만 남는다. 니오베는 막내딸만은 살려달라고 애걸한다. 막내딸을 부둥켜안고 울부짖는다. 아폴론의 화살이 비정했듯이 아르테미스의 화살 또한 잔인하다. 끝내 막내딸의 가슴마저 화살에 꿰뚫린다. 슬픔에 넋이 나간 니오베는 움직일 줄을 모른다. 그리고 서서히 바위로 변해 버린다.

출산의 고통과 제왕절개수술

레토는 제우스의 씨를 잉태했다는 죄 때문에 아흐레 밤낮을 모진 진통으로 고생을 하다가 우여곡절 끝에 겨우 출산했던 여신이다. 쌍둥이를 낳은 레토나 14명의 자식을 낳은 니오베나 다 출산의 고통에 시달렸을 것이다. 산고는 그만큼 고통스러운 것이다. 오죽하면 옛말에 "눈에서 불꽃이 일고 항문이 솟아올라야 애를 낳을 수 있다."고 했을까.

애를 낳기는 이만큼 힘든 것이다. 얼마나 참기 어려운 고통이었든지 알을 잘 낳는 닭처럼 아이를 잘 낳으라고 날달걀을 먹이거나,

참기름처럼 미끈미끈 순산하라고 참깨뭉치를 해산방에 세워두거나, 자궁문이 대문처럼 활짝 열려 순산하라고 대문 빗장을 톱질하여 그 가루를 먹이기도 했다. 심지어는 헌 솥뚜껑을 데지 않을 정도로 불에 달구어 그 위에 임산부를 올려 세우고 임산부의 두 다리를 잡고 눌러서 발을 옮겨 딛지 못하도록 '쇠 담금질'을 하는 방법까지 있었다.

그러다가 생각해 낸 것이 수술방법이었다. 손오공과

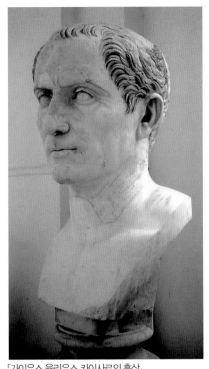

「가이우스 율리우스 카이사르의 흉상」
(사진 : Andreas Wahra, 나폴리 국립 고고학 박물관)

함께 현장법사가 들렀던 곳 중에는 달차시라국이 있었는데, 기원전 500여 년에 이미 어머니 배를 째고 아이를 꺼내는 수술이 성행했다는 곳이다. 알렉산드로스(Alexandros) 대왕이 이 도시에 입성한 바 있어서 이 획기적인 수술방법은 지중해 연안으로 전파되었고, 그래서 먼 훗날 로마의 영웅적 제왕의 자리를 누렸던 카이사르(Caesar ; 시저) 역시 이 수술에 의해 어머니의 배를 째고 끄집어내어졌다고 해서, 이 수술을 '제왕절개수술'이라 부르게 되었다고 한다. 이제는 이 수술을 선호하는 경향이 점점 번져가고 있는 추세다.

산후조리법 몇 가지

수술로 출산한 후에는 회복을 도와주는 음식을 먹는 것이 좋다.

첫째, 수술 후 복부에 가스가 차거나 소화가 안 되거나 부석부석 잘 붓거나 관절 마디마디가 부으면서 아플 때에는 잉어죽을 먹는다.

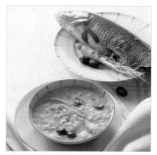
잉어죽

한 마리의 잉어를 통째로 준비하고 깐 마늘 2통, 껍질째 씻은 생강 1톨을 넣고 푹 고은 뒤 꼭 짜서 그 물에 쌀을 넣어 죽을 쑨 다음 소금으로 간을 해서 먹는다.

둘째, 수술 후 소변이 시원치 않을 때에는 유자씨로 차를 만들어 마신다. 유자씨 35g을 프라이팬에서 노릇해질 때까지 볶아 7일 동안 나누어 마신다.

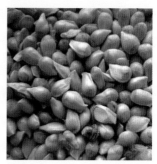
유자씨

셋째, 수술 후 빈혈에는 우유식초를 마신다. 우유 1컵에 3큰술의 식초를 조금씩 부어가며 섞으면 요구르트처럼 되는데, 이것을 1일 1~2컵씩 마신다. 수술 후 변비에도 좋다.

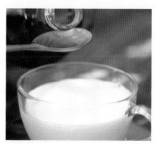
우유식초

수술 후 빈혈이나 변비에는 연근조림도 좋다. 연근에는 채소로서는 드물게 비타민 B_{12}가 함유되어 있는데, 이 성분은 혈액을 만드는 데 없어서는 안 되며, 장내 유산균의 성장을 촉진

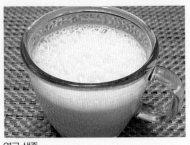
연근 생즙

하는 비타민이므로 연근생즙에 소금을 조금 타서 1회 100ml씩 마시면 좋다.

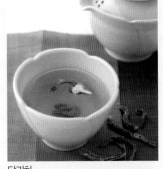
당귀차

넷째, 수술 후 복통으로 괴로울 때는 당귀차나 산사자차가 좋다. 당귀는 8~12g을 물 500cc로 끓여 반으로 줄면 하루에 2~3회 공복에 복용하고, 산사자는 4~6g을 물 500cc로 끓여 반으로 줄면 흑설탕을 조금 타서 하루 동안 여러 차례로 나누어 마신다. 자연분만 후에도 훗배앓이(후진통)라 하여 마치 분만 때의 진통과 비슷한 통증을 앓는 경우가 있는데, 이때에도 당귀나 산사자가 좋다. 당귀는 승검초 뿌리이며, 산사자는 아가위 열매다.

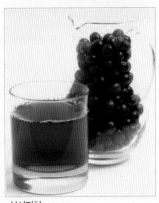
산사자차

다섯째, 수술 후에도 자연분만을 했을 때처럼 역시 미역국은 많이 먹는 것이 좋다.

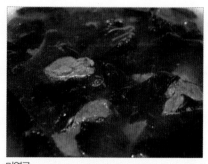
미역국

미역은 뼈를 강화하고 자궁수축과 지혈을 돕고 초조감을 해소해 주므로 해산 후유증이나 산후우울증을 빨리 풀고 젖을 잘 나오게 하는 식품이기 때문이다. 훗날 '산후풍'에 시달리지 않게 하는 데도 도움이 된다.

그러나 미역에는 칼슘이나 요오드는 많아도 중요한 단백질이나 비타민 등은 거의 없기 때문에 양질의 단백질을 많이 섭취하도록 해야 하고, 특히 모유분비를 원활하게 해주는 상추를 비롯해서 채소를 충분히 섭취해야 한

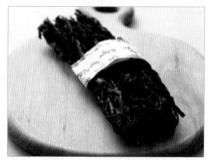
미역

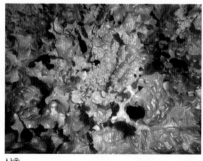
상추

다. 단, 딱딱한 음식을 비롯해서 날 음식·찬 음식·찰기가 있는 음식은 피해야 한다.

데메테르(Demeter)와
석류의 약효

데메테르 여신의 딸

데메테르는 농업의 여신으로, 영웅 이아시온(Iasion)을 사랑하여 플루토스(Plutus)라는 아들을 낳는데, 여신이 정열을 주체하지 못해 인간과 정을 맺은 것을 괘씸하게 여긴 제우스(Zeus)가 벼락을 때려 이아시온을 죽여 버림으로써 비련에 그치고 만다. 제우스가 이처럼 잔인했던 것은 제우스가 누나인 데메테르를 좋아했기 때문이다. 비련의 고통에 시달리던 데메테르가 제우스를 받아줄 리 없었고, 그러자 화가 난 제우스는 황소로 변신하여 누나 데메테르를 겁탈한다. 이렇게 해서 둘 사이에서 태어난 딸

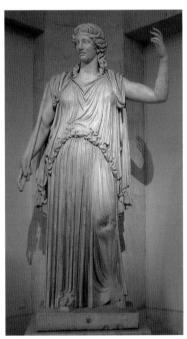

「데메테르의 로마 조각상」 (마드리드 국회의사당)

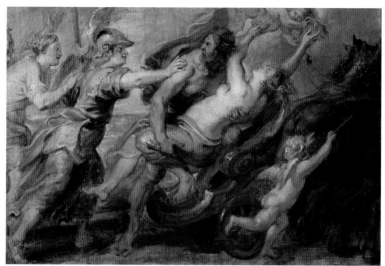

「페르세포네의 납치」(페테르 파울 루벤스, 패널에 유채, 보나 미술관)

이 코레(Kore), 일명 페르세포네(Persephone)다.

데메테르 여신은 아름다운 페르세포네를 무척 사랑한다. 특히 시칠리아(Sicilia) 섬을 좋아해서 페르세포네를 데리고 자주 이 섬에 와서 즐긴다. 그런데 어느 날 정말 뜻밖의 일이 벌어진다. 페르세포네가 요정들과 들꽃을 꺾으며 놀고 있을 때다. 땅이 갈라지면서 지하 세계의 왕 하데스(Hades)가 황금마차를 타고 솟아오르더니 페르세포네를 끌어안아 마차에 싣고 땅속으로 사라진다.

딸을 잃은 어머니 데메테르는 애타게 딸을 찾아다닌다. 그러나 딸의 행방은 묘연하다. 데메테르는 헬리오스(Helios)를 찾아간다. "신이든 인간이든 그 행실로나 속으로나 헬리오스를 속일 수 없다."는 태양의 신 헬리오스는 본 대로, 아는 대로 일러준다.

'하데스가 페르세포네를 납치해 갔노라'고.

저주의 네 알갱이 석류

데메테르 여신은 분노와 시름으로 나날을 보낸다. 그러자 인간세계가 극도로 황폐해진다. 농업의 여신이 돌봐주지 않으니 땅에서 수확할 것이 없다. 다급해진 제우스는 전령 헤르메스(Hermes)를 지하세계로 보내 하데스를 설복하여 페르세포네를 어머니에게 돌려주게끔 한다.

이렇게 해서 데메테르, 페르세포네, 헤르메스는 올림포스 궁전에서 제우스를 만난다. 이때 제우스가 페르세포네에게 묻는다.

"지하세계에서 아무 음식도 먹지 않았겠지?"

그런데 하데스는 페르세포네를 지하세계에서 내보낼 때 처음이자 마지

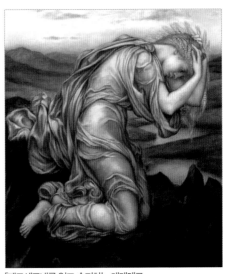

「페르세포네를 잃고 슬퍼하는 데메테르」
(이블린 드 모오간, 캔버스에 유채, 런던의 드 모건 센터)

막으로 주는 음식이니 먹으라며 석류를 주었고, 페르세포네는 네 알갱이를 먹었던 것이다.

제우스는 이미 지하세계에서 음식을 먹은 이상 어쩔 수 없다며 페르세포네에게 이렇게 하라고 한다. 1년 12달을 넷으로 나누어 1년의 1/3은 지하세계에서 하데스와 함께 지내라고. 이렇게 해서 데메

테르가 딸과 떨어져 있는 동안은 데메테르가 시름에 잠겨 농작물을 보살피지 않게 되었다고 한다. 이 기간이 계절 중 겨울에 해당한다.

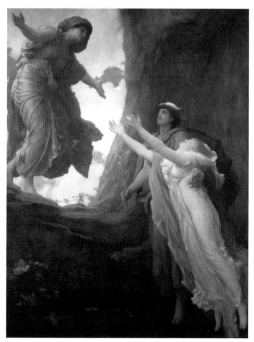

그런데 왜 하필이면 지하세계의 왕 하데스는 페르세포네에게 석류를 먹으라고 주었을까? 그것도 네 알갱이를!

「페르세포네의 귀환」
(프레더릭 레이턴, 캔버스에 유채, 리즈 미술관)

　석류는 결혼생활의 상징이요, 이것을 먹은 부부는 서로 갈라설 도리가 없게 마련이라는 신념이 있었기 때문이다. 이 신념은 지금도 이어져 오고 있으며, 그래서 지금도 신혼부부가 석류를 먹는 풍습이 남아 있다.

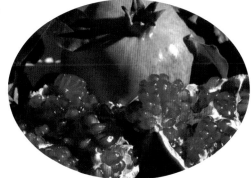

석류의 약효

석류에는 신[酸] 석류와 단[甛] 석류가 있다.

신맛의 석류는 식초 같다 해서 '초(醋)석류'라 하고, 단맛의 석류는 하늘의 음료 같다 해서 '천장(天漿)'이라 한다. 신 것은 약에 쓰 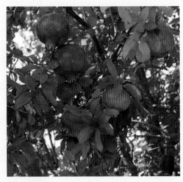 고 단 것은 식용한다고 했지만, 둘 다 약용할 수 있다. 종자가 수정 처럼 희고 광택이 있고 투명하며 맛도 달콤한 것이 있는데, 이것을 '수정(水晶) 석류'라고 부른다.

동물 실험 결과 난소를 적출한 성숙한 암컷 실험쥐 또는 어린 암컷 실험쥐에게 석류 알갱이에서 추출한 기름을 주사했더니 여성호르몬과 같은 작용이 있었다고 한다.

석류의 알갱이는 석류산 등을 함유하고 있는데, 진액을 생성하고 갈증을 가시게 한다. 기생충도 구제하고 피부진균을 억제하며, 인플루엔자 바이러스를 억제하기도 한다. 그러나 무엇보다 큰 약효는 수렴작용이다. 땀이 많으면 땀을 수렴하고, 설사하면 대변을 수렴하고, 소변실금이나 소변빈삭 등이 있으면 소변을 수렴하고, 냉(대하증)이 심하면 냉을 수렴하고, 자궁출혈이나 잇몸출혈 등 어떤 출혈성 증세가 있으면 수렴하여 지혈시킨다. 또 근육이나 뼈의 통증, 사지무력, 인후의 통증과 종창 등을 다스린다. 담낭의 열을 내리고 눈을 밝게 하며, 술을 빨리 깨게도 하고, 위장병에도 좋다. 특히 석류 알갱이를 말려서 가루 내어 양배추주스에 타서 마시면 만성위염에 효과가 있다. 위장의 정화작용과 노폐물의 체외 배출 효과가 크다.

석류의 알갱이뿐 아니라 석류의 껍질, 즉 과피를 '석류각'이라고 하는데, 이것도 훌륭한 약재다. 석류 과피를 끓인 좁쌀미음에 하룻밤 담갔다가 여과하여 먹물처럼 우러난 물을 약용하거나 혹은 과피를 달여 먹거나 혹은 가루 내어 먹기도 한다. 과피는 시다. 그리고 타닌(tannin)이 10.4~21.3%나 함유되어 있어 떫기도 하다. 효과는 석류 알갱이처럼 수렴작용이 강하여 혈변이나 탈항을 비롯해서 정액이 저절로 흐르는 활정을 다스리며, 허리와 다리의 근육이 마비되는 증세와 보행 때 경련 통증이 있는 것을 다스리고, 또 구충작용까지 한다. 특히 석류 과피를 설탕과 함께 볶은 후 끓여 마시면 물 같은 설사가 계속되는 데에 아주 효과적이다. 또 이 과피를 감초와 함께 끓여 마시면 고질적인 기침과 천식에 효과가 있다.

그러나 석류를 지나치게 많이 먹으면 치아를 손상시킬 수 있으며, 가래도 많아질 수 있다. 또 석류를 먹을 때 기름기 많은 음식을 먹으면 알칼로이드(alkaloid)가 기름에 녹아 흡수되어 중독 증세를 일으킬 수 있으므로 주의해야 한다.

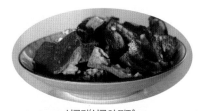

석류각(석류의 껍질)

디오니소스(Dionysos)와
술독을 푸는 비법

디오니소스 축제

　디오니소스는 그리스 신화에 나오는 술의 신이다. 로마 이름으로는 바쿠스(Bacchus), 영어로는 바커스라 불린다.

　디오니소스는 탄생부터 불행하다. 테베(Thebes)의 공주 세멜레(Semele)는 제우스(Zeus)와 사랑했는데, 제우스의 부인 헤라(Hera)의 질투로 벼락을 맞아 죽는다. 불쌍하게 여긴 제우스는 까맣게 타죽은 세멜레의 뱃속에 있던 여섯달 된 아기를 꺼내 자신의 넓적다리를 가르고, 그 속에 넣고 금실로 꿰맨다. 그렇게 해서 열 달을 채운후 제우스는 자신의 넓적다리에서 아기를 꺼낸다. 디오니소스는 이

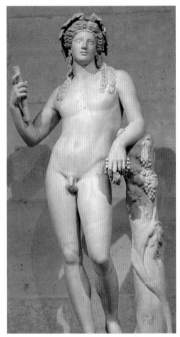
「디오니소스 조각상」 (루브르 박물관)

렇게 태어난 것이다.

이 아기는 헤라의 눈길이 닿지 않는 아주 먼 곳, 니사(Nysa) 산의 깊은 동굴에서 요정의 손에 자란다. 이렇게 산속에서 자라난 디오니소스는 포도를 재배하며 포도주를 빚는다. 그리고 포도주는 디오니소스에 의해 사람들에게 전수되고, 사람들은 포도주를 맛봄으로써 새로운 기쁨을 알게 되고 놀라운 즐거움을 만끽한다. 사람들은 열광하며 무리를 지어 술에 취한 채 축제를 벌인다.

축제는 과연 어떤 모습이었을까?

축제는 아마 티치아노(Tiziano Vecellio)의 그림 「안드로스인들의

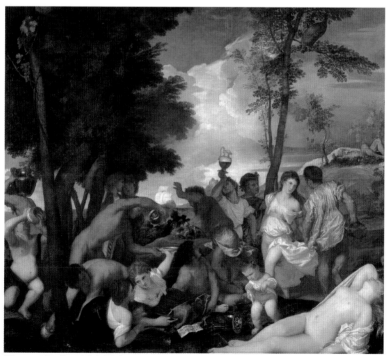

「안드로스인들의 주신제」 (베첼리오 티치아노, 캔버스에 유채, 프라도 미술관)

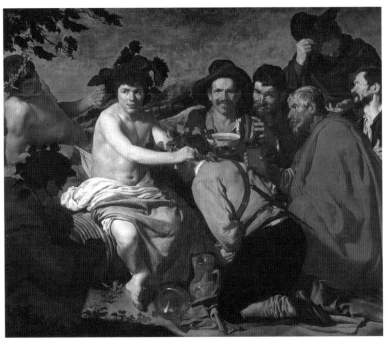

「술꾼들 (바쿠스의 승리)」(돈 디에고 로드리게즈 다 살바 이 벨라스케즈, 캔버스에 유채, 프라도 미술관)

주신제」와 같았을 것이다. 이 그림에는 술병째 나팔 부는 벌거숭이, 술병을 든 채 땅에 쓰러져 누운 여자의 엉덩이 뒤에서 호시탐탐 눈치를 보는 벌거숭이, 그리고 온몸을 드러낸 채 팔베개를 하고서 술에 취해 잠에 빠진 풍염의 여자 벌거숭이, 그리고 환호와 춤이 어우러져 있다. 강에 붉은 포도주가 흐른다는 전설의 안드로스(Andros) 섬이 실존하는 것만 같은 착각을 일으킨다. 목가의 전원에서 쾌락을 만끽하면서 술과 사랑놀이가 흥겹게 펼쳐지고 있다. 술과 광태와 탐욕의 육감적인 축제이지만 모든 것이 밝고 경쾌하다. 디오니소스 축제는 바로 이 그림과 같았을 것이다.

술을 병적으로 찾는 심리

디오니소스는 어떻게 생겼을까?

화가인 벨라스케스(Diego Velazquez)는 디오니소스를 포도와 포도잎으로 엮은 관을 쓰고 있는 미남 청년으로 그렸다. 비교적 강한 의지력이 엿보이지만 몸매는 어딘지 모르게 부드러운 연약함이 내비쳐지고 있다.

한편 카라바조(Michelangelo da Caravaggio)는 둥글고 곱고 탐스러운 얼굴에 눈썹이 반달마냥 곱고도 짙게 그려진 포동포동한 일본 중세기 여자를 닮은 듯 그렸다. 어깨에서부터 팔까지 보면 남자의 근육질을 엿볼 수 있지만 그의 가슴은 덜 익은 여자의 가슴처럼 부드러워 보이기만 하다. 결국 두 그림 모두에서 디오니소스는 여성스럽게 그려져 있다.

디오니소스를 병적으로 숭상하는 알코올(alcohol) 중독자의 모습이 바로 이렇다. 영화 〈라스베가스를 떠나며(Leaving Las Vegas)〉는 존 오브라이언(John O'Brien)의 자전적 소설을 바탕으로 하고 있는데, 결국 술을 탐닉하면서 통념적으로 허용되는 영

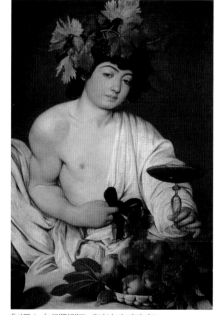

「바쿠스」(미켈란젤로 메리시 다 카라바조, 캔버스에 유채, 우피치 미술관)

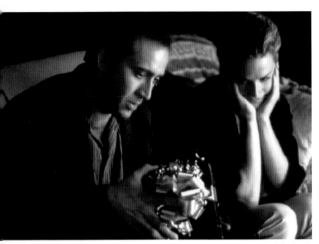

양적 또는 사회적 용도 이상의 술을 지속적, 주기적으로 마시려는 강박행동에 빠진 자들의 공통점은 영화의 주인공처럼 또는 그림에서 보여진 디오니소스의 모습처럼 바로 여성스럽다는 점이다. 내성

영화 「라스베가스를 떠나며」(Leaving Las Vegas, 1995)에서 알코올 중독자인 남자에게 여자가 술병을 선물하면서 사랑을 표현하는 한 장면.

적·의존적 성격을 지니고 있다는 점이다. 대인관계에 있어서 부끄러움을 없애기 위해서, 또는 자신감을 갖기 위해서, 또는 걱정거리나 문제를 잊기 위해서 술을 마시는 경향까지 있다.

결국 그 끝은 생리적·심리적·사회적 기능을 해치는 만성적 행동장애를 일으킨다. 가정생활이 불행해지고, 경제적 곤란마저 받는다. 사회생활도 원만치 않게 된다. 술에 의해서 원인이 되거나 악화되는 영구적이거나 반복적인 사회적·심리적, 또는 신체적 문제를 갖게 된다는 것을 스스로 알면서도 어쩔 수 없이 계속적으로 술을 마시거나 혹은 금단 증세를 해소하거나 피하기 위해 더 자주 술을 찾는 상태에 이른다.

술을 마실 때 주의할 점과 깰 때 좋은 것

술은 약 중에서도 으뜸 가는 약이라 한다. 그래 서 술은 '백약지장(百藥 之長)'이라 일컬어져 왔 다. 《동의보감》에는 "술 을 적당히 마시면 자연히

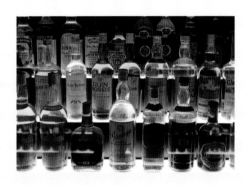

비위가 건전해진다."고 했으며, "찬바람과 추위를 물리치고 혈맥을 잘 돌게 하며 병의 원인을 없애고 약 기운을 이끄는 데는 술보다 나 은 것이 없다."고 했다. 또 "술을 마셔도 지나치게 취하지 않게 마신 다면 모든 병이 자연히 생기지 않는다."고 했다.

그러나 "술을 많이 마시면 혈기가 모두 문란해진다."고 했으며, "정기(精氣)가 고갈되고, 정기가 고갈되면 팔과 다리를 영양하지 못 한다."고 했다. "독기가 심을 침범하고 정신이 착란되며 눈이 잘 보 이지 않는다. 이렇게 되면 생명을 잃게 된다."고도 했다.

얼굴이 흰 사람은 술을 많이 마시지 말며, 술을 마실 때는 너무 빨 리 마시지 말아야 하고, 또 탁주를 마신 다음 국수를 먹지 말고, 술 에 취한 뒤에 억지로 음식을 먹지 말고, 술에 취한 다음 누워서 바람 을 쐬지 말고 뛰지 말고 성교를 하지 말라고 했다.

술에 취했을 때는 소금으로 이를 닦고 뜨거운 물로 양치하거나, 바람이 통하지 않는 방에서 뜨거운 물에 여러 번 세수하고, 머리를 10여 번 빗도록 하고, 술을 마시고 깨기 전에 몹시 갈증이 날 때는 물과 차를 마시지 말아야 한다고 했다.

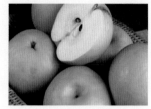
배

술을 마시고 갈증이 날 때는 배를 먹고, 잘 깨지 않으면 국화를 가루 내어 4~8g씩 물로 마시거나, 칡을 짓찧어 즙

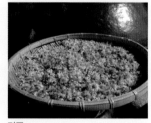
감국

을 내어 먹거나 칡즙을 가라앉히고 얻은 앙금을 끓는 물에 넣으면 갖풀빛이 나는데, 이것을 꿀물에 타 마시면 좋다고 했다.

우렁이국·연뿌리생즙·배추국·오이즙도 좋으며, 술을 마시고 머리 아픈 데는 죽여(竹茹) 120g을 끓여 그 약물에 달걀을 깨 넣고 고루 섞어 다시 한 번 끓여 마시고, 술 마신 뒤에 번열이 심하면 굴조갯살에 생강과 식초를 넣어 날 것으로 먹으면 좋다고 했다.

칡즙 　　　우렁된장찌개 　　　배추국 　　　굴

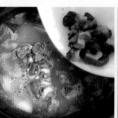
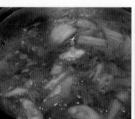
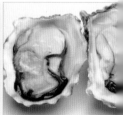

레토(Leto)와 출산의 고통을 더는 방법

아스테리아 (Asteria)의 변신

제우스(Zeus)는 난봉꾼이다. 난봉을 부리다 못해 심지어는 자매를 유혹한 경우도 많다. 그 중에서 레토와 아스테리아 자매 이야기를 빠뜨릴 수 없다.

레토는 제우스의 유혹에 호락호락 걸려들어 결국 제우스의 씨를 잉태한다. 그러나 레토의 동생인 아스테리아는 언니 레토처럼 그렇게 호락호락하지 않다. 아스테리아는 제우스의 유혹을 뿌리치고 그의 손아귀를 벗어나 메추라기로 변해 달아난다. 거우 제우스의 손아귀에서 벗어난 것 같지만 오산이다. 제우스가 어떤 신이던가. 난봉꾼 중에서도 끝내 결단내고 마는 난봉꾼이 아니던가. 제우스는 독수리로 변

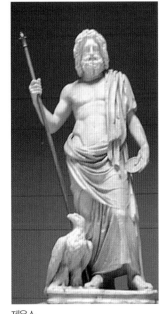

제우스

해 쫓아간다. 독수리 발톱이 막 낚아채려는 순간 메추라기로 변신했던 아스테리아는 돌로 변한다.

아뿔싸!

안타깝게도 독수리는 발톱에 걸린 돌을 떨어뜨리고 만다. 돌은 바다에 떨어진다. 그리고 돌은 점점 커지더니 섬이 된다. 그래서 이 섬을 '메추라기 섬'이라고 부르게 된다.

「아폴론과 다이아나와 함께 있는 레토」
(프란체스코 포지, 조각 갤러리)

한편 레토가 임신한 사실을 안 제우스의 부인 헤라(Hera)는 화가 나서 레토에게 아기 낳을 땅을 빌려주는 어느 곳이든 박살을 내겠다고 단언한다. 그러니 레토는 아기 낳을 땅을 찾아 헤맬 수밖에 없다. 그러나 어느 땅도 헤라의 명을 어길 수 없어서 레토의 애원을 들어줄 수 없었던 터에 레토는 겨우 아이 낳을 땅을 찾게 되는데, 이 섬이 바로 아스테리아가 변신한 메추라기 섬이다.

레토의 출산

그러나 레토는 아흐레 밤낮을 진통으로 고생해도 아기를 낳지 못했다. 출산의 여신 에일레이투이아(Eileithuia)가 오지 않으면 어느 누구도 아기를 낳을 수 없는데, 이 출산의 여신이 바로 헤라의 딸이기 때문에 헤라가 붙잡고 보내주지 않으니 레토는 모진 진통으로 고통만 겪을 수밖에 없었던 것이다. 곁에서 차마 눈뜨고 볼 수 없었던 요정들이 무지개의 여신 이리스(Iris)를 출산의 여신에게 보내어 예쁜 목걸이를 뇌물로 주고 헤라 몰래 출산의 여신을 데려오게 한다. 그래서 레토는 겨우 출산한다. 그것도 오누이 쌍둥이를. 바로 태양의 신 아폴론(Apollon ; 아폴로)과 달의 여신 아르테미스(Artemis ; 다이아나)이다.

이렇게 레토에게 아기 낳을 땅을 제공한 것이 '메추라기 섬'이며, 이 섬은 제우스의 유혹을 필사적으로 벗어나려고 했던 아스테리아, 즉 레토의 여동생이 변신한 섬으로, 그래서 아스테리아는 빛나는 몫을 다했던 것이다. 이 '메추라기 섬'을 오르티기아(Ortigia)라 부르는데, 후대에 델로스(Delos) 섬으로 불리는 섬이다. 델로스는 '빛나는 섬'이라는 뜻이라고 한다.

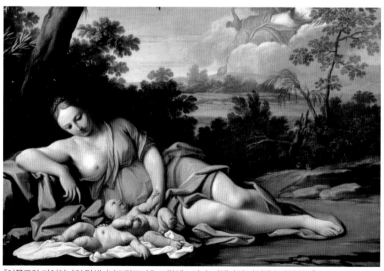

「아폴로와 다이아나의 탄생」(마르칸토니오 프란체스키니, 비엔나의 리히텐슈타인 궁전)

쉬운 해산 방법

우리나라에는 삼신할머니라는 세 신령이 있어 아기의 점지(點指)·해산(解産)·생아(生兒)를 맡아보며 수호한다는 신앙이 있었다. 삼신할머니의 돌봄이 없으면 임신할 수도 없고, 쉽게 출산할 수도 없고, 튼튼하게 아기를 키울 수도 없다고 믿었다.

그러나 비록 삼신할머니가 돌봐준다 해도 해산은 역시 고통스러운 것이다. 《동의보감》에 의하면 "난산은 모두 임신 8~9개월에 성생활을 삼가지 않은 탓으로 기혈이 허해져서 생긴다."고 하였고, "난산하는 것은 잘 살고 안일한 여자에게서 많이 볼 수 있으며, 가난하고 고생하는 여자에게는 적다."고 하였으며, 또 "임신부가 운동은 하지 않고 몸을 펴고 있지 않다가 진통을 참느라고 몸을 오그리고 모로 누우면 태아가 뱃속에서 돌지 못하여 가로놓여 나오거나 거꾸로 나온다."고 하였다.

따라서 해산할 무렵에 떠들거나 다투거나 죽이나 밥을 적게 먹어서는 안 된다. 산모를 부축하여 천천히 걷게 하거나 그런 힘이 없으면 무엇에 기대어 서 있게 한다. 진통이 점차 강하게 자주 오고 해산할 징조가 보일 때 자리에 앉게 한다. 그 다음 아이를 빨리 낳게 하는 약을 먹이고 나서 태아가 머리를 내밀려고 할 때를 기다려서 한번 힘을 주면 자연히 쉽게 낳는다고 하였다.

따라서 "너무 일찍 서둘러서 임신부를 놀라게 하거나 겁을 먹게 해서는 안 된다. 대개 겁을 내면 기운이 부족하여 움츠러든다. 이렇게 되면 상초가 막히고 하초가 창만해서 기가 돌지 못하여 난산한다."고 했다.

결국 억지로 빨리 낳게 하거나, 쉽게 낳게 하는 약을 먹지 말아야한다. 또 아이 낳을 자리에 너무 일찍 앉거나 조산원이 함부로 손으로 태아를 내리려고 하지 말아야 한다고 했다.

순산을 위한 처방

해산을 쉽게 하는 대표적인 처방은 예로부터 잘 알려진 「불수산」이다. 부처님 손길[불수(佛手)]처럼 해산의 고통을 덜어준다 하여 「불수산」이라는 이름을 붙인 처방이다. 《동의보감》에는 "임신부가 해산할 달에 이 약을 먹으면 태아가 수축되어서 쉽게 해산하므로 자연히 난산할 염려가 없다."고 한 처방이다. 당귀 24g, 천궁 16g

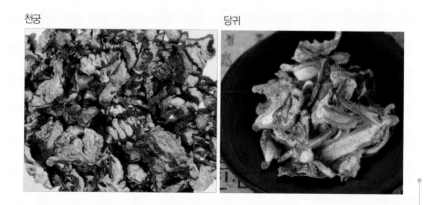

천궁

당귀

을 한 첩으로 하여 물에 달이되 다 끓을 무렵에 술을 조금 넣고 다시 달여 따뜻한 것을 마시게 한 처방이다.

또 하나의 좋은 방법은 녹용을 끓여 마시는 것이다. 녹용 한 가지만 끓이는 처방이라 하여 「단녹용탕」이라고 하는데, 《동의보감》에 나오는 처방이다.

녹용 1갑(75g)을 3등분하여 해산 예정일 이틀 전에 25g을 끓여 하루 종일 차처럼 마시고, 하루 전에 또 25g을 끓여 하루 종일 차처럼 마시고, 당일에는 진통이 시작되면 마지막 25g을 끓여 걸쭉하게 농축한 것을 한 모금 마시고 방안을 자꾸 걷고 또 한 모금 마시고 걷는 것을 반복한다. 진통이 예정보다 빨리 오면 농축한 것을 앞당겨 먹고, 진통이 예정보다 늦어지면 앞서 먹었던 녹용의 건더기에 물을 더 부어 끓여 먹다가 진통이 시작되면 농축한 것을 먹기 시작한다. 확실히 해산의 고통을 다소 줄일 수 있는 처방이다.

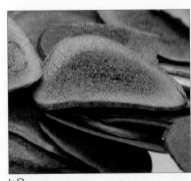

녹용   사슴뿔

마르시아스(Marsyas)와 피부건강

살갗이 벗겨진 마르시아스

아폴론(Apollon)의 리라(Lyre) 연주는 뛰어나다. 쩍 벌어진 가슴에 날씬한 허리, 길게 늘어진 황금빛 곱슬머리, 흠이 없는 고운 얼굴로 황금의 리라를 켤 때면 그야말로 황홀함, 그 자체다. 아폴론이 리라를 켜면 벌판의 사슴들이 흥겨워 춤을 추고 숲속의 뭇짐승들이 모여 리라 소리에 귀를 기울인다.

그러니 어느 누가 감히 도전할 수 있겠는가. 도전 자체가 실로 무모하고도 위험한 짓일 뿐이다. 그런데 목신(牧神) 판(Pan)이 시링

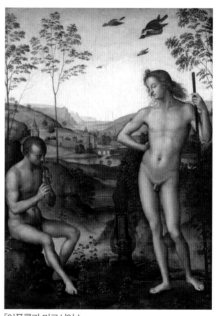

「아폴론과 마르시아스」
(피에트로 바누키, 패널에 유채, 루브르 박물관)

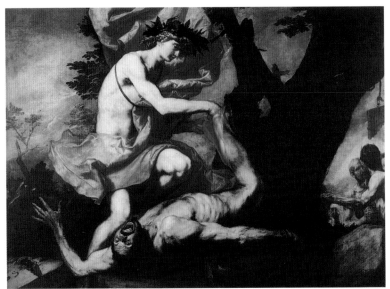

「아폴론과 마르시아스」(주세페 리베라, 캔버스에 유채, 벨기에 왕립 미술관)

크스(Syrinx) 피리로 아폴론의 리라 연주에 도전한 바 있고, 또 하나
의 어리석은 도전자가 있었으니 마르시아스이다.

마르시아스가 아폴론의 리라에 맞선 악기는 피리다. 이 피리는
산길에 떨어진 것을 우연히 주운 것인데, 아테나(Athena) 여신이 만
든 것이었고, 그래서 그런지 소리가 무척 아름답다. 그러나 이 피리
에는 아테나 여신의 저주가 담겨 있다. 그러나 마르시아스는 이를
알 리가 없다.

둘은 연주 대결을 한다. 아폴론의 리라 연주도 그렇지만 마르시
아스의 피리 연주도 워낙 뛰어나서 승부를 가리기가 어려울 정도
다. 그러자 초조해진 아폴론이 리라를 거꾸로 들고 연주하면서 고
함을 친다.

"너도 나처럼 피리를 거꾸로 들고 연주해 보라. 연주하면서 동시에 노래도 부르기로 하자."

그런데 피리를 거꾸로 들고 어찌 연주할 수 있으며, 피리를 불면서 어찌 노래를 동시에 부를 수 있겠는가. 결국 아폴론의 억지에 마르시아스는 패하고 만다. 그리고 아폴론은 조건대로 마르시아스에게 '소원의 벌'을 내린다. 아폴론은 마르시아스를 소나무에 거꾸로 매달고, 산 채로 살갗을 홀랑 벗겨 버린다. 그리고 그 가죽을 소나무에 매달아 놓고 화를 푼다. 감히 신에게 도전한 벌은 이토록 잔인한 것이다.

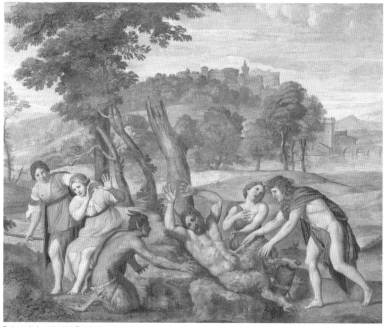

「마르시아스의 가죽을 벗기는 아폴론」
(도메니코 잠피에리, 프레스코화, 런던 내셔널 갤러리)

피부의 생리

　피부는 폐와 짝을 이룬다. 코·모발·장 등도 폐와 짝을 이루는 기관이다. 그래서 폐 기능에 이상이 생기면 호흡기 증세만 나타나는 것이 아니라 피부가 건조해지고 살비듬이 일어나고 입술도 트고 코가 막히거나 콧물, 재채기가 나고 코딱지가 잘 생겨 코를 후벼 파다가 코피가 나기도 하고 코를 비벼대기도 하며 모발이 잘 빠지거나 비듬이 잘 생기고 장이 과민해져 변이 불규칙해질 수 있다.

　결국 인체의 어느 기관이나 다 그렇듯이 피부도 전신 기능의 반응처요, 감각기관인 셈이다.

　피부는, 좁은 의미로는 표피와 진피까지를 피부라 하고, 넓은 의미로는 진피 밑 피하조직을 포함하여 손가락으로 집을 수 있는 부분까지를 말한다. 피부의 두께는 부위에 따라 다르다. 눈꺼풀이

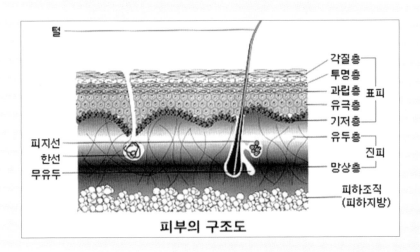

피부의 구조도

1mm 내외로 가장 얇고, 손바닥과 발바닥이 3mm 내외로 가장 두껍다. 피부 전체의 무게는 체중의 약 15%를 차지하며, 넓이는 성인의 경우 약 1.8m² 정도이고, 부피는 성인의 경우 약 3.6*l* 가량이다.

피부에는 신경이 많아 1cm²에 평균 4m의 신경섬유가 있어 온(溫)·냉(冷)·압(壓)·통(痛)인 4가지의 자극을 느낄 수 있는데, 그 각기의 감각을 특히 잘 느끼는 부분이 있어서 이를 온점·냉점·압점·통점이라 부른다. 대개 1cm²에 평균적으로 온점 2, 냉점 13, 압점 25, 통점 200 정도이다.

그러니까 산 채로 살갗을 통째로 벗긴다는 것은 엄청난 통증 끝에 죽임을 당하는 끔찍한 벌이 아닐 수 없다.

피부와 건강

흔히 피부의 색으로 질병을 가늠할 수 있다.

빈혈일 때는 피부가 창백해진다.

단, 황색인종의 빈혈증은 황색을 띨 경우도 많다. 피부가 희면 폐장이, 누러면 비장이, 푸르면 간장이, 붉으면 심장이, 검으면 신장이 안 좋은 징조일 수도 있다. 특히 신양허(腎陽虛) 혹은 부신피질 기능저하 때는 피부에 색소침착이 나타나고 얼굴은 흑갈색이 된다.

여성의 경우, 꼭 그런 것은 아니지만, 피부가 희면 엉덩이가 탄력이 있고 대음순이 두툼하고 소음순도 핑크색을 띤 경우가 많고 음모도 많으면서 더 부드럽고 특히 클리토리스 발육도 좋다고 알려져 있다. 피부가 검은 여성은 히프가 늘어지고 대음순이 얇고 소음순도 검으며 클리토리스 발육이 좋지 않은 편이라고 알려져 있다.

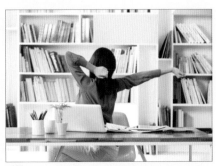
빈혈

피부에 황색이 나타나면 황달의 징후일 수도 있지만 카로틴 대사에 장애가 있을 때도 나타날 수 있다. 이때는 황달과 달리 눈의 흰자 위가 황색을 띠지 않는다.

피부에 있는 은근히 드러

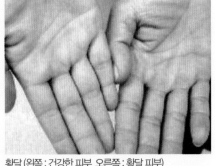
황달 (왼쪽 : 건강한 피부, 오른쪽 : 황달 피부)

나는 혈맥을 보고 질병을 가늠하기도 한다. 이 혈맥이 푸른 빛이 많으면 통증성 질환일 수 있고, 검은 빛이 많으면 저림증이 있는 것으로 생각할 수 있다. 이 혈맥이 누렇고 붉은 빛이 많으면 열이 있는 병증이고, 흰 빛이 많으면 냉한 병증이다. 이 혈맥에 여러 가지 빛이 다 있는 듯 비쳐지면 추웠다가 열이 났다가 하는 한열이 왕래하는 병증이 있다고 할 수 있다.

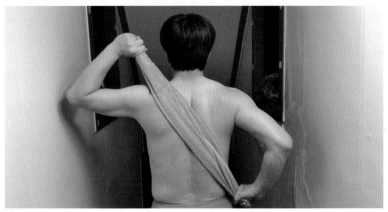
건포마찰

　한편 온갖 병, 특히 풍기(風氣)는 처음 생길 때는 반드시 피모(皮毛)에서부터 시작한다고 《동의보감》에 기록되어 있다. 따라서 피모에 병이 머물러 있을 때에 없애지 않으면 내장기로 전해 들어가서 병이 악화될 수 있다. 이렇게 되면 오싹오싹하면서 솜털이 일어서고 혹은 힘줄이 조여들고 뼈가 아프며 살이 여위고 모발이나 체모가 꼿꼿해지고 부스러진다.

　그래서 평소 건포마찰 등으로 피부를 건강하게 해줄 필요가 있다. 건포마찰은 마른 수건으로, 말초로부터 심장 쪽을 향해서 다소 힘을 주는 듯 부드럽게 문질러 주면 된다. 그러니까 손끝에서 심장 쪽으로, 발끝에서 심장 쪽으로, 목에서 심장 쪽으로 문지른다. 배는 배꼽을 중심으로 시계바늘이 돌아가는 방향으로 작은 원을 그리다가 점차 큰 원을 그려가면서 문지르고, 등은 수건의 양 끝을 두 손으로 각각 잡고 목욕할 때처럼 문지른다.

메두사(Medusa)와 간 기능 자가진단법

격정의 신 포세이돈(Poseidon)

포세이돈(로마명 : 넵투누스)은 바다의 신이다. 지진과 강과 말의 신이기도 하다. 삼지창을 들고, 황금의 갈기와 놋쇠로 된 말굽을 가졌다는 흰 말이 끄는 수레를 타고 다닌다는 멋지고 힘이 넘치는 신이다. 격랑처럼 격정의 신이다. 끈질기고 거칠고 성을 잘 내는 신이다.

얼마나 격정적인지, 얼마나 끈질긴지, 얼마나 거칠고 성을 잘 냈던지 한번 살펴보자.

그의 청혼을 받은 암피트리테(Amphitrite)가 먼 서쪽 바닷가 바위에 숨어 버리자, 그는 돌고래를 동원하여 세상 끝까지 찾아보도록 명령하여 끝내 그녀를 돌고래 등

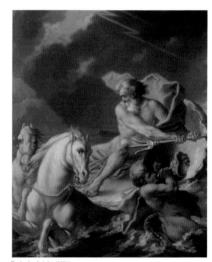

「바다의 신 넵투누스」
(에티엔 조라, 캔버스에 유채, 루브르 박물관)

에 태우고 와서 아내를 삼을 정도로 매우 끈질긴 성품이다. 또 트로이(Troy) 성을 함락했던 오디세우스(Odysseus)가 그를 모독했다 하여 10여 년이라는 긴 세월 동안 오디세우스에게 고생을 시키면서 끝내 혈혈단신으로 목숨만 부지시켜 귀향토록 할 정도로 매우 거칠고 잔인한 신이다. 또 한때는 자기의 영토를 갖고 싶어서 아테나(Athena) 여신과 다투다가 경쟁에서 지자 화가 나서 엘레우시스(Eleusis) 벌판을 홍수로 휩쓸어 버릴 정도이다.

그러면서 사랑도 많이 했던 바람둥이 신이 바로 포세이돈이다. 겁탈도 마다하지 않은 바람둥이다.

 ### 머리카락이 뱀인 메두사

포세이돈에게 겁탈 당한 희생자 중에 메두사가 있다. 어느 날, 포세이돈은 흰 말로 둔갑하여 메두사를 겁탈한다. 메두사는 매우 아름다운 여인이다. 빼어난 미모에 탐스러운 머리카락을 자랑하는 미녀다. 그러니 바람둥이 포세이돈이 메두사에게 눈독을 들인 것이다.

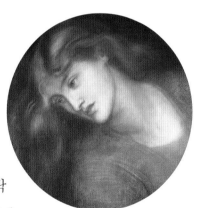

「메두사의 얼굴」(단테 가브리엘 로세티, 1867, 런던 피터 나훔 시 레스터 갤러리)

그런데 포세이돈이 메두사를 겁탈한 장소가 공교롭게도 아테네 신전이다. 포세이돈과 아테네는 워낙 사이가 안 좋은데, 하필이면 포세이돈이 아테네 신전에서 이런 짓을 했단 말인가. 아테네가 화가 날 수밖에. 그렇다고 신들끼리 싸울 수는 없는 일이다. 고래가

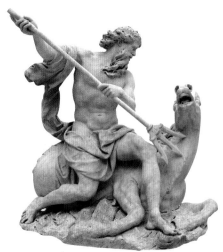

「포세이돈」 (앙투안 쿠아즈보, 조각, 루브르 박물관)

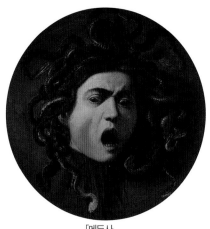

「메두사」
(미켈란젤로 다 카라바조, 캔버스에 유채)

싸우면 새우 등이 터지기 마련이라 했던가. 때문에, 포세이돈 대신에 애꿎게 메두사가 아테네 여신의 노여움을 산다.

아테네 여신의 노여움은 끔찍해서 메두사는 그만 추악한 몰골이 되는 형벌을 받는다. 그 탐스럽던 머리카락은 뱀이 되고, 치아는 멧돼지 이빨이 되고, 손은 놋쇠가 되고, 누구든 한 번만 눈을 마주쳤다 하면 돌로 만들고 만다는 매서운 눈초리를 가진 괴물 고르곤(Gorgon)의 모양이 된 것이다. 고르곤은 '힘'을 뜻하는 스테노(Sthenno), '멀리 날다'는 뜻의 에우리알레(Euryale), '여왕'이라는 뜻의 메두사(Medusa), 이렇게 세 자매를 가리키는데, 메두사가 바로 흉측한 고르곤, 탐스럽던 머리카락 한 올, 한 올이 온통 뱀이 되어 꿈틀거리는 흉측한 고르곤의 하나가 된 것이다.

배꼽 둘레에 뱀이 꿈틀거리는 병

어떤 병이 있을 때, 배꼽 둘레 복부 표면에 정맥이 마치 뱀처럼 꿈틀꿈틀 퍼렇게 들뜨게 된다. 이것을 의학 용어로 '메두사의 머리'라고 하는데, 간경변증일 때 볼 수 있는 현상이다. 이를 한 의학에서는 '청근(靑筋)'이라고 한다.

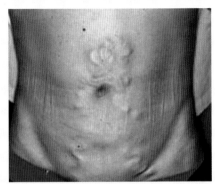

청근(靑筋)

그러니까 간경변증으로 복부에 물이 차면 배꼽 주변의 정맥이 두드러지게 확장되어 마치 뱀처럼 꿈틀꿈틀 퍼렇게 불거지는 상태를 말한다. 간문맥이 심하게 압박을 받아 간장으로 흐를 혈액이 측부 혈 행로를 통해 다른 부분으로 흐르게 되기 때문이다. 즉, 다른 경로를 통해서는 심장으로 돌아가지 못하게 된 혈액이 무리하게 복벽의 작은 정맥을 통해 우회하여 심장으로 돌아갈 때 일어난다. 배꼽 주위 정맥의 혈액이 배꼽 둘레의 체표에 가까운 정맥으로 흐르게 되어 배꼽을 중심으로 방사선상으로 불거지기 때문에 전형적인 메두사의 머리 모양으로 보이게 되는 것이다.

이쯤 되면 병이 심각한 상태다. 쇄골(빗장뼈) 둘레가 움푹 파여 있어야 하는데, 이곳이 불룩하게 부어 있을 때도 심각한 상태다. 배꼽이 오목하지 않고 참외꼭지마냥 툭 불거져 나왔거나, 음낭의 주름이 쪼글쪼글해야 하는데 마치 다림질해 놓은 듯 쫙 펴져서 반들반들 윤이 나거나, 발바닥의 옴폭한 곳이 부어 평평해졌을 때도 병이 심각한 상태다.

간 기능의 자가진단법

병이 이렇게 심각해지기 전에 작은 징조도 눈여겨 살펴야 한다. 간 기능이 안 좋은 몇 가지 징조, 특히 눈으로 살펴보아 알 수 있는 몇 가지의 징조가 있다.

눈의 흰자가 누렇거나 탁한가, 혹은 피부나 구강점막이 또한 노란가? 혹시 혀가 푸르거나 자색인가? 피부에 색소가 없는 흰 반점이 보이거나 손톱자국처럼 피부가 습진 모양을 띠거나 긁는 경우가 있는가? 발목에 양말 고무줄 자국이 움푹 파인 채 빨리 회복되지 않는가?

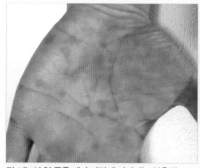

간 기능이 안 좋을 때 손바닥에 나타나는 암홍색 또는 자색 반점.

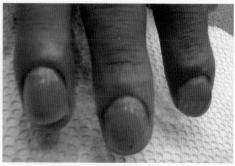

간 기능 이상으로 바둑알처럼 볼록하고 둥글둥글한 손톱.

혹시 손바닥 전체가 빨갛거나 암홍색이거나 또는 자색 반점이 있거나 또는 알록달록 빨간 점을 찍어 놓아 마치 색맹검사표처럼 보이는가? 혹시 손톱에 가로 홈이 파여 있는가? 혹시 손톱에 세로로 검은색이나 갈색의 줄이 보이는가? 혹시 손톱 끝이 마치 피가 맺힌 듯한 선상출혈이 있는가? 혹시 손톱의 끝 1~2mm 정도가 초승달 마냥 하얗거나 붉은가? 손가락 끝이 네모져 있거나,

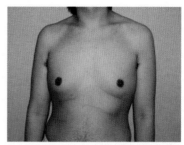

남성인데도 유방이 여성처럼 부풀어오른 모습.

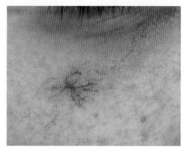

뺨이나 가슴 또는 늑간에 생기는 지주상모세혈관확장증.

오른손의 둘째손가락마디가 왼손의 둘째손가락마디보다 빛깔이 거무스레한가? 손톱이 부채꼴 또는 바둑알처럼 둥글둥글하거나 손톱의 끝만 약간 분홍빛일 뿐 그 밑은 하얗거나, 또는 손톱이 까칠해지고 푸르스름해지는가?

소변이 탁하면서 붉거나, 대변이 노랗지 못하고 그 색이 연하거나 또는 회백색인가? 혹시 남성인데도 유방이 여성처럼 부풀어 오르거나 젖판에 멍울이 생겨 딴딴하고 아프거나 유두가 가려운가?

혹시 뺨이나 가슴 또는 늑간에 빨긋빨긋하게 실핏줄이 돋아 있는가? 이를 거미가 발을 뻗은 것 같다고 하여 '지주상모세혈관확장증

(蜘蛛狀毛細血管擴張症)'이라고 한다. 혹시
콧등에 도자기의 튼 무늬처럼 튼 흔적이 있는
가? 이를 '해조문(蟹爪紋)'이라고 한다. 지주상
모세혈관확장증이나 해조문이 있으면 간경화
증 또는 간 기능이 약해질 수 있다는 징조다.

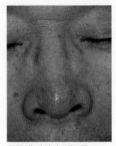
콧등에 나타난 해조문

간에 좋은 식이요법

혹시 눈이 침침하거나 충혈이 잘 되는가? 혹시 입안이 텁텁하고
입냄새가 나며 쓰디쓴가? 혹시 머리가 멍하고 무겁거나 아프거나
어지러운가? 혹시 피부가 까닭 없이 가렵거나 트러블이 잘 생기는
가? 혹시 배가 더부룩하고 가스가 잘 차며 소화가 덜 되거나, 혹시
배변이 시원치 않거나 배변 전에 가스가 요란하게 터져 나온 후 변
이 나오거나 혹은 변이 가늘거나 물 위에 둥둥 뜨는가? 혹시 소변의
횟수와 분량이 적어지거나 소변의 색이 짙어지거나 냄새가 심한가?

그렇다면 간 기능 이상일 수 있다. 이럴 때는 간에 좋다고 알려진
식품으로 적절히 식이요법을 해야 한다.

첫째, 부추다.

생즙을 내어 식초를 조금 타서 마시는 것이 좋고 혹은 부추죽을
끓여 먹는 것도 좋다. 어느 경우든 부추에 열을 가하지 않는 것이
좋다. 부추에 열을 가하면 유화알릴 성분이 파괴되기 때문이다.

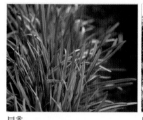

부추

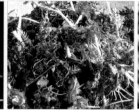

냉이

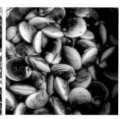

모시조개

이외에 냉이, 호박, 감자, 모시조개 등이 좋다.

냉이에는 콜린 성분이 함유되어 있는데, 이것이 간에 지방이 축적되는 것을 막는다. 호박은 간 기능을 보호하고 이뇨 효과도 뛰어난 식품이다. 호박 속에 미꾸라지를 넣어 중탕한 후 믹서에 갈아 먹으면 부종도 없앨 수 있다. 감자는 소화에도 좋고 진액을 보충해 준다. 모시조개는 천연의 타우린과 호박산이 다량 함유되어 있어 담즙 분비를 촉진하고 간 기능을 회복시키는 역할을 한다.

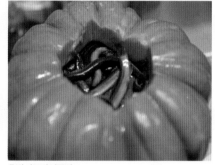

호박미꾸라지중탕

차 종류로는 비파잎, 오미자, 민들레, 매실 등의 차가 좋다.

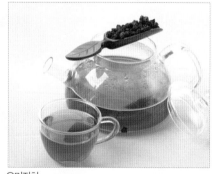

오미자차

비파잎에는 구연산이나 비타민 C 등이 풍부하다. 오미자에는 유기산이 풍부하여 간 기능 회복에 도움이 된다. 민들레는 소염작용과 항빈혈작용을 한다. 매실은 간의 크레브스 회로(Krebs cycle)를 원활하게 해준다.

이제 마지막으로 간의 두 가지 특징을 알아보자.

첫째, 간은 '침묵의 장기'다.

웬만해서는 아픈 티를 안 내는 장기이기 때문에 눈으로 살펴보아 보이는 몇 가지 징조가 보인다면 건강검진을 통해 간의 기능 상태를 알아보는 것이 좋다.

둘째, 간은 '부활의 장기'다.

초기에 잘 조리하면 간은 스스로 잘 회복하여 부활하기 때문에 초기에 발견하여 초기에 치료해야 한다.

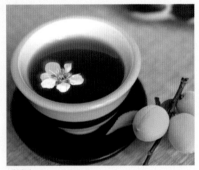
매실차

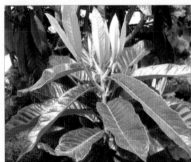
비파잎

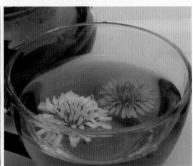
민들레차

모이라이(Moirai)와 장수의 조건

장수와 운명의 세 여신

운명의 세 여신, 인간의 운명을 결정한다는 세 여신은 클로토(Clotho), 라케시스(Lachesis), 아트로포스(Atropos)다. 이들을 '모이라이' 라고 한다. '운명'이라는 뜻이다.

이 세 여신의 어머니는 테미스(Themis) 라고도 하고 닉스(Nyx) 라고도 한다. 테미스는 제우스(Zeus)와의 사이에서 운명의 여신뿐 아니라 계절의 여신과 정의의 여신 등을 낳았다고 한다. 닉스는 밤의 여신으로 이 운명의 여신뿐 아니라 죽음의 신, 잠의 신, 복수의 신, 불평의 신, 불화의 신 등을 낳았

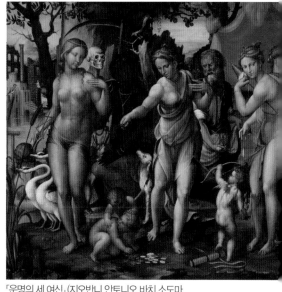

「운명의 세 여신」 (지오반니 안토니오 바치 소도마, 캔버스에 유채, 로마 국립 고대미술관)

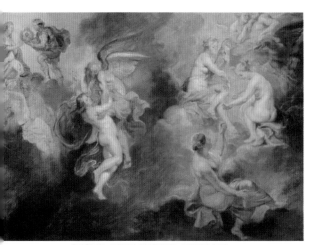

「실을 짜는 파르카 여신들 또는 진실의 승리.
마리 드 메디시스의 생애에 관한 습작」
(페테르 파울 루벤스, 패널에 유채, 루브르 박물관)

다고 한다. 운명의 세 여신, 그들의 어머니가 누구였든 운명이라는 것이 테미스의 자매와 같은 성질도 지니고 있고, 또 닉스의 형제자매와 같은 성질을 지니고 있는 묘한 것이라는 점이 중요하다. 운명은 정말 그런 것이다.

아니나 다를까. 이 세 여신은 이 이중적인 운명의 속성을 분담하고 있다. 아이가 태어날 때 이 운명의 세 여신은 해산의 여신인 에일레이투이아(Eileithuia)와 같이 현장에 나타난다.

해산의 여신의 도움으로 아기가 태어나면 세 여신 중 클로토 여신은 생명의 실을 짜내며 운명의 시작을 알린다. 이어 라케시스 여신은 그 실의 길이를 재어 생사의 시간, 즉 생명의 장단을 알린다. 아트로포스는 가위를 휘저으며 운명의 실을 잘라낼 때를 말한 후 떠나간다. 결국 인간의 운명은 이 세 여신에 의해 아기의 탄생과 더불어 이미 주어진다. 그러니까 인간의 수명, 즉 장수와 단명은 이 세 여신에 의해 결정된다는 것이다. 이 세 여신이 결정한 인간의 운명은 어떤 신, 심지어는 신들의 왕인 제우스조차도 바꿀 수 없다고 한다.

장수의 천명(天命)과 인사(人事)

《동의보감》에는 인간의 수명이 하늘에 의해 이미 정해져 있다 하여 '현명어천(懸命於天)'이라 했다. 그러나 《동의보감》의 천명은, 운명의 여신이 생명의 실을 뽑아내거나 그 실을 가위질로 잘라내는 따위로 좌지우지되는 것이 아니라 천명은 천지, 즉 하늘에 비유되는 아비와 땅에 비유되는 어미, 즉 천지인 부모로부터 받은 원기를 말한다. 이 선천적으로 받은 원기의 넉넉함과 모자람에 따라 인간의 수명에 차이가 난다는 것이다.

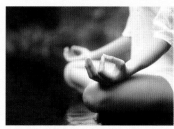

현대인의 건강을 가장 크게 위협하는 요인 중 하나인 스트레스를 휴식과 명상을 통해 해소하는 것도 좋은 방법이다.

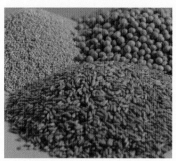

매일의 식탁에서 과식·편식 등을 하지 말고, 자연식품에서 영양을 섭취하도록 한다.

선천적으로 부정모혈(父精母血)이 온전하면 장수의 수명을 누리게 되며, 부모 가운데 어느 한 편만 온전하고 어느 한 편이 허약하면 선천적 품수가 온전치 못해 짧은 수명을 누리게 되고, 부모 모두가 허약하여 선천적 품수가 불완전하면 요절하기 쉽다는 것이다.

그러나 선천적으로 강력한 에너지를 받아서 장수할 수 있는 여건을 완벽하게 갖추고 태어났다고 할지라도 기후나 환경의 불리, 정신적 스트레스, 과로와 음식의 부절제 및 정욕의 방종 등 후천적 여건이 좋지 못하면 천명을 온전히 보존하기 어렵다고도 한다. 뒤집어 표현하면 비록 요절할 수밖에 없을 정도로 선천적 여건이 좋지 않다고 할지라도 후천적 여건을 개선하고 건강해질 수 있는 최대의 정신적·육체적·사회적 노력, 즉 양생을 잘 해나간다면 천명을 보다 더 연장시키며 향유할 수 있다는 말이다.

까닭에《동의보감》에서는 천명에만 의지하여 개탄하지 말고, 먼저 인사(人事), 즉 사람으로서 마땅히 해야 할 바를 최대로 갈고 닦은 다음 대천명(待天命)해야 한다고 확실하게 계교를 내리고 있다.

장수할 인상

《동의보감》은 천수를 다할 장수의 상을 다음과 같이 밝혔다.

첫째, 코가 길고 높으며, 턱이나 볼이 강건하게 윤곽이 뚜렷하다. 둘째, 얼굴에 상·중·하의 기복이 매우 뚜렷하게 균형이 잡혀 있다. 첫 번째는 호흡과 음식저작이 완전히 이루어지고 영위의 운행이 조화된 증거이며, 두 번째는 뼈대가 든든하고 살집이 좋다는 증거이기 때문이다.

또 8가지가 크면 장수할 수 있다고 했는데, 비록 이 8가지가 작아도 격에 맞으면 건강·장수할 수 있다고 했다. 예를 들어 눈이 크고 광채가 있으면 좋다. 그렇지만 눈이 작아도 가늘고 길면 좋다. 코가 크고 넓으며 콧대가 높으면 좋다. 그렇지만 코는 작아도 콧대가 높으면 좋다. 입이 크고 끝이 위로 향해 있으면 좋다. 그렇지만 입은 작아도 붉고 윤택하면 좋다. 귀가 크고 드리워지고 융기되어 높으며 윤곽이 뚜렷하면 좋다. 그렇지만 귀는 작아도 단단하고 윤택이 있으면 좋다. 머리는 크고 이마가 솟아 있으면 좋다. 그렇지만 머리는 작아도 골이 반듯하면 좋

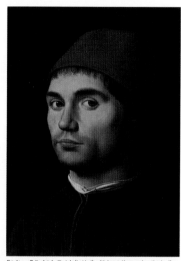

「어느 청년의 초상 (부분)」, (안토넬로 다 세시나). 툭 튀어나온 광대뼈와 강한 턱을 보여주는 8대 (八大) 인상.

다. 얼굴이 크고 볼이 풍만하고 턱이 든든하며 윤곽이 분명하면 좋다. 그렇지만 얼굴은 작아도 위엄이 있으면 좋다. 몸이 크고 상체가 길면 좋다. 그렇지만 몸은 작아도 단정하면 좋다. 목소리가 크고 맑으면 좋다. 그렇지만 목소리는 작아도 맑으면 좋다.

물론 이마와 두 눈썹 사이가 넓고 뺨 등이 서로 조화를 이루고 있어야 하고, 코를 중심으로 둘레가 정확히 자리를 잡아야 하며, 이 부위의 색깔이 좋고 윤택해야 장수할 수 있다고 했다.

한편 겉보기에는 몸매가 충실하되 혈기 운행이 쇠약한 자, 몸매가 충실하되 피부가 긴장되어 팽팽한 자, 몸매가 충실하되 맥이 지나치게 약한 자, 몸매가 충실하되 근육이 무른 자는 단명한다고 했다.

미노스(Minos)와
정자를 늘리는 약

크노소스(Knossos) 궁전과 미궁

미노스는 출생 사연이 특이하다. 흰 황소로 변신한 제우스(Zeus)가 미녀 에우로페(Europe)를 납치하여 바다를 건너 크레타(Creta) 섬의 뭍에 올라 낳은 세 아들 중 맏아들이 바로 미노스다. 미노스가 드디어 왕위에 오른다. 그의 세력은 대단하여 여러 곳에 식민지를 둔다. 발호하는 해적단을 소탕하여 지중해 전역을 제압한다. 이뿐 아니라 문명을 눈부시게 융성시킨다. 그래서 이 문명을 '미노스 문명(미노아 문명 ; Minoan civilization)'이라고 한다.

이 문명에서 가장 뛰어난 것은 건축·미술·도자기 등인데, 도자기는 카마레스(Kamares) 동굴에서 발견되었다는 도자기

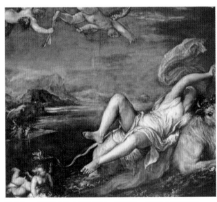

「에우로페의 납치」(베첼리오 티치아노, 캔버스에 유채, 이사벨라 스튜어트 가드너 박물관)

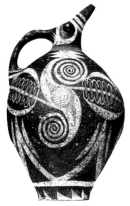

「카마레스 도기」
(크레타 도기의 일종. 아름다운 여러 모양의 기형(器形), 매우 얇은 기벽(器壁), 암색지에 백색과 적색 등 밝은 장식 무늬가 특징이다.)

가 유명하고 건축으로는 크노소스 궁전이 유명하다. 특히 이 궁전은 화려하고 웅장했다고 한다. 1901년 영국의 아서 에반스(Arthur John Evans)라는 고고학자에 의해 발굴되어 윤곽이 드러난 이 궁전의 벽에 그려진 프레스코 벽화(Fresco Painting)는 색채도 뛰어나며, 그 세련된 점이라든가 그려진 풍속도의 내용은 놀라울 정도로 근대적이었다고 한다.

크노소스 궁전만 그런 것이 아니다. 미노스 왕이 아테네(Athens)에서 제일간다는 건축가이자 발명가인 다이달로스(Daedalos)를 불러서 지었다는 궁도 대단했다고 한다. 발굴

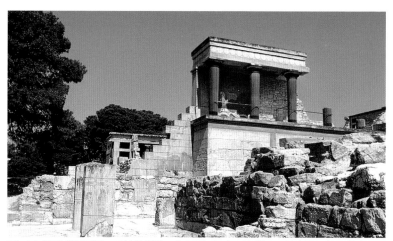

크노소스 궁전 남북 종단면. 그리스의 원형 크레타문명 크노소스 궁전은 1900년에 영국의 고고학자 에반스에게 발견되어 현재까지도 복원 작업을 계속하고 있다.

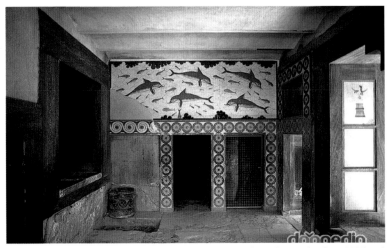

크노소스 궁전 벽화. 내부의 벽이나 천장의 대부분은 궁정풍속·동식물·새·물고기 등을 그린 회화로 장식되어 있다.

된 그 전모를 보면 조그마한 방이 수없이 많고 통로도 복잡하기 이를 데 없다고 한다. 이름 그대로 '미궁'이다. 그래서 이 궁을 '라비린토스(Labyrinthos)(영어로 라비린트 : Labyrinth)'라고 한다. 한번 들어가면 절대 빠져나올 수 없게 지어졌다는 '라비린토스'를 짓게 된 데는 다음과 같은 사연이 있다.

수간(獸姦)과 성병

미노스의 아내는 파시파에(Pasiphae)다. 태양의 신 헬리오스(Helios)와 요정 페르세(Perse) 사이에서 태어난 여인이다. 그런데 파시파에는 황소에게 연정을 느낀다. 그래서 다이달로스에게 나무로 암소를 만들어 달라고 통사정을 한다. 다이달로스는 누구인가? 앞에서 말했듯이 아테네에서 제일간다는 건축가이자 발명가가 아

니던가. 그런 그가 못
할 것이 무엇이겠는
가. 당연히 멋진 나무
암소를 만들어 왕비
파시파에에게 준다.
파시파에는 좋아하며
이 나무암소 속에 들
어가 엎드려 황소에
게 접근한다. 이렇게
해서 파시파에는 짐
승처럼 황소와 교합

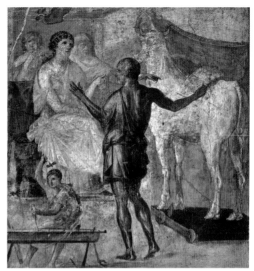

「파시파에에게 암소 모형을 보여주는 다이달로스」
(폼페이 베티이의 집 벽화, 나폴리 국립 고고학박물관)

한 끝에 임신을 한다. 그리고 출산을 한다.

　이 황소는 미노스 왕이 제물로 쓸 황소 한 마리를 달라고 간청해
서 바다의 신 포세이돈(Poseidon)이 준 것인데, 워낙 훌륭한 황소였
기에 아까운 나머지 미노스 왕이 다른 황소를 제물로 바치고 아꼈
던 황소였다. 당연히 화가 난 포세이돈 신이 화풀이로 파시파에 왕
비가 이 황소에게 욕정을 품게 한 것이다.

　이렇게 황소와 인간 파시파에가 수간(獸姦)해서 태어난 아기
는 어떤 모습일까? 하반신은 인간이고, 머리는 황소 모양의 괴물
이다. 그래서 이름을 '미노스의 황소'라는 뜻으로 '미노타우로스
(Minotauros)'라고 짓는다. 삽시간에 크게 자란 미노타우로스는 온
섬을 날뛰고 돌아다니며 갖은 행패를 다 부리고, 사람들을 마구 잡

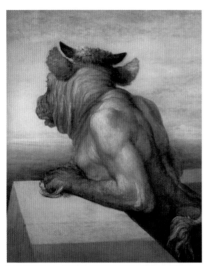

「미노타우로스」 (조지 프레더릭 와츠, 캔버스에 유채)

아먹는다. 왕비의 망측한 소행이 괘씸했지만 당장 이 괴물을 잡아 가두지 않으면 안 될 지경이 된다. 그래서 미노스 왕은 다이달로스에게 미궁을 짓게 한 것이다. 이것이 라비린토스라는 궁을 짓게 된 연유이다.

그런데 왕비 파시파에는 부끄러움을 모른 채 질투만 부린다. 하기야 미노스 왕이 바람을 피우니 그럴 수도 있었겠지만 파시파에는 마술을 써서 미노스 왕이 다른 여인과 잘 때면 정액 대신에 독사와 벌레가 그 여인의 몸으로 흘러들어가 내장을 파먹어 버리게 한다.

하지만 미노스 왕은 난봉을 그치지 않았으며, 예방 조치까지 알아냈던 모양이다. 아테네의 왕 에렉테우스(Erechtheus)의 딸 프로크리스(Procris)를 유혹하고 함께 잘 때 독사와 벌레가 그녀의 몸에 흘러들어가지 않게 먼저 약을 달여 먹었다고 한다.

미노스의 병이 성병이었는지, 파시파에가 썼다는 마술이 황소와의 수간에서 얻은 병이었고 이것을 미노스에게 전염시켰는지, 그리고 미노스가 달여 먹었다는 예방약이 어떤 것이었는지는 전혀 알 길이 없다.

정자를 늘리는 약

정자를 정충(情蟲)이라
불렀던 때가 있었다. 벌레
또는 일종의 기생충 같이
여겨졌던 것이다. 1회에 사
정되는 정액은 약 3cc인데,
정자는 이 중 5~10% 비율
로 구성되어 있다. 1회 사정되는 정자의 수는 약 2~3억 개가 된다.

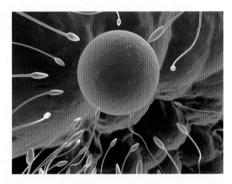

엄청나게 많은 것처럼 보이지만 고양이는 10억, 개는 15억, 돼지는
무려 450억 개나 되니까 여기에 비하면 형편없는 양이다. 그나마 질
내에 사정된 정자는 75~90%가 죽고, 겨우 살아남은 나머지 정자만
여자의 내생식기로 진입한다.

정자가 난자와 만날 때까지의 여정은 멀고도 먼 여정이다. 그 거
리야 120~200mm에 불과하지만 이 거리는 정자 길이의 3,000배나
되는 거리다. 정자는 대략 0.05mm의 길이에 지나지 않는다. 30여
분의 사투를 벌여야 겨우 난자와 만날 수 있다.

정상 범위에 속하려면 정자의 수는 정액 1cc당 6,000만 이상이어
야 한다. 운동성 정자는 60% 이상이어야 하고, 300개 이상의 정자를
헤아려 80% 이상이 정상의 모양을 갖추고 있어야 한다.

알코올 중독의 경우, 또는 지나치게 흡연하거나 커피를 마실 때,

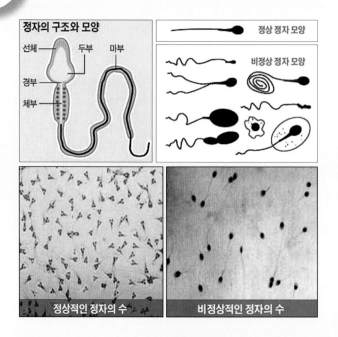

또는 포르말린 등에 노출이 심할 때는 정자가 정상 범위에 못 미치는 경우가 흔해진다.

한의학에서는 '기허(氣虛)'·'정청(精淸)'·'조설(早泄)'·'정한(精寒)'을 남성불임증의 4대 원인으로 꼽는다. 이중 '정한'은 정액 성분의 이상을 뜻하며, '정청'은 무정자증 또는 정자과소증이나 정자감소증을 말한다.

무정자증은 정액 중에 정자형성 세포는 있으나 정자가 없는 경우이며, 정

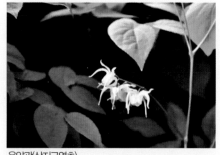

음양곽(삼지구엽초)

자과소증은 정액 1cc당 500~2,000만 이하로 정자의 수가 극히 적은 경우이고, 정자감소증은 정액 1cc당 3,000~5,000만 이하로 정자의 수가 적은 경우를 말한다.

정액의 양도 늘리고 정자의 숫자나 정자의 활동성을 높이는 데는 '음양곽'이 도움이 되는 것으로 알려져 있다. 음양곽은 일명 삼지구 엽초라고 하는데 잎과 뿌리가 줄기보다 효과가 크다. 1일 20g을 차로 끓여 마시는데, 10분 이상 끓이면 유효 성분이 파괴된다.

'황정'이라 불리는 낚시둥굴레뿌리도 같은 역할을 한다. 그래서 두 약재를 함께 끓여 마시면 더 효과가 있다. 물론 산수유, 오미자도 도움이 된다.

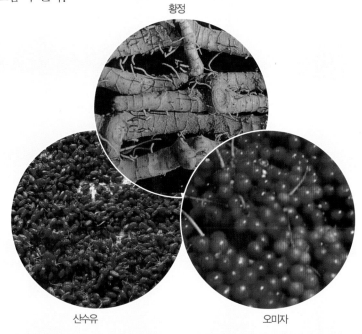

황정

산수유

오미자

미다스(Midas)와 귀의 건강

아폴론(Apollon)에 도전한 판(Pan)

그리스(Greece) 북부의 올림포스(Olympos) 산, 구름을 뚫고 높이 솟아 있는 이 산꼭대기에는 화려한 궁전이 있다. 제우스(Zeus)를 비롯한 열두 신이 모이는 궁전이다. 열두 신은 이 궁전에 모여 아폴론의 리라(Lyre) 연주를 즐기곤 한다. 그만큼 아폴론의 리라 연주 솜씨는 뛰어나다. 그래서 음악의 신으로도 받들어 모셔지고 있다. 그런데 판이 감히 아폴론에게 도전한 적이 있다.

판은 산야의 신으로 목축을 다스린다. 그래서 목신(牧神)으로 섬김을 받는 신인데, 염소처럼 뿔이 달

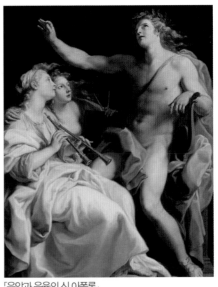

「음악과 음율의 신 아폴론」
(폼페오 지롤라모 바토니, 캔버스에 유채, 루브르 박물관)

러 있는 반인반수의 모습을 하고 있다. 헤르메스(Hermes)가 아기 판을 데리고 올림포스 궁전에 올라갔을 때 모든 신들이 신기하다며 재미있어 했다고 할 정도의 모습이다. 그런 판이 감히 아폴론에게 도전한 것이다.

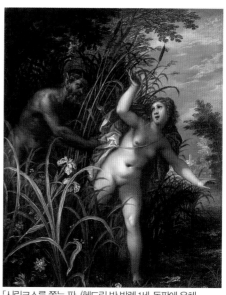

「시링크스를 쫓는 판」, (헨드릭 반 빌렌 1세, 동판에 유채, 런던 내셔널 갤러리)

누가 악기를 더 잘 연주하는지를 가리자는 도전이다. 판은 아폴론의 리라에 피리로 도전한다.

판의 피리는 갈대로 만든 것이다. 한때 판은 강의 요정인 시링크스(Syrinx)를 사랑하여 쫓아다닌 적이 있다. 올림포스 신들이 신기하다며 재미있어 했다는 몰골의 판을 시링크스가 좋아할 리 만무하다. 시링크스는 판이 싫어 도망치다가 갈대가 된다. 판은 시링크스를 잊을 수 없어 이 갈대로 피리를 만든다. 그리고 이 피리를 불며 시링크스를 그리워하면서 산야를 떠돌아다녔다. 때문에 피리 연주라면 자신이 있어서 건방지게도 아폴론의 리라 연주와 한판 승부를 거루고자 했던 것이다.

둘 다 멋진 연주를 한다. 우열을 가릴 수 없을 만큼 리라 연주나 피리 연주나 다 훌륭하다. 그러나 승부는 가려야 한다.

당나귀 귀가 된 미다스

트몰로스(Tmolos) 산신이나 뮤즈(Muse) 여신들은 아폴론의 연주가 더 뛰어나다고 한다. 그런데 미다스 왕이 판의 연주가 더 훌륭했다며 불복한다.

미다스(마이다스)는 프리기아(Phrygia)의 왕이었는데 한때 욕심을 부리다가 손으로 만지는 모든 것이 황금으로 변하는 바람에 혼쭐이 났었다. 때문에 이제는 욕심을 떨쳐 버리고 피리 하나를 손에 들고 판을 섬기며 판과 함께 산야를 떠돌던 때였다. 그래서 미다스가 판의 편에 서는 것이 당연했겠지만, 마땅히 아폴론의 노여움을 살 수밖에 없는 참으로 무모하면서도 참으로 위험천만한 상황이 아닐 수 없다.

아니나 다를까. 아폴론은 발끈한다. "네 놈의 귀가 왜 그리 나쁘

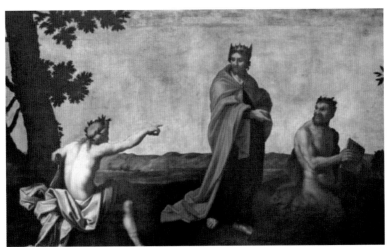

「마이다스의 판결 (마이다스에게 당나귀 귀를 붙인 아폴론)」(니콜라 미냐르, 캔버스에 유채, 릴 미술관)

냐!"면서 분을 참지 못한 아폴론이 미다스의 두 귀를 위로 잡아당긴다. 어쩌나 잡아당겼든지 미다스의 귀가 당나귀 귀처럼 된다. 그래서 이때부터 미다스는 흉한 귀를 감추며 살았다고 한다.

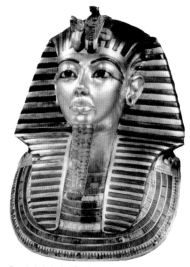

「투탕카멘의 장례용 가면」
(고대 이집트 유물, 이집트 박물관)

귀의 생김새가 사람마다 제각각이지만 귀가 미다스의 당나귀 귀처럼 높이 자리잡은 경우가 있고, 또 낮게 처져 있는 경우도 있다. 투탄카멘(Tutankhamen) 왕의 귀는 높이 달렸고, 화가 티솟(James Tissot)의 작품 「10월」에 나오는 여인의 귀는 아래로 처져 있다.

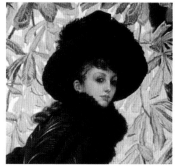

「10월 (부분)」(제임스 자크 조셉 티솟,
캔버스에 유채, 몬트리올 미술관)

당나귀 귀처럼 높이 자리잡은 경우는 콩팥도 높이 자리잡고 있기 마련이어서 등뼈 주위의 근육이 아파서 등을 마음대로 굽히기 어려울 수 있다. 반대로 귀가 아래로 처지게 자리잡은 경우는 콩팥이 아래쪽에 자리잡고 있기 마련이어서 허리와 꽁무니뼈가 아파올 수 있다.

귀와 귓불의 생김과 질병

귀의 생김으로 생식 능력을 가늠할 수 있다. 발기하지 않은 남근, 즉 이완 상태의 남근 길이는 대략 키의 1/25에 해당되는데, 귀의 길이와 같다. 그래서 귀의 크기와 길이로 남근의 상태를 짐작할 수 있다. 귓불마저 두툼하게 살집이 좋으면서 축 늘어지도록 크되 단단하기까지 하면 금상첨화다. 《삼국지》의 유비의 귀가 그랬다.

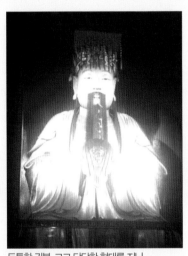

두툼한 귓불, 크고 단단한 형태를 지닌
유비의 귀.

그러나 귀나 귓불이 크지만 살집이 없이 말라 있거나 단단하지 못한 경우, 또는 귀와 귓불이 작으면서 살집마저 없는 경우라면 설상가상의 빈상이다. 비록 귀와 귓불은 작지만 살집이 풍부하고 단단하면 작은 고추가 매운 형상이다.

아무튼 남녀를 막론하고 귀는 크고 단단하면 좋다. 그래야 신장역시 그 기능이 견고하여 일반적으로 건강한 편이라고 할 수 있다. 같은 이치로 귀가 얇고 단단하지 않으면 신장도 따라서 취약하여질병에 쉽게 걸리는 편이라고 할 수 있다. 귀의 길이는 짧은데 폭이

유난히 넓은 경우에는 정신신경계 질환을 주의해야 한다.

반드시 그런 것은 아니지만 대체로 귀가 큰 사람은 채소를 좋아하는 성향이고, 귀가 작은 사람은 육류를 더 좋아하며 진한 음식을 즐기는 성향이다. 그래서 귀가 큰

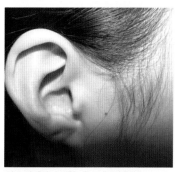

얇고 단단하지 못한 귀는 신장이 약해 질병에 걸리기 쉽다.

사람이 귀가 작은 사람보다 장수한다는 옛말이 전혀 근거가 없는 말은 아닌 것이다.

한편 귀의 색깔로 질병을 가늠할 수도 있다.

귀가 창백하면 심장 기능이 약한 편이다. 귓불에 빗금 같은 주름까지 잡혀 있으면 심장 기능이 확실히 나빠질 수 있다는 징조다. 귀가 검으면 신장 기능이 약한 것이다. 만일 숯처럼 검게 타 있으면 신장 기능이 이미 쇠약해진 징조다. 귀에 청색이 심하게 나타나면 근육에 경련성 동통이 있는 것이다.

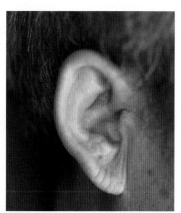

귓불에 사선으로 생긴 주름이 있다면 심장병에 주의해야 한다.

귓불이 푸르면 방사과다의 징조다. 대체로 중병을 앓을 때 귓바

귀가 불그스름해지면서 윤기가 돌면 회생의 기미이며, 귓바퀴가 거무스름해지고 메마르면 난치의 기미일 수 있다. 특히 암일 때는 귓바퀴에 암회색의 결절이 보이면서 귓바퀴가 메말라서 거칠게 되는 경우가 많다. 또 귀에 부챗살 모양으로 혈관이 확장되어 있으면 소화성궤양 또는 좌골신경통을 주의

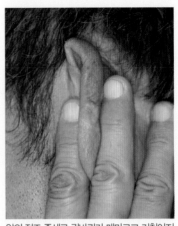

암의 전조 증세로 귓바퀴가 메마르고 거칠어지면서 어두워진다.

해야 한다. 점선 모양으로 혈관이 확장되어 있으면 기관지확장증을 의심해 볼 수 있다.

여성의 경우 귓불 위 귓바퀴의 홈, 즉 주간절흔(珠間切痕)이 좁을수록 생리통이나 생리불순 등이 심할 경향이 있으며, 귓구멍 입구의 세모꼴 부위, 즉 삼각와(三角窩)에 비듬 같은 것이 자주 앉으면 냉이 심한 경향이 있다.

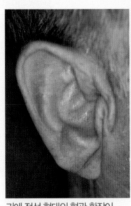

귀에 점선 형태의 혈관 확장이 나타나면 기관지확장을 의심해 볼 수 있다.

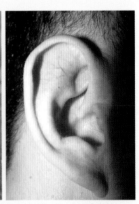

좌골신경통 또는 소화성궤양일 때는 귀에 부챗살 모양으로 확장된 혈관을 볼 수 있다.

스미르나(Smyrna)와 향나무 목욕

바람둥이 여신의 보복

아프로디테(Aphrodite ; 비너스) 여신의 비정한 보복 이야기 2가지를 해보자.

첫 번째 보복 이야기는 바람둥이이면서 추문을 무척 두려워한 아프로디테 여신과 그녀가 사랑한 남자 안키세스(Anchises) 이야기다.

잘 생긴 안키세스에게 반해 놀아난 것까지는 좋았지만 추문이 두

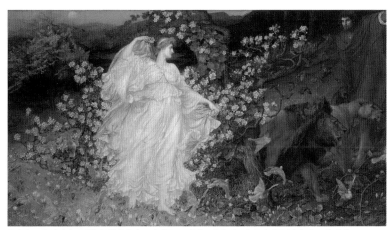

「비너스와 안키세스」(윌리엄 블레이크 리치몬드, 캔버스에 유채, 영국 리버풀 워커 아트 갤러리)

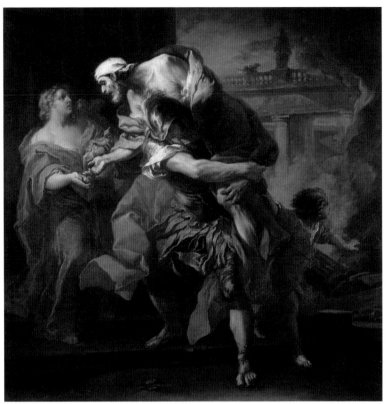

「안키세스와 아이네이아스」 (샤를 앙드레 반 루, 캔버스에 유채, 루브르 박물관)

려운 아프로디테는 안키세스와의 관계 후 절대 비밀을 지킬 것을 당부한다. 그런데 안키세스가 이를 어긴다. 아프로디테와 놀아난 것을 나불나불 불어댄 것이다. 그토록 당부를 받았건만 안키세스는 왜 이를 어기고 나불댄 것일까? 우쭐해서이다. 세상에, 아름답기 그지없는 미의 여신 아프로디테의 사랑을 받으며 관계를 맺다니. 세상에, 자기 같은 행운의 사내가 있으면 나와 봐라. 내 아들 아이네이아스(Aeneas)의 어머니가 누군지 안다면, 바로 아프로디테가 어머니인 줄 알게 되면 모두 까무러칠 것이다. 모두 부러워 죽을 것이다. 이렇게 우쭐해져서 입을 다물 수가 없어 안키세스는 아프로디테와의 약속을 어기고 자랑스럽게 떠벌린 것이다.

마땅히 아프로디테는 화가 날 수밖에 없다. 괘씸한 놈, 아프로디테는 벼락을 내려 안키세스의 눈을 멀게 한다. 혹은 감히 신과의 비밀을 함부로 떠벌린 것에 화가 난 제우스(Zeus)가 작은 벼락을 날려 절름발이로 만들었다는 이야기도 있다. 아무튼 눈이 멀었든 다리를 절든 안키세스는 거동이 불편한 신세가 되고 만 것이다.

후일담이지만 트로이(Troy) 성이 함락되었을 때 안키세스는 아들 아이네이아스의 어깨에 목마를 타고 탈출한다. 그리고 아이네이아스와 트로이의 왕 프리아모스(Priamos)의 딸 크레우사(Creusa)와의 사이에서 태어난 아스카니오스(Ascanius), 그리고 그의 후손들은 훗날 '로마(Rome)'를 건국한다.

두 번째 보복 이야기는 아프로디테에게 감히 미모로 대들다가 보복을 당한 여자 이야기이다. 키프로스의 왕인 키니라스(혹은 시리아의 왕 테이아스)의 딸인 스미르나(미라) 라는 여자다.

스미르나 역시 아프로디테 여신의 보복을 당한 이유가 우쭐해서이다. 스미르나는 무척 예쁜 여자다. 세상 사람들 모두가 예쁘다며 우러른 여자다. 흔히 예쁘다는 여자들은 스스로 예쁘다는 덫에 걸려드는 속성이 있다. 예나 지금이나 이 속성은 변하지 않는다. 스미르나 역시 이 덫에 걸린다. 그래서 스미르나는 자기가 아프로디테보다 더 예쁘다고 자부하며 나불거리고 돌아다닌다. 무모하게 우쭐대는 이 처녀가 무사할 수 있을까? 감히 여신에게 대들다니! 그것도 가장 아름다운 여신의 상징인 황금의 사과를 거머쥔 아프로디테에게 말이다.

아프로디테가 화가 나지 않을 리 없다. 결국 스미르나는 아프로디테의 저주를 받는다. 스미르나는 아버지에게 못 견딜 정도의 욕정과 연정을 느껴 아버지에게 술을 먹이고 근친상간을 저지르고 만다. 저주 중의 저주를 받은 스미르나, 그 후 그녀는 아들 아도니스를 낳고 한 그루의 향나무가 된다.

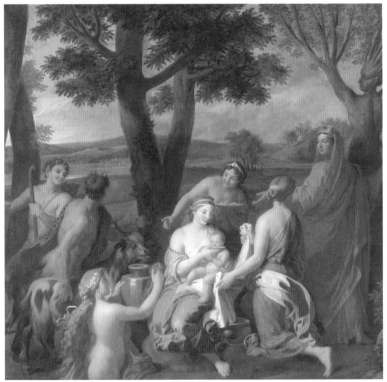

「아도니스의 탄생」(프랑수아 베르디에, 유화, 베르사이유와 트리아농 궁)

신화 속 건강

향나무 목욕

향나무는 그리스 신화에 자주 등장한다. 제우스의 신전 부엌에서 불을 훔쳐다가 인간 세상에 나누어 준 죄 때문에 코카서스(Caucasus) 산 바위에 묶여 독수리에게 간을 쪼아 먹히며 고통을 받던 프로메테우스(Prometheus) 신화가 나오는데, 그가 불을 붙였던 것이 바로 이 향나무 심지이다.

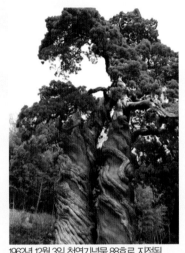

1962년 12월 3일 천연기념물 88호로 지정된 순천 송광사의 향나무, 쌍향수(雙香樹).

향나무는 분향 재료로도 쓰이고, 또 귀중한 가구제품에도 사용한다. 옛날 귀부인들은 평생에 붉은 향나무인 자단으로 만든 화류장이라는 장롱을 하나 놓고 살았으면 죽어도 원이 없다고 말할 정도로 향나무는 귀중한 목재였다. 예로부터 붉은 색 자단향은 약용으로도 귀하게 쓰였다.

그러나 백단향도 귀한 약재로 꼽는다. 청향한 방향성 약재로 성질이 따뜻해서 체내의 냉기를 몰아낸다. 속이 냉하여 소화가 안 되고 상복부 통증이 있고 메스꺼울 때 좋다. 옛 책에는 '얼격(噎膈)'에 쓴다고 했는데, 요즘의 식도암·위암에 해당한다.

의서인 《본초회편》에 의하면 냉기로 배가 아플 때는 백단향을 건

강(생강 말린 것)과 함께 멀겋
게 차로 끓여 마시고, '얼격'으
로 음식을 먹지 못하고 자꾸
토할 때는 백단향·복령·귤 껍
질을 함께 가루로 만들어 인삼
끓인 물로 복용하면 좋다고 했
다. 백단향의 1일 적정량은 4g
내지 8g이다.

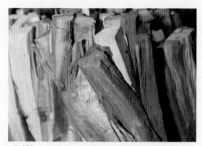
백단향

그런데《동의보감》을 보면
백단향을 이용한 미용제가 소
개되어 있어 흥미를 끈다. 즉,
백단향에 침향·정향·영릉향

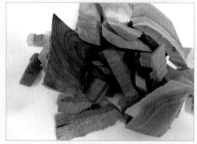
자단향

및 사향 등의 아홉 가지 약재를 섞어 조제하여, 「향비로」라는 약물
을 만들어서 세수할 때나 목욕할 때 쓰면 몸의 악취를 없애고, 향기
롭게 하면서 피부도 고와진다는 것이다.

구하기 어려운 약재가 있기 때문에 구태여 아홉 가지 약재를 다
구비할 필요는 없다. 「향비로」의 주성분인 백단향 20g을 면주머니에
넣어 욕탕에 녹인 후, 그 물로 목욕하면 그만한 효력을 얻을 수 있
다. 여름철에 땀이 많이 날 때 향나무 목욕 한 번이면 마음까지 상
큼해진다. 약물학 서적인《본초강목》에는 백단향을 일명 '욕향(浴
香)'이라 부른다고 했다.

시시포스(Sisyphos)와
계피의 효능

시시포스, 신을 거역하다

코린토스(Corinth) 궁전은 더없이 화려했지만 성 안에 물이 없어 멀리서 물을 길어 날라야 하는 것이 흠이다. 코린토스 왕인 시시포스도 이것이 걱정이었는데, 어느 날 성 밖을 보니 강의 신 아소포스(Asopos)가 잃어버린 딸 아이기나(Aigina)의 이름을 부르며 딸을 찾아 급히 달려가는 게 아닌가! 이때다 싶어 이를 뒤쫓은 시시포스는 강의 신에게 딸의 행방을 알려줄 테니 성 안에 물이 나오게 해달라고 조른다. 딸의 행방을 알려준다는 말에 강의 신은 기꺼이 응하여 코린토스 궁전 뜰에 샘물이 솟게 해준다. 이 샘이 '페이레네(Peirene) 샘'이다.

약속에 따라 시시포스는 강의 신에게 그의 딸의 행

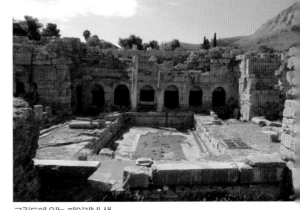

코린트에 있는 페이레네 샘

방을 알려준다. 제우스(Zeus)가 강의 신의 딸인 아이기나를 안고 숲으로 갔다고. 감히 신의 비밀을 폭로한 것이다. 그렇다면 그 죄가 어떤 것일까? 당연히 시시포스는 죽임을 당할 것이다.

아니나 다를까?

제우스는 죽음의 신인 타나토스(Thanatos)에게 시시

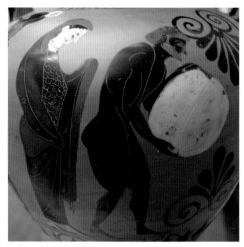

「지하에서 시시포스를 감독하는 페르세포네」
(암포라에 그려진 흑색 그림, 뮌헨 국립 고대미술박물관)

포스를 지하세계로 데려가라고 명령한다. 그런데 시시포스는 죽음을 맞느냐, 죽음에 거역하느냐 하는 기로에서 감히 죽음을 거역하며 또다시 신에게 도전한다. 이미 죽음을 각오한 시시포스는 아내에게 자기가 죽더라도 절대로 자기 시체에 손도 대지 말고 그대로 놔두고 장례도 치르지 말라고 당부하고는, 죽음의 신인 타나토스가 찾아오는 것을 숨어서 기다리다가 죽음의 신을 한순간에 낚아채며 밧줄로 묶어 가둬 버린다.

죽음의 신이 갇히자 세상에서 죽음이 사라진다. 당연히 세상의 질서가 혼란에 빠진다. 놀란 제우스는 전쟁의 신인 아레스(Ares)에게 죽음의 신을 구하라고 명령한다. 죽음의 신이 아레스에 의해 구출되자 다시 죽음이 시작된다.

세상의 질서가 바로잡힌다. 물론 시시포스도 죽음의 신에 잡혀

지하세계의 신인 하데스(Hades) 앞으로 끌려간다.

시시포스와 오강(吳剛), 영겁의 형벌을 받다

시시포스는 하데스 앞에서 눈물을 흘리며 하소연한다. 아내가 자신의 장례도 치러주지 않았으니 억울하다는 것이다. 하데스는 가만히 듣더니 시시포스의 말이 일리가 있다고 생각한다. 하데스는 시시포스에게 하루 말미를 줄 테니 이승으로 돌아가 아내도 혼내주고 장례도 치르고 오라고 한다. 여기서 또 한 번 시시포스는 신을 거역한다. 이승으로 돌아온 시시포스는 지하세계로 다시 돌아가지 않은 것이다. 그러다가 늙어 죽는다.

신에 거역하고 신을 농락한 시시포스, 그는 하데스로부터 무서운 벌을 받는다. 타르타로스(Tartaros)의 가파른 언덕 위로 바위를 굴려 올리는 벌이다. 그런데 바위를 굴려 올리면 바위는 반대쪽으로 굴러 내려가고, 다시 언덕 위로 밀어 올리면 또 반대쪽으로 굴러 떨어지는 일이 계속된다. 시시포스는

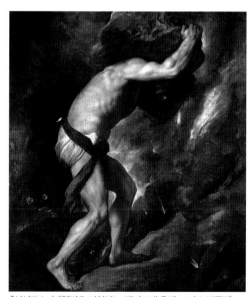

「시시포스」(베첼리오 티치아노, 캔버스에 유채, 프라도 박물관)

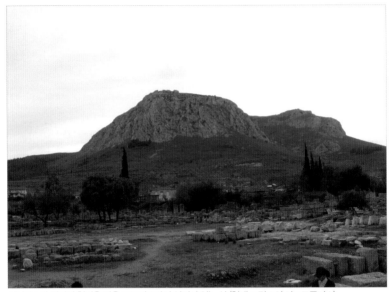

시시포스가 영겁의 형벌을 받은 프로디트라의 신전이 있는 산 (현재 고린도의 아크로폴리스)

지금도 바위를 밀어 올려야 하는 영겁의 형벌을 받고 있단다.

시시포스처럼 영겁의 형벌을 받고 있는 또 다른 사내가 있다. '오강'이라는 사내다. 한나라 때 서하(西河) 출신의 이 사내는 신선이 되고자 공부하던 중에 큰 과오를 범하여 달나라로 귀양을 가서 달 속의 계수나무를 찍어내라는 형벌을 받았다고 한다. 오강이 계수나무를 도끼로 찍어내는데, 높이가 5,000척이나 되는 이 나무는 아무리 찍어도 찍은 자국이 곧 아물어 버리므로 언제까지나 찍어도 결국 계수나무는 넘어가지 않는다고 한다. 그래서 지금도 달 속에서 두꺼비와 함께 계수나무는 쉴 새 없이 자라고 있다고 한다. 당나라 때 단성식(段成式)이 쓴 《서양잡조(西陽雜俎)》의 「천지(天咫)」에 나오는 얘기다. 동양판 시시포스의 신화라 할 만하다.

계수나무,
요리도 하고 약으로도 쓴다

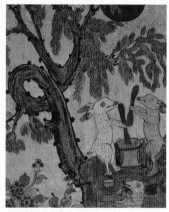

계수나무 아래에서 불로장생약을 찧는 토끼

달나라 계수나무가 어떤 것인지 아는 사람은 아무도 없다. 계수나무 한 그루, 토끼 한 마리라지만 그것도 아는 사람이 아무도 없다. 5,000 척(尺)이라 하기도 하고 500장(丈)이라고도 한다. 엄청 큰 나무인가 보다.

우리가 아는 계수나무에는 여러 종류가 있다.

첫째는 '연향수'로 불리는 계수나무가 있다. 낙엽교목으로 무려 40m 크기로 자란다. 잎은 종이처럼 얇고 심장 모양이다.

둘째는 물푸레나무과의 '목서'를 계수나무라고 부르기도 한다. 상록교목으로 높이는 7m 정도이고 잎은 가죽처럼 질기고 긴 타원형이다.

셋째는 녹나무과에 딸린 계수나무가 있다. 상록교목으로 12~17m까지 자란다. 잎은 가죽질이며 긴 타원형 내지 거의 피침형에 가깝다.

약으로 쓰는 계수나무는 녹나무과 계수나무다. 여기에는 '육계나무'와 '천축계(생달나무)'가 있다. 종류가 다르다. 육계나무의 껍질을 육계, 그 여린 가지를 계지라 하며, 천 축계의 나무껍질을 계피라고 한다.

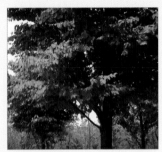

녹나무과 계수나무

계수나무는 특이한 향기가 있지만, 특히 계피는 그 청향한 향기 때문에 과자나 요리 및 향료로 쓰기도 하고, 약으로도 오래전부터 쓰고 있다. 맛이 조금 달고 맵다. 성질은 따뜻하다. 그래서 비위를 따뜻하게 해준다.

따라서 배가 차서 설사하고 복통이 있을 때 아주 좋다. 이때 계피를 넣은 수정과를 먹으면 좋은 이유가 바로 배를 따뜻하게 해서 대변을 개선시키고 복통도 가라앉히기 때문이다. 계피를 가루 내어 떡고물로 묻혀 먹어도 좋다. 혹은 계피를 엷게 끓여 차로 마신다. 계피와 생강을 배합해도 좋다.

계피는 풍기나 냉기를 없애주며 혈맥을 잘 통하게 해준다. 허리와 다리를 따뜻하게 보양해 주기도 한다. 따라서 사지가 시리고 저리고 아프고 힘이 없을 때 도라지·산초·방풍·계피로 술을 담가 마시면 좋다. 계피는 또 산후의 나쁜 피를 없앤다. 생리통이 심한 데에

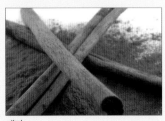

계피

도 좋고, 타박상으로 인하여 생긴 어혈에도 도움이 된다. 계피로 차를 끓여 마시면 좋다. 계피는 커피를 대용할 만한 훌륭한 음료다.

아도니스(Adonis)와
아네모네(Anemone)의 약효

꽃미남의 슬픈 출생

아도니스는 꽃미남이다. 그런데 그는 출생도 슬프고, 죽음도 슬프다. 우선 그의 슬픈 출생의 사연은 이렇다.

키프로스(Cyprus)의 피그말리온(Pygmalion)이라는 청년 조각가는 뭇여성을 혐오하여 홀로 지내며 상아로 여자의 조각을 만들다가 '완전한 여성스러움'을 갖춘 이 조각상에 반한다. 이 조각상은 아프로디테(Aphrodite)를 닮았다고들 한다. 여하간 피그말리온은 "이 조각상 같은 여자를 아내로 맞게 해달라."고 아프로디테 신전에 나가 빈다. 아프로디테 여신은 그 소원을 들어주어 피그말리온이 조각상에 입을 맞추

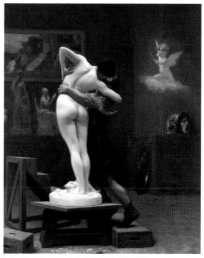

「피그말리온과 갈라테이아」(장 레옹 제롬, 1890년, 캔버스에 유채, 뉴욕 메트로폴리탄 미술관)

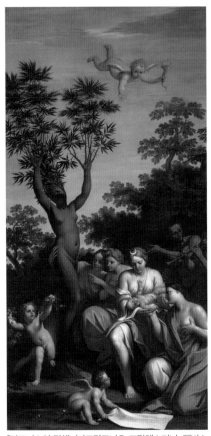

「아도니스의 탄생」 (마르칸토니오 프란체스키니, 캔버스에 유채, 리히텐슈타인 미술관)

는 순간 따뜻한 피가 흐르는 여자로 만들어 준다. 이 여자가 갈라테이아(Galatea)다. 둘은 행복하게 살면서 딸 파포스(Paphos)도 낳는다. 그리고 파포스는 태양의 신 아폴론(Apollon)과의 사이에서 아들을 낳는데, 키니라스(Cinyras)다. 후일 키프로스 왕이 된 키니라스는 아내 켄크레이스(Cenchreis)와의 사이에서 딸을 낳는다.

비극은 여기서부터 시작된다. 딸인 미라(스미르나 : Smyrna)가 아버지 키니라스에게 연정을 품어 정체를 속인 채 아버지와 동침하고 임신까지 한다. 뒤늦게 사실을 알게 된 아버지는 딸을 죽이려고 하고, 딸은 머나먼 아라비아(Arabia) 반도 남부의 시바(Sheba) 사람들이 사는 곳까지 도망친다. 지칠 대로 지친 딸은 신에게 빈다. "산 것도 아니고 죽은 것도 아닌 몸으로 만들어 달라."고. 이윽고 딸은 한 그루 나무로 변한다. '미르(Myrrh)', 즉 딸의 이름 미라를 따서 붙인 이름이다. 몰약(沒藥)나무다. 달이 차자 나무의 껍질이 부풀어 터지며 진통한다. 출산의 여신 에일레이투이아(Eileithyia), 달의 여신 아르테미스(Artemis), 그리고 사티로스(Satyr)까지 달려와 분만을 돕는다. 드디어 불륜의 씨가 태어난다. 아도니스다.

꽃이 된 꽃미남의 슬픈 죽음

아도니스의 출생이 슬프듯 그의 죽음도 슬프다. 그의 슬픈 죽음의 사연은 미의 여신 아프로디테와의 사랑에서 비롯된다.

아프로디테는 어느 날 아들 에로스(Eros)의 화살에 잘못 찔린다. 그리고 그 순간 아프로디테는 아도니스와 사랑에

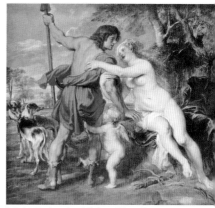

「비너스와 아도니스」(페테르 파울 루벤스,
캔버스에 유채, 메트로폴리탄 미술관)

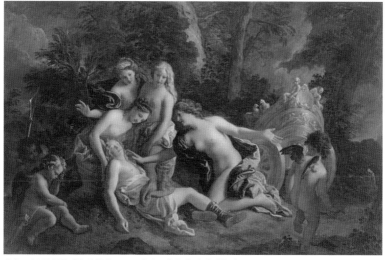

「아도니스의 죽음」(루이 실베스트르, 캔버스에 유채, 마냉 미술관)

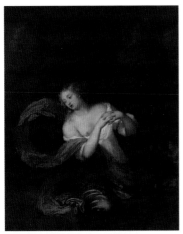

「아네모네로 변한 아도니스를 슬퍼하는 비너스」
(콘스탄틴 네츠허르, 캔버스에 유채,
루브르 박물관)

빠진다. 에로스의 미움의 화살에 찔리면 미움에서 벗어날 수 없듯, 에로스의 사랑의 화살에 찔리면 사랑에서 헤어날 수 없다. 아프로디테는 꽃미남인 연하남 아도니스에게서 헤어나지 못한다. 모성의 본능으로 아도니스를 감싸주기까지 한다. 그래서 아도니스에게 "절대로 맹수를 가까이하지 말라."고 하고 "다칠라." 걱정하며 타이르기까지 한다. 그런데 혈기왕성하고 '완전한 남성스러움'을 과시하고픈 아도니스를 막을 수는 없는 일이다.

운명의 순간이 닥친다. 무모하게 사냥에 나선 아도니스에게 성난 멧돼지가 저돌적으로 달려든다. 이 성난 멧돼지는 아프로디테의 샛서방인 전쟁의 신 아레스(Ares)가 질투와 분노로 탱천하여 변신한 것이니 당해낼 도리가 없었다. 멧돼지에 옆구리를 받친 아도니스는 단발마의 비명을 지르며 쓰러진다. 비명소리를 들은 아프로디테는 황급히 아도니스 곁에 달려온다. 그러나 이미 때는 늦었다. 아프로디테는 슬픔의 눈물을 하염없이 떨어뜨린다. 그 눈물 자국마다에서 장미꽃이 피어난다. 아프로디테는 아도니스가 흘린 피에 신들만이 마시는 술인 넥타르(Nektar)를 뿌린다. 그러자 꽃이 피어난다. 아네모네다.

아네모네 그리고 복수초

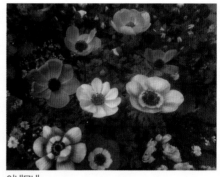

아프로디테와 사랑을 하다가 죽음을 당한 아도니스가 '완전한 남성스러움'을 추구한 것과 달리 그의 외증조부인 피그말리온은 아프로디테를 닮은 조각상 갈라테아를 사랑하면서 '완

아네모네

전한 여성스러움'을 추구하였는데, 어쩐 일인지 아도니스가 죽으며 흘린 피에서 피어났다는 꽃 아네모네는 '완전한 여성스러움'을 갖춘 꽃이다. 참 아름답다.

'아네모네'의 어원은 그리스어인 '아네모스(Anemos; 바람)' 라고 한다. 그래서 '바람꽃'이라고 불린다. 홑겹에서 여러 겹까지, 그리고

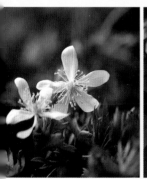

들바람꽃

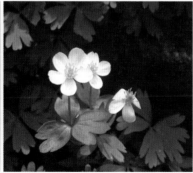

홀아비바람꽃

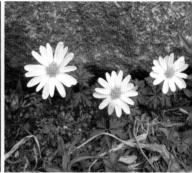

꿩의바람꽃

빛깔도 다채롭고 종류도 다양
하여 우리나라에만 약 13종의
바람꽃이 자라고 있다. 꿩의바
람꽃, 대상화, 외대바람꽃, 들바
람꽃, 홀아비바람꽃 등이 있다.

꿩의바람꽃은 약명이 '죽절향
부' 라고 하는데, 뿌리줄기를 약
용한다. 맛이 맵고 성질이 덥기
때문에 풍기나 냉기나 습기로
관절이 쑤시고 아플 때 쓰는데,
짓찧어 고약처럼 만들어 환부
에 붙이는 것은 괜찮지만 내복
하지 않는 것이 좋다. 독이 있
기 때문이다.

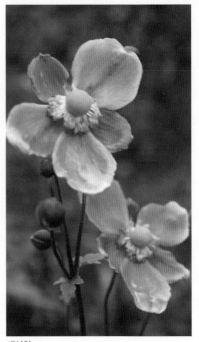

대상화

대상화의 약명은 '타파완화화' 또는 '야면화' 라고 하며 역시 아네
모닌(Anemonin) 성분을 함유하고 있는 뿌리를 약용한다. 약물학 책
에는 "열을 제거하고 해독하며 배농(排膿)하고 새살이 돋게 하며 부
기를 가라앉히고 어혈을 없애주며 소화를 촉진하고 체한 음식을 제
거하며 기생충을 구제한다."고 했지만, 독이 있어 타박상 등에 외용
하는 것은 괜찮지만 내복은 하지 않는 것이 좋다.

한편 아도니스가 죽어가면서 흘린 피에서 피어난 꽃은 아도니스라고도 한다. 일명 '꿩의 눈 (pheasant's eye)'이라고 하며, '서양복수초'라고 불린다. 우리나라 복수초와 달리 붉은 꽃을 피우기 때문이다. 복수초는 이름 그대로 '福壽草'다. '행복하게 장수하라'는 뜻이다. 황금 등잔 같이 노란 꽃이 아름다워 '측금잔화'라 부른다. 생명력이 강하여 스스로 눈 덮인 언 땅을 녹이면서 뚫고 올라와 꽃

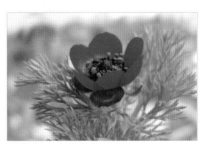

서양복수초

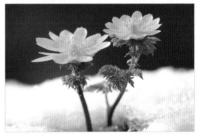

복수초

을 피운다. 그래서 '빙리화' 또는 '설연화' 라고 불리기도 한다.

강심·이뇨·진통작용이 대단한 것은 이미 동물 실험으로 입증되고 있으며, 요오드제와 병용하면 과도한 흥분·불면·전간 등의 치료에 효과가 있다고 알려져 있다. 그러나 약간의 독이 있어 가정에서 함부로 약용하는 것은 좋지 않다.

인터넷 등의 정보에는 아네모네나 아도니스의 약효가 다소 과장되어 있어 오용하기 쉬우므로 주의해야 한다. 이것들은 모두 미나리아재비과(Buttercup Family) 식물이어서 독성이 있음을 꼭 명심해야 한다.

아라크네(Arachne)와
부자(附子)의 약효

거미가 된 아라크네

예쁘다, 순결하다, 지혜롭다. 아테나(Athena ; 미네르바)는 그런 여신이다. 청순한 아름다움을 지닌 지성의 여신이다. 아테나 여신을 모시는 파르테논(Parthenon) 신전 역시 유네스코가 지정한 세계에서 가장 아름다운 건축물의 하나다.

아테나 여신은 물레와 베틀을 발명해 인간에게 실을 뽑는 법과 베를 짜는 법을 가르쳤다고 한다. 그러니 당연히 아테나 여신은 실

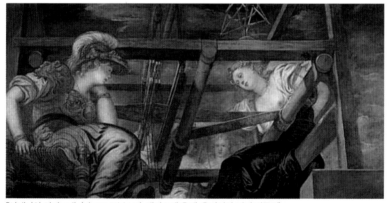

「아테나와 아라크네」 (자코포 로부스티, 캔버스에 유채, 우피치와 피티 박물관)

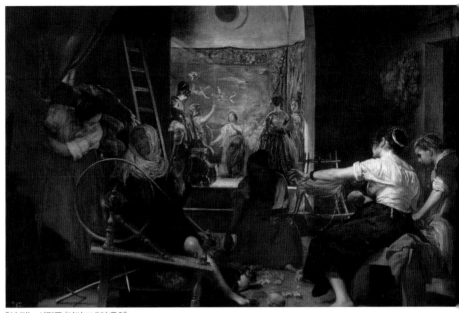

「실 잣는 사람들 (아라크네의 우화)」
(돈 디에고 로드리게즈 다 실바 이 벨라스케즈, 캔버스에 유채, 프라도 미술관)

도 잘 뽑고, 베도 잘 짜고, 수도 잘 놓는 솜씨를 지니고 있다.

그런데 아라크네라는 여인도 그랬단다. 실도 잘 뽑고, 베도 잘 짜고, 수도 잘 놓았다고 한다. 아라크네의 베를 짜는 솜씨나 수를 놓는 솜씨가 어찌나 뛰어나던지 가히 환상적이었다고 한다. 여기까지는 좋았는데, 그만 아라크네가 도를 넘는다. 우쭐해진 아라크네가 감히 아테나 여신과 솜씨 겨루기에 도전한 것이다. 있어서는 안 될 무엄한 도전이다.

아테나 여신과 아라크네 여인의 솜씨 겨루기는 손에 땀을 쥐게 하는 막상막하였다고 한다. 아테나 여신은 올림포스 신들의 영광스러운 모습을 황홀하게 수를 놓는다. 그러나 아라크네 여인은 바람

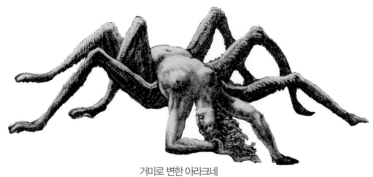
거미로 변한 아라크네

등이 제우스(Zeus) 신이 황소로 변신해 처녀를 납치하거나 백조로
변신해 여인을 유혹하는 장면을 묘사한다. 솜씨는 뛰어났지만 아테
나 여신의 분노를 살 수밖에 없다.

신을 조롱한 아라크네의 수를 놓은 베를 아테나 여신이 베틀북으
로 찢어 버린다. 그 순간 비로소 자신의 죄를 깨닫게 된 아라크네는
나무에 목을 매어 죽는다. 아테나 여신의 분이 그렇다고 풀릴 수 있
는 것이 아니다. 분풀이를 하기도 전에 스스로 먼저 죽어 버리다니!
이럴 수는 없다.

아테나 여신은 아라크네 여인을 다시 살려낸다. 살아서 죄 값을
받으라는 것이다. 아테나 여신은 언제나 그 죄를 잊지 않도록 하기
위해 "너와 너의 자손들은 모두 영원히 나뭇가지에 매달려 있어라."
하면서 아라크네의 몸에 식물의 즙을 뿌린다. 그 순간 아라크네의
몸이 작아지면서 한 마리의 거미로 변한다. 그리고 그 몸에서 실을
뽑아내더니 거미집을 짓기 시작했다고 한다.

그 후부터 거미는 나뭇가지에 매달린 채 몸에서 뽑아낸 실로 거
미집을 지으며 살게 되었다고 한다.

초오(草烏)의 독성

그렇다면 아라크네의 몸에 뿌렸다는 식물의 즙은 무엇이었을까? 그것은 바로 '초오' 라는 식물의 즙이었다. 아테나 여신이 초오의 즙을 아라크네의 몸에 뿌리자 아라크네의 머리카락과 코와 귀 등이 빠져 버리면서 몸이 오그라들고 거미가 되어 실에 동동 매달리게 되었던 것이다.

초오의 즙은 이토록 이목구비를 뭉그러뜨릴 정도로 극독한 것이다. 옛날 한이 많은 아낙네들이 초오를 먹고 자살했다고 하듯이 독이 극렬한 식물이다. 미나리아재비과에 속한 바곳(또는 투구꽃)의 덩이뿌리가 초오다. 까마귀의 머리를 닮은 덩이뿌리이기 때문에 '초오' 라고 하며, 혹은 '오두' 라고도 한다.

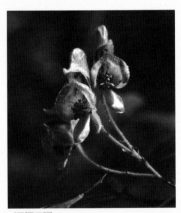
바곳(투구꽃)

한의학에서는 초오의 즙을 '사망(射罔)'이라고 한다. 지구의 북반구 민족들이 사냥이나 전쟁 때 쓰던 독화살은 거의 이 즙을 발랐을 정

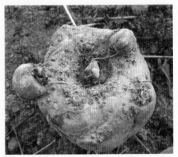
초오

도로 독성이 강하다.

예로부터 민간에서는 초오를 신경통·중풍에 북어와 같이 삶아 먹었다. 북어와 삶아야 독성을 없앨 수 있었기 때문이다. 그런데 초오와 함께 삶은 북어를 개가 먹으면 죽는다고 한다.

예로부터 초오를 짓이겨 관절염 등에 붙이는 민간요법이 있었다. 독은 강하지만 그만큼 약효가 뛰어났기 때문이다. 예전에만 쓰인 것이 아니다. 요즘도 초오를 약으로 쓰고 있다. 근래 성행하는 중국제 신경통 약도 초오를 섞어 조제한 것이다. 효과가 매우 좋은 것만은 부인할 수 없다. 그러니 성행할 수밖에 없다. 그러나 극독성 약물이기 때문에 남용해서는 절대 안 된다. 반드시 주의해야 할 약이다.

부자(附子)의 신비로움

초오 중 곁뿌리가 붙지 않고 모근만 크게 자란 것을 '천웅'이라고 한다. 《금궤요략》이라는 의서에 나오는 「천웅산」은 혈색도 좋아지고 신체의 기능도 좋아져 일을 하여도 피로하지 않고 당뇨병·빈혈증·임포텐스(impotence)

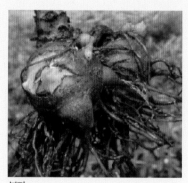
부자

등에 효과가 있는 처방이지만, 서툴게 조제했다가는 부작용이 생긴다. 예전에 동경제대의 유명한 어떤 박사가 20세 연하인 부인에게 봉사하기 위하여 이 약을 복용하고 정력을 돋우려다가 그만 중독사한 일도 있다.

또 바곳의 곁뿌리 중 가장 작아서 바구니에서 새어 빠질 정도의 것을 '누람자', 보다 큰 것을 '측자', 더 큰 곁뿌리를 '부자' 라고 한다.

부자(附子) 역시 아코니틴(aconitine) 등의 독성을 지닌 약물로, 옛날에 대역죄인에게 내리던 사약에 사용될 정도였다.

그러나 강심작용이 뚜렷하다. 쇼크나 심부전 때 강심작용에 의해 전신의 순환 기능을 촉진하고 심혈관 기능을 개선시킨다. 흥분작용과 온열작용도 뚜렷하다. 진통작용도 대단하다. 풍기나 냉기 또는 습기로 유주성의 통증이 있거나, 환부가 냉하면서 아프거나, 환부가 붓고 열이 나며 아프거나, 여하튼 모든 통증 질환 때 진통을 시키는 작용이 크다. 이뇨작용도 한다.

만성신염이나 심부전에 따른 부종에 좋다. 또 지사의 효과도 있어서 아랫배가 냉하면서 설사를 할 때 좋다. 그래서 신경통이나 정력부족, 손발냉증 등에 부자를 쓴다.

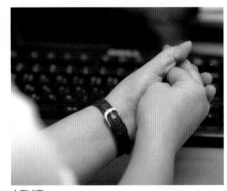

수족냉증

부자를 쓸 때는 특히 다음과 같은 특성이 있어야 한다. 우선 추위를 잘 타고 손발이 냉한 때 써야 한다. 아랫배가 차면서 당기는 듯 아픈 견인통이 있다, 허리·무릎이 냉하고 찬바람이 솔솔 나오는 것 같으면서 아프다, 등 근육도 차면서 아프다, 얼굴은 창백하고 입술도 허옇다, 침이 많다, 혀는 부은 듯하고 설태는 희다, 소변의 양은 줄고 대변은 진흙 같으며 잦다, 자꾸 졸리고 땀이 많으며 하지가 붓는다, 맥박은 느리면서 가라앉아 있거나 가늘고 약하다. 이런 특징이 있을 때 부자를 써야 효과도 보고 부작용도 생기지 않는다.

그러나 적절히 응용하지 않으면 오히려 생명을 구하지 못하는 경우도 생긴다. 독으로 독을 치며, 음기를 몰아내어 양기를 회복시키는 약물인 까닭이다. 음기를 몰아내어 양기를 회복시키는 치법을 '퇴음회양(退陰回陽)의 치법'이라고 한다.

까닭에 손발이 차고 아랫배가 냉한 여성이나 고환 밑이 축축하게 땀이 배며 정력이 쇠퇴해 가는 남성들은 부자가 퇴음회양의 묘약이 될 수 있다. 부자를 돼지발(족발)과 함께 달여서 그 물을 받아 식혀서 차게 복용한다. 그러나 이렇게 하기에는 번거롭기 때문에 요즈음은 제약회사에서 품질 좋은 부자를 잘 다듬어 독성을 없애고 약효는 발휘할 수 있도록 법제를 하여 제조한 알약을 주로 사용한다.

그러나 믿을 수 없는 제조원에서 제조한 부자가 항간에 떠돌고 있는 실정이라서 안타깝다. 꼭 주의해야 한다.

아르테미스(Artemis)와 달맞이꽃, 쑥 그리고 개똥쑥

애모의 꽃, 기다림의 꽃

제우스(Zeus)의 사랑을 받은 레토(Leto)가 어렵사리 쌍둥이를 낳는다. 아폴론(Apollon)과 아르테미스 남매다. 그런데 이 남매를 사랑한 요정의 넋이 꽃이 된 전설이 있다.

태양의 신 아폴론을 사랑한 요정은 클리티에(Clytie)다. 이 요정은 해가 뜨는 동녘부터 해가 지는 서녘까지 아폴론의 모습을 넋을 놓은 채 고개를 돌려가며 그저 바라보다가 죽어 '애모'의 꽃을 피운다. 해바라기다.

달의 여신 아르테미스를 사랑한 요정은, 별을 사랑하는 요정들의 무리 중에서 홀로 달을 사랑한, 별

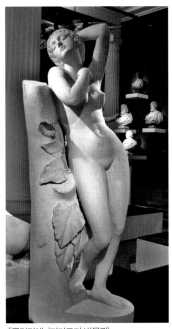

「클리티에」 (피카르디 박물관)

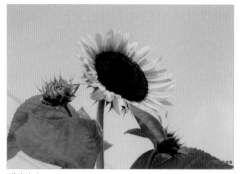
해바라기

난 요정이다. 이 요정은 별이 없는 밤하늘에 오직 달님 홀로 떠올라서 자신과의 사랑만을 속삭여 줄 것을 원한다. 그래서 눈엣가시가 된 이 요정은 제우스 신의 노여움을 사서 달도 별도 없는 곳으로 쫓겨난다.

그러나 이 요정을 가엽게 여긴 달의 여신 아르테미스가 밤이면 밤마다 이 요정이 있는 곳을 찾아다닌다. 그러자 이마저 못마땅하게 여긴 제우스 신은 구름과 비로써 하늘을 가려 달의 여신이 이 요

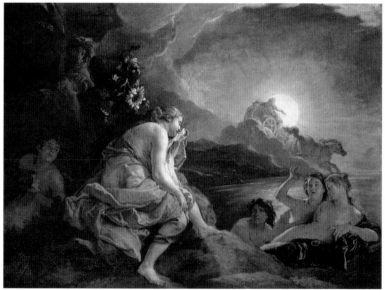
「해바라기로 변한 클리티에」(샤를 드 라 포스, 캔버스에 유채, 베르사이유와 트리아농 궁)

정을 찾을 수 없게 한다. 이 요정은 점점 여위어가고 끝내는 이루지 못한 사랑에 병이 들어 죽고 만다. 그리고 '기다림'의 꽃 한 송이로 피어난다. 달맞이꽃이다.

"에라이샹 워웨이니 거창(夜來香 我爲ni歌唱 ; 야래향 나 그대를 위해 노래합니다). 에라이샹 워웨이니 쓰량(夜來香 我爲ni思量 ; 야래향 나 그대를 그리워합니다……)." 라는 가사로 잘 알려진 중국 노래 '에라이샹', 즉 야래향(夜來香)이 달맞이꽃이다.

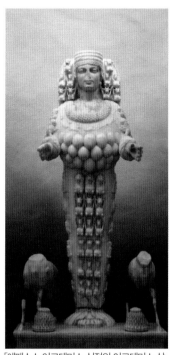

「에페소스 아르테미스 신전의 아르테미스 상」
(터키 에페소 박물관)

월견초(月見草)라고도 한다. 때로 달맞이꽃을 월하향(月下香)이라고도 부르지만 월하향은 만향옥(晩香玉)이라 불리는 수선화과에 속한 다년초로서 향기가 강한 흰 꽃을 피운다. 그래서 바늘꽃과에 속하는 달맞이꽃과 월하향은 다르다.

달맞이꽃은 향기가 짙은 연한 황색의 꽃을 밤에 피운다. 미국에서는 '나이트 프림로즈(night primrose)' 라고 하는데, 프림로즈가 형용사로 쓰일 때는 '연한 황록색의' 라는 뜻이니까 '나이트 프림로즈' 라는 표현은 달맞이꽃의 생태, 특징과 꽃의 색을 한꺼번에 요약해서 아주 잘 표현한 것이라 하겠다.

달맞이꽃, 왕의 만병통치약

영국에서는 달맞이꽃을 '킹즈 큐어 올(King's cure all)'이라고 한다. '왕의 만병통치약'이라는 뜻이다. 달맞이꽃의 신비로운 약리작용을 적절히 표현한 이름이다.

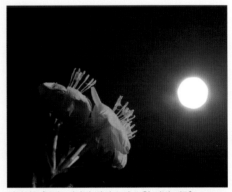

달맞이꽃 (꽃말 : 기다림, 밤의 요정, 소원, 마법, 마력)

약용하는 달맞이꽃은 여러 종류이다. 남미 원산의 달맞이꽃, 미국 원산의 달맞이꽃, 그리고 키가 큰 '왕달맞이꽃'이나 '겹달맞이꽃'도 쓴다. 처음 약용한 것은 아메리카 인디언들이었으며, 피부염증에 외용하거나 천식·해수에 내복했던 것으로 보인다.

《귀주초약(貴州草藥)》에는 "맛이 달고 성질은 따뜻하다."고 했으며, "근골을 강하게 하고 풍기를 몰아내고 습기를 없애는 효능이 있다."고 했다. 민간요법에는 고혈압·신장염·인후염 등에도 이용했다. 물론 이런 경우에는 달맞이꽃 옹근풀(전초)을 썼다.

달맞이꽃의 종자에서 추출한 기름, 즉 종자유에는 인체에 필요한 필수지방산으로 밝혀진 감마-리놀렌산(r-linolenic acid)이 7%나 함유되어 있다고 한다. 이 달맞이종자유는 혈관을 확장하고, 혈소판 응

집을 억제해서 항혈전작용을 하
며, 혈중콜레스테롤을 저하시키
므로 동맥경화증을 예방할 수
있고, 혈압강하작용이 있어 고혈
압에 좋을 뿐 아니라 소화기 질
환에도 효과적이어서 알코올 중
독이나 간장 해독에 좋으며, 위
액 분비의 과잉을 억제해서 소
화 기능을 활성화시키고, 혈당
치를 저하시킴으로써 당뇨병에
도 좋다고 알려져 있다. 또《귀
주초약》에서 밝혔듯이 풍기와

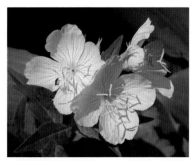
달맞이꽃

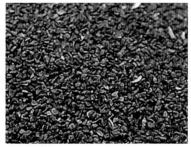
달맞이꽃 종자

습기에 의한 근육과 관절의 통증과 염증에도 좋고, 피부염증이나 만
성습진 또는 생리불순과 생리통이나 유방종양 등 여성 질환에도 좋
다고 하며, 특히 노화방지 및 어린이들의 행동과잉 증세의 개선에도
현저한 효과가 있다고 한다.

아르테미스와 쑥요법

쑥의 학명은 '아르테미지아(Artemisia)'이다. 이 학명의 어원은 바
로 '아르테미스'에서 비롯되었다. 아르테미스 여신의 유방은, 루벤스

(Peter Paul Rubens)의 그림에서처럼 풍만하게 표현되거나 주렁주렁 여러 개가 달려 있는 것으로 흔히 묘사되고 있다. 여러 조각들에는 아르테미스의 유방이 무려 24개나 된다. 영원한 처녀신이면서도 풍요와 다산의 여신으로 추앙되기 때문이다. 이렇게 다산·풍요·출산의 상징으로 여겨온 아르테미스 여신의 이름을 따서 쑥의 학명으로 정한 것은 쑥의 약효로 볼 때 당연하다 하겠다.

쑥은 여성병의 통치약으로 알려져 있는데, 북유럽에서는 쑥의 잎이 북쪽을 향하는 자력이 있다고 해서 점이나 주술에 이용했으며, 쑥을 가지고 여행을 하면 피곤하지 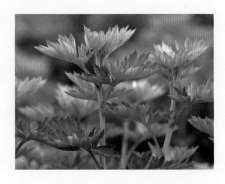 않다는 속언이 전해져 온단다. 또 유럽에서는 마귀와 병을 쫓는 힘이 쑥에 있다고 믿었다고 한다. 그러나 무엇보다 그리스 신화에서 쑥을 달의 여신이요, 다산과 풍요와 순산을 돕는 여신인 아르테미스에게 바쳤다고 하듯이 여성병의 특효약이다.

쑥은 속을 덥게 하고 찬 기운을 쫓으며 습기를 없애주기 때문에 속이 냉하고 손발과 허리가 냉하며 대하증이 심할 때 좋다. 월경을 고르게 하여 습관성 월경불순을 개선시키며, 임신중에 하혈이 있을 때 안태시킨다. 산모가 대변을 보고 난 뒤 하혈에 시달릴 때도 좋다. 쑥은 이렇게 대단한 약이다. 그래서 '의초(醫草)'로 불릴 정도다.

약으로 쓸 때는 '애엽'이라 한다.

쑥은 향긋한데, 맛이 쓰다. 에덴동산에서 추방당해 죽은 뱀의 흔적이 쑥으로 변했기 때문에 쑥이 쓰다고 하는데, 오래 보관해 뒀다가 약으로 쓰는 것이 좋다. 오래 묵힐수록 효과가 더 좋다. 그래서 맹자도 "7년 된 병에 3년 된 애엽을 구한다."고 했다.

소염작용·지혈작용·혈액정화작용·이뇨작용이 크며, 특히 위장을 튼튼하게 한다. 식욕을 돋우며, 소화가 잘 되도록 돕고, 복통과 토사를 다스린다. 피부건조증이나 알레르기성 질환을 예방하고 치료하는 데도 좋다. 허약하고 저항력이 약해 감기에 잘 걸리기 쉬운 체질이라면 쑥만한 것이 없다.

쑥요리와 쑥탕, 쑥뜸

쑥은 〈단군신화〉에도 나올 만큼 역사가 오랜 식품이다. 중국의 서왕모가 즐겼다는 것도 쑥이다. 쑥에는 칼슘·철분 등이 많이 들어 있다. 비타민 A·C도 풍부하다. 아주 훌륭한 알칼리성 식품이다.

쑥국도 별미지만 어린 쑥과 쇠고기와 달걀을 넣고 끓인 '애탕'도 별미다. 쑥떡도 맛있고, 쑥을 찧어 찹쌀가루에 섞어 떡을 만든 후 볶

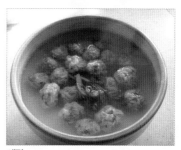

애탕

쑥국
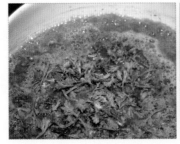

쑥뜸
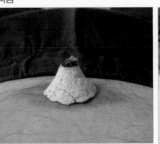

쑥차
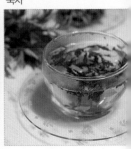

은 콩가루를 꿀에 섞어 바른 '애단자'도 맛있다. 쑥술은 대단한 정력 제다. 고환 밑이 항상 축축할 때 좋다. 여성에게는 생기를 주고 활력과 윤기를 준다. 쑥차도 약이다. 쑥차를 끓일 때 결명자를 배합하면 쑥의 독특한 향기는 살리면서 치네올(cineal)이라는 정유 성분 때문에 쓴맛이 강한 것을 줄일 수 있다. 또 생강을 배합하면 여성병이나 설사할 때 좋다. 여성병으로 흰색 냉이 많이 흐르면서 허리부터 대퇴부까지 저리고 아프며 식욕과 체중이 떨어질 때는 쑥 두 줌과 계란 10개를 함께 삶아 쑥물이 배어든 달걀을 하루에 몇 개씩 먹으면 효과가 너무 좋다.

쑥탕에 목욕하면 몸이 따뜻해지고 신경통이나 여성병을 고칠 수 있다. 노인의 피부건조증으로 소양증이 심할 때도 효과가 있다. 신부전증이나 몸 안에 독소가 많을 때는 쑥 끓인 물로 '족탕'한다.

물론 쑥으로 뜸을 뜨기도 하는데, 특히 쑥으로 배꼽뜸을 하면 "온갖 병을 물리치고 생명을 보전하며 연년익수(延年益壽)할 수 있다."고 《동의보감》은 권장하고 있다.

개똥쑥(황화호)의 약효

한편 개똥쑥도 약으로 쓴다. 최근에 개똥쑥이 회자되고 있다.

'애엽'으로 불리는 쑥을 잎 표면에 하얀 털이 박힌 점이 있다고 해서 '백호(白蒿)'라고도 하는데, 개똥쑥은 여름에 녹황색 꽃이 원추꽃차례로 줄기나 가지 끝에 핀다고 해서 '황화호(黃花蒿)'라고 한다. 또 냄새가 고약하다고 해서 '취호(臭蒿)'라고 부르거나 말오줌 냄새가 난다고 해서 '마뇨호(馬尿蒿)'라고 한다. 개똥쑥은, 성질이 따뜻한 쑥과는 달리 성질이 차기 때문에 열을 내린다. 그래서 결핵으로 열이 오락가락하면서 잠든 사이에 땀을 많이 흘리며 소화가 안 될 때 끓여서 차로 마신다.

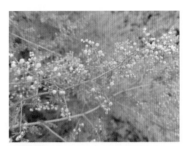
개똥쑥꽃

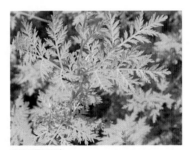
개똥쑥(황화호)

더위 먹은 데나 열에 의해 설사를 할 때도 약이 된다. 풍을 제거하고 풍기로 피부가 가려운 것을 내린다. 부스럼이 잘 날 때도 좋다. 또 위를 튼튼하게 해준다.

면역력 강화에도 도움이 된다.

아마존(Amazon) 여왕과 외성기 유방, 수유기 유방

아마존 여전사의 유방

헤라클레스(Hercules)는 아마존을 찾아 나선다. 그 여정의 시작은 이렇다.

테베(Thebes) 왕국의 메가라(Megara) 공주와의 사이에서 세 아들을 낳고 행복하게 살던 헤라클레스는 헤라(Hera) 여신의 농간으로 정신착란을 일으켜 아내와 세 아들을 몽땅 죽이고, 이 일 때문에 미케네(Mycenae) 왕의 노예가 되어 그가 시키는 과업을 수행하게 된다. 말이 미케네 왕이 시킨다 뿐이지, 사실은 헤라 여신이 헤라클레스를 죽이고 싶고 곤경에 빠뜨

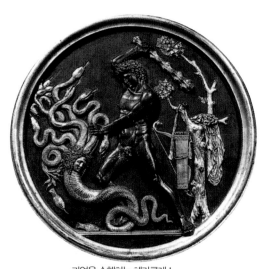

과업을 수행하는 헤라클레스

리려고 벌리는 일들이다. 아무튼 그 과업 중 하나가 아마존 여왕의 허리띠를 갖고 오는 것이고, 그래서 헤라클레스가 아마존을 찾아 나선 것이다.

헤라클레스는 아마존에 다다른다. 그리고 아마존의 여왕 히폴리테를 만나 허리띠를 달라고 한다. 이 허리띠는 전쟁의 신인 아레스(Ares)가 여왕에게 권력의 상징으로 준 귀한 것인 만큼 선뜻 내줄 수 없는 허리띠다. 그런데 여왕은 헤라클레스에게 순순이 허리띠를 내주겠다고 한다. 단, 하룻밤을 함께 지내서 헤라클레스를 닮은 딸 하나를 낳게 해달라는 조건을 단다. 그 딸을 훌륭한 전사로 키우고 싶다는 것이다. 헤라클레스는 기꺼이 응한

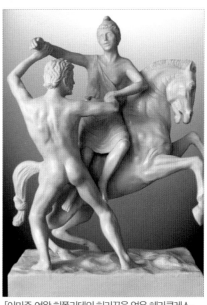

「아마존 여왕 히폴리테의 허리끈을 얻은 헤라클레스」

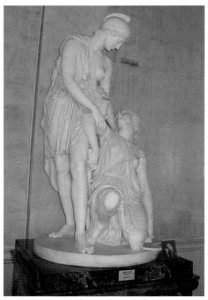

「히폴리테의 죽음을 슬퍼하는 펜테실레이아」

다. 그래서 둘이 막 사랑의 일을 벌리려는데, 그 순간 아마존의 여전 사들이 여왕의 침실을 급습한다. 헤라클레스가 여왕을 납치하러 왔으니 여왕을 구해야 한다며 몰려온 것이다. 헤라클레스는 이런 허무맹랑한 오해가 헤라 여신의 악의에 찬 선동인 줄 모르고 여왕이 요망하게 자신을 속였다고 여긴다. 그래서 몽둥이로 여왕을 내리쳐 죽이고 허리띠를 빼앗는다. 헤라클레스에게 첫눈에 홀딱 반한 여왕은 이렇게 죽임을 당한다.

아마존은 여인국이다. 여인만 사는 나라다. 이 신비롭고 호전적인 여인들은 소아시아의 남해안 테르모돈(Themodon)에 살았다고 한다. 남자 없이 사는 이 여인들은 활을 쏘고 창을 던질 때 방해되지 않게 오른쪽 유방을 불로 태워서 없앴다고 한다. 그래서 이들을 'a(없음)'와 'mazo(유방)'를 합성한 아마존 여인들이라고 부른다.

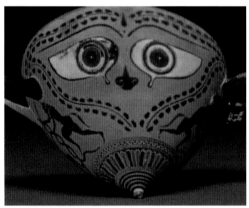

흑회식 술잔 (마스토스) : 젖가슴 형태의 술잔

외성기 유방

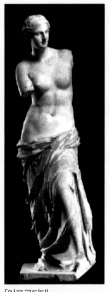

아프로디테의 유방은 사과처럼 생긴 반구형으로 그려진다. 유두도 붉거져 있다. 매력적이고, 황홀하며, 섹시하다. 그래서 여성의 유방은 남성들의 영원한 관능이다. 항아리, 방패 그리고 투구까지도 모두 여성의 유방을 상징하고 있다. 클레오파트라(Cleopatra)의 유방은 안토니우스(Antonius)가 본떠 황금의 술잔을 만들었고, 마리 앙투아네트(Marie Antoinette)의 유방은 석고를 떠서 트리아농의 박물관에 보관되어 있는 '둥근 과일접시'로 만들어졌다.

「아프로디테」
(프랑스 루브르 박물관)

여성 스스로도 남성들의 영원한 선망을 충족시켜 주기 위해 유방을 관능적으로 장식하기도 했다. 클레오파트라는 유방의 장식으로 링을 달았다고 한다. 19세기에는 유방의 밑둥에 구멍을 뚫어 거기에 금이나 보석으로 장식한 링을 끼웠다. 구멍을 뚫기 싫으면 두 젖꼭지를 가는 체인으로 이은 장식을 달기도 했다. 유방을 외성기로 인식한 것이다. 그래서 육욕을 누르고 억제하기 위해서 유방에 혹독한 고통을 가한 적도 있다. 가시돋힌 쇠사슬로 유방을 둘러싸거나 바늘·못·가시 등으로 유방에 고통을 가해 참회시키던 종교의식도 있었고, 러시아의 스코프첸 종파의 여성들은 시뻘겋게 달군 가위로 유방을 손상시키거나 아예 제거하기도 했다고 한다.

〈킨제이보고서〉에 따르면 교육을 많이 받은 사람일수록 유방을 외성기로 인식하는 경향이 강하다고 한다. 실제로 유방은 섹스 때 변화가 생긴다. 성교 전에 여성의 유방을 애무하면 유두는 클리토리스와 마찬가지로 커지면서 발기하고, 유방의 크기도 거의 25% 가량 더 커진다. 흥분이 고조되어 고원기에 이르면 유두가 완전히 발기하면서 유방이 훨씬 더 커지고, 극치기에 이르러 일종의 황홀 질식 상태에 이르면 클리토리스, 항문과 요도의 괄약근, 질구 등이 수축을 되풀이하며 유두는 안으로 숨겨지듯 당겨지고 유륜은 거꾸로 확장하며 유방도 터질 듯 커진다. 극치기 직후 유두는 다시 작아지며, 유방도 부드러운 탄력을 찾는다.

수유기 유방

아폴론의 쌍둥이 여신 아르테미스는 처녀의 수호신이며 임신·다산·번영을 관장하는 여신이며, 어린아이의 발육까지 돕는 여신이다. 이 여신은 가슴에 수많은 유방을 주렁주렁 매달고 있다. 아르테미스 신전의 조각을 봐도 유방이 30여 개나 된다.

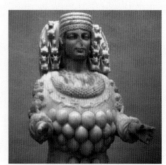

「에페소스 아르테미스 신전의
아르테미스 상 (부분)」(터키 에페소 박물관)

아르테미스 여신이 그랬듯이 원래 인간도 양쪽에 14개나 되는 유선을 가지고 있었다고 한다. 그러다가 점차 한 번에 낳는 아이의 수가 줄면서 여분의 유선들은 퇴화해 버렸는데, 요즘도 더러 여분의 유두가 있거나 유방 위에 따로 지방이 융기한 흔적이 남아 있는 경우가 있다. 이를 '부유'라고 한다. 더러 유두 대신 그 자리에 사마귀나 점이 생기는 경우도 있다.

이런 사실은 여성의 유방이 수유기로서의 의미가 크다는 뜻이다. 그래서 여성의 유방은 외형적으로도 예뻐야 하지만 수유기로서의 역할을 다할 수 있어야 이상적이다.

수유기로서의 유방의 역할을 다 하려면 모유가 부족하지 않아야 한다. 모유를 풍부하게 하려면 생두부에 설탕을 넣어 끓여 술을 타 먹거나, 붉은 팥을 삶은 물이나 팥죽을 끓여 먹거나, 상추를 즙을 내어 물에 타 먹거나, 상추씨를 가루 내어 따뜻한 물로 복용한다. 그러나 무엇보다 효과적인 것은 돼지족과 돼지고기다.

옛날 중국 황실에는 많은 비빈들이 수시로 해산하기 때문에 언제나 젖어멈들이 대기하고 있었는데, 젖을 짙게 하고 많이 나오게 하려고 소금을 전혀 먹을 수 없었고 돼지고기만 먹었다고 한다. 청나라 선홍 황제의 젖어멈은 매일 소금을 한 톨도 치지 않은 채 고아 끓인 돼지 허벅다리 고기 곰국을 한 사발씩 먹었는데, 그것도 왕자가 자라 아홉 살에 젖을 끊을 때까지 그렇게 했다고 한다. 돼지고기가 그만큼 효과가 있다는 얘기다!

아스클레피오스(Asklepios)와 얽힌 약초

죽은 자도 살린 아스클레피오스

아스클레피오스는 죽은 자의 뱃속에서 태어나 죽은 자도 살렸다는 신의(神醫)로 추앙 받는 인류사상 최초의 의사다.

태양신 아폴론(Apollon)과 오르코메 노스(Orchomenos) 나라의 코로니스 (Koronis) 공주와의 사랑의 결실로 한 아기가 잉태된다. 그런데 코로니스가 신과의 사랑에 회의를 느끼면서 인간 인 이스키스(Ischys)와 사랑을 하고, 임 신 상태에서 이 젊은이와 혼인한다. 화 가 난 아폴론이 화살을 쏘아 코로니스 를 죽인다. 코로니스의 시체는 화장되 고, 코로니스의 시체가 타는 중에 아폴 론은 코로니스의 뱃속에서 아기를 꺼낸 다. 아폴론은 이 아기를 케이론(Chiron)

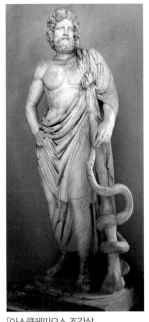

「아스클레피오스 조각상」
(에피다우로스 극장의 박물관)

에게 맡긴다. 탁월한 의술을 지
닌 케이론으로부터 의술을 익히
며 자란 이 아기는 마침내 위대
한 의사가 된다. 바로 아스클레
피오스다.

사람들은 그를 의술의 신으로
받들어 그를 위해 신전까지 짓

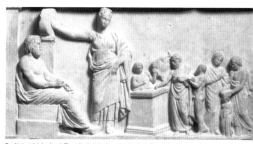

「지붕 장식의 작은 신전 석비 : 신자들과 함께한 아스
클레피오스와 히지」(고대 그리스/로마/에트루리아
유물, 조각, 루브르 박물관)

고, 그 신전에서 치료를 받는다. 그러던 그가 죽임을 당한다. 죽은
자를 살렸기 때문이다.

그 내막은 이렇다. 어느 날 아르테미스(Artemis) 여신이 히폴리토
스(Hippolytos)의 시체를 안고 그를 찾아와 살려달라고 한다. 이 청
년은 영웅 테세우스(Theseus)의 아들이었는데, 새어머니의 성적 유
혹을 뿌리쳤다가 오히려 파렴치범으로 몰려 억울하게 죽은 것이다.
그래서 그는 이 청년을 살린다. 그러자 신들의 항의가 빗발치고, 마
지못해 제우스(Zeus) 대신은 벼락을 쳐서 그를 죽인 것이다.

그는 메두사(Medusa)의 피가 담긴 2개의 병을 황금으로 만든 끈
으로 뱀의 몸에 매어 지니고 다녔다. 2개의 병에 담긴 메두사의 피
중 메두사의 오른쪽 정맥에서 받은 피는 죽음에서 생명을 소생시키
는 효력이 있었고, 왼쪽에서 받은 피는 사람을 즉사시키는 마력을
갖고 있었다고 한다. 아스클레피오스가 죽은 자를 살릴 수 있었던
것은 메두사의 오른쪽 정맥에서 받은 피, 즉 생명을 소생시키는 피
를 사용했기 때문이다.

그는 죽어서 별이 되었고, 죽었어도 사람들의 뇌리에서 지워지지 않았다. 사람들은 심지어 그가 현몽하면 병을 고칠 수 있다고 믿어서 그의 신전에서 잠을 자려고까지 했다고 한다.

그리고 그가 생전에 들고 다녔다는 지팡이는 지금도 의술의 심벌 마크로 쓰고 있다. 그의 상징은 뱀이며, 그래서 뱀이 지팡이를 감고 있는 모양이 지금도 의학의 상징으로 이어져 오고 있다. 의사 가운에 새겨진 '막대기에 뱀이 기어오르는 마크'가 바로 그의 지팡이다.

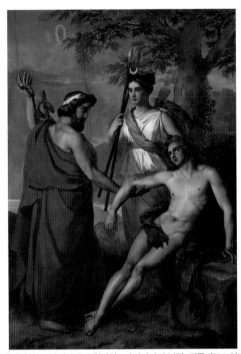

「갤러리 드 다이아나의 천장화 : 다이아나의 부탁, 히폴리토스의 목숨을 돌려주는 아스클레피오스」
(알렉상드르 드니 아벨 드 푸졸, 벽화, 퐁텐블로 성)

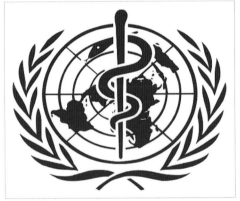

「세계보건기구(WHO)의 휘장」
('아스클레피오스의 지팡이'를 상징으로 삼는다.)

뱀딸기, 부스럼에 특효

 뱀은 예로부터 널리 식용해 왔다. 또 뱀의 살코기를 비롯해 뱀의 허물 등을 약용해 왔다. 이제는 뱀독을 이용해 난치성 질환을 해결하려고 노력하고 있으며, 뱀독과 유사한 성분으로 화장품을 만들기도 한다.

 여담 삼아 몇 가지 식용의 예를 들어보기로 한다.

 구렁이는 회를 쳐 먹거나 산 채로 썰어 국화꽃을 뿌려 기름에 튀겨 먹거나 하며, 「용호채(龍虎菜)」라 하여 구렁이와 고양이를 섞어 요리하기도 한다.

 뱀술 중에 '살모사술'은 으뜸가는 정력제로 꼽는다. 산 채로 병에 넣고 물을 부어 밀봉하여 5~6일 지나면 오물이 다 떨어지고 깨끗해지는데, 이때 다

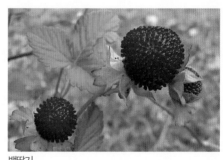
뱀딸기

른 병에 옮기고 소주를 부어 2~3개월 둔 후 복용한다. 뱀술 중 또 하나 손꼽히는 술은 '산무애뱀술'이다. 산무애뱀은 백화사다. 건비사도 백화사의 일종인데, 다른 뱀과 달리 이 뱀만이 코가 위로 향해 있기 때문에 건비사로 불린다. 출혈성·용혈성 맹독을 갖고 있다. 머리·꼬리를 빼고, 그 중간만 취해 살코기를 술에 담가 먹는다.

그러나 법적으로는 뱀을 식용할 수 없는 실정이다. 그래서 여기서는 뱀의 이름이 붙은 약초의 효능을 소개하고자 한다.

우선 누구나 잘 알고 있는 뱀딸기다.

장미과에 딸린 여러해살이풀로 이른 봄에 노란색 다섯 잎의 꽃이 폈다 지면 딸기처럼 생긴 열매가 열려 붉게 익는다. 전초를 '사매(蛇莓)'라고 하며 약용한다. 뱀이나 벌레에 물린 데 바르면 좋다고 알려져 있는데 온갖 부스럼에 외용하면 효과가 있다고 하여, 이 약을 일명 '정창약(疔瘡藥)'이라고 한다. 줄기와 잎을 짓찧어 붙인다. 젖몸살에는 짓찧은 것에 꿀을 가해서 환부에 붙인다. 전초를 달여 마시면 입안이 허는 것, 인후가 붓고 아픈 것에 좋으며, 심지어 암의 치료에도 도움이 된다고 한다. 열을 떨어뜨리고 부종을 내리며 해독하는 효능도 있다.

뱀도랏, 남녀 강정에 특효

뱀도랏은 미나리과에 딸린 두해살이풀로 여름에 희고 작은 다섯 잎의 꽃이 피고, 열매는 날카로운 가시가 있는 길둥근 모양으로 열린다. 흔히 볼 수 있는 풀인데, 뱀이 이 풀에 똬리를 틀고 눕기를 좋아

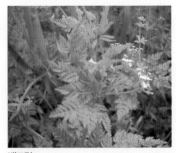
뱀도랏

한다고 해서 이 풀을 '사상(蛇床)'
이라고 한다. 열매를 햇볕에 말려
약용하는데, '사상자(蛇床子)' 라고
한다. 또 이것을 먹으면 뱀 같은
정력에, 성욕이 저절로 일어나 자
꾸 교접할 것만 생각나므로 '사익'
이라고 부르기도 한다.

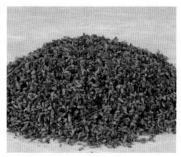
사상자

파적거리로 옛이야기 한 토막을 보자.

중국 한나라 성제는 조비연과 그녀의 동생인 합덕을 다 총애했
다. 의좋던 자매는 사랑싸움의 경쟁자가 되었다. 성제를 사로잡기
위해 합덕은 성제에게 비약을 먹였다. 그날 밤 장막 안에서는 교성
이 그치지 않았고 성제는 복상사를 했다. 바로 이 비약의 주성분이
뱀도랏이었다. 실로 대단한 약이었다!

실험적으로 남녀 모두에게 대단한 약으로 밝혀졌다. 성호르몬 유
사작용과 최음작용을 하며, 자궁 및 난소의 무게를 증가시킨다. 동
물 실험에서는 실험쥐의 발정기를 연장시키고 발정 시간을 단축
시키며, 거세한 실험쥐에게까지 발정기가 생기게 한다는 것이 밝
혀졌다. 실제로 여성의 성욕을 높이며 질을 자극하고, 남성의 전립
선·정낭·항문 괄약근의 무게를 증가시키는 것이 입증되었다.

그래서《명의별록》에는 "부인의 자궁을 뜨겁게 하고 남자의 음력

을 강하게 한다."고 했다.

또 항트리코모나스 작용도 한다. 트리코모나스(Trichomonas)에 의한 여성의 음부소양증에는 물론 남성의 음낭 습진에는 뱀도랏을 달여, 그 물로 자주 씻는다. 또 풍기와 습기에 의한 저림증, 마비 및 통증에도 유효하기 때문에 끓여 마시면 관절통·요통·골반통 치료에 도움이 된다.

작약, 함박지게 피는 꽃

아스클레피오스는 '파이안(Paean)'으로 추앙 받았다. 파이안은 '신들의 의사' 라는 말인데, 처음에는 아스클레피오스의 아버지 되는 태양의 신이면서 의술의 신인 아폴론 신에게 주어졌다가 훗날 아스클레피오스에게 주어진 명예였다. 축제 때는 장엄한 합창으로 찬가를 바치기까지 했다.

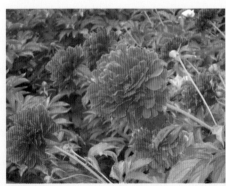

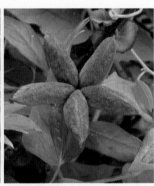

적작약의 꽃
작약 열매(골돌)

파이안은 식물을 약재로 써서 병을 치료한 의약의 신으로 꼽힌다. 약재로 사용한 식물은 작약을 비롯한 여러 식물이었다.

작약의 '작(芍)'은 꽃이 선명하고 아름답다는 뜻이다. 이름에 걸맞게 꽃이 그만큼 탐스럽다. 꽃이 크고 화려하며 아름답다. 그래서 함박지게 피는 꽃이라 하여 함박꽃이라 불린다. '여유로운 용모' 라는 뜻으로 '여용(餘容)'이라고 불리기도 한다. 그래서 부귀를 상징하는 꽃이다. 영예를 상징하는 꽃이다. 그러나 꽃말은 '수줍음'이며, 이 꽃을 상대에게 보내면 이별을 뜻한다고 한다. 그래서 《한시 내전》에는 이 꽃을 '이초(離草)' 라고 하였고, 《본초강목》에는 '장리(將離)' 라고 하였다.

작약은 다년생 초본식물로 어린이 키만하게 자란다. 곧게 선 반들반들한 줄기에 끝이 뾰족한 잎이 달린다.

꽃줄기는 한 대에 2~5개의 아주 큰 꽃이 핀다. 모란이 뚝뚝 떨어질 쯤에 함박지게 꽃을 피워 늦봄의 정취를 한껏 고조시킨다. 붉은

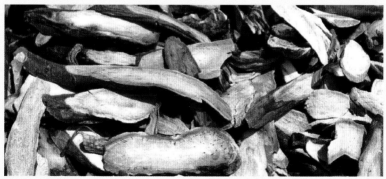

작약 뿌리 (말린 것)

색·흰색·자주색 등 색도 곱디곱다.

열매는 '골돌'이라고 부른다. 열매의 껍질이 익으면 박음선을 따라 벌어져 여러 개의 씨방으로 드러나는 열매이기 때문에 붙여진 이름이다.

뿌리를 약용하는데 여름과 가을에 채집한다. 재배하여 3~4년이 된 뿌리를 파내어 근경과 수염뿌리를 잘라내고 깨끗이 씻어 거친 껍질을 벗겨 버린 다음 끓는 물에 약간 삶아서 뿌리가 연하게 되면 꺼내어 볕에 말려 약용한다.

뿌리가 붉은 것을 적작약이라 하고, 뿌리가 흰 것을 백작약이라 한다. 혹은 집함박꽃 뿌리를 백작약이라 하고, 메함박꽃 뿌리를 적작약이라고도 한다. 백작약보다 적작약이 키가 크며, 백작약은 잎이 알 모양 또는 피침형인 반면 적작약은 잎이 어긋나며 깃 모양으로 깊이 째져 있다.

작약, 양귀비의 피부미용술

《동의보감》에는 작약을 "일명 해창(解倉)이라고도 하는데 두 가지 종류가 있다. 적작약은 소변을 잘 나가게 하고 기를 내리며, 백작약은 아픈 것을 멈추고 어혈을 헤친다. 또한 백작약은 보(補)하고 적작약은 사(瀉)한다고도 한다."고 했다.

작약 중에 백작약을 더 많이 약용한다. 진액을 보하며 혈액을 보한다. 체액을 순환시키고 이뇨작용을 한다. 경련을 진정시키며, 간 기능을 원활하게 한다. 자율신경계의 밸런스 실조, 즉 '간기울결'의 증세를 풀어준다.

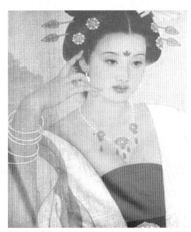

「양귀비」(중국 정부 공식 초상화, 양귀비가 살았던 중국황제의 별장 당화청궁에 걸려 있는 그림)

피부 미용에 좋다는 술이 있다. 작약이 배합되어 있는 술인데, 양귀비가 즐겨 먹었다는 술이다. 용안육·당귀·적복령·대추·작약·시호·목단피·홍화·치자·향부자·국화를 각각 같은 양씩 섞어 약재의 1.5배 되는 분량의 소주를 붓고 밀봉해서 1개월 동안 숙성시킨 후 거즈로 여과해서, 이 술을 1회 20cc씩, 1일 2회 공복에 마신다.

용안육은 미용에 좋을 뿐더러 신경을 진정시켜 충분히 수면을 유도하며 피로 독소를 몰아내면서 피부가 티없이 한결 맑아지게 하며, 당귀는 보혈제이면서 생리를 원활하게 하고, 적복령은 스트레스를 풀어주는 역할을 하며, 대추는

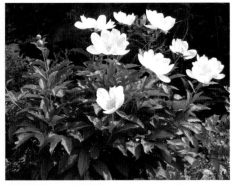

백작약의 꽃

늙음을 방지하며 기미를 없애고, 작약은 간에 피로 독소가 뭉쳐 있는 것을 풀어주며, 시호는 얼굴에 열감이 오르는 것을 내려주며, 홍화는 말초까지의 혈액순환을 좋게 해주고, 향부자는 여성들의 백 가지 병을 몽땅 고친

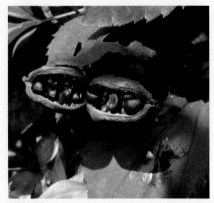
작약 씨앗

다는 약이다. 거기다가 국화까지 넣었으니 기막힌 피부미용제가 아닐 수 없다.

작약은 '신들의 의사'인 파이안의 이름을 따서 학명을 '파이오니아(Paeonia lactiflora pall.)'라고 한다. 예로부터 만병통치약으로 여겨져 왔기 때문에 작약의 씨앗을 넣은 와인은 질병을 일으키는 등 인간에게 재앙을 주는 악마를 물리친다고 믿어왔었다고 한다. 죽은 자도 소생시켰다는 아스클레피오스의 비밀을 예로부터 작약에서 찾으려고 했던 것이다.

그러나 어찌하랴!

고려 제국공주는 수녕궁 향각의 어원을 산책하다가 작약 한 송이를 꺾어 들고 생명의 무상함을 슬퍼하면서 뜨거운 눈물을 흘린 얼마 후 죽었다지 않은가! 인생은 무상하고, 만병통치약은 없는 것. 신이 거두어들이는 생명을 인간이 소생시킬 수는 없지 않겠는가!

아킬레우스(Achilleus)와 만병통치약

아킬레스건(achilles tendon), 치명적인 약점

아킬레우스! 헤파이스토스(Hephaistos)가 만들어 준 갑옷을 입고 방패를 들고 펠리온(Pelion) 산의 물푸레나무 창을 꼬나든 채 포세이돈(Poseidon)이 선물했다는 불사의 신마(神馬) 발리오스(Balios) 와 크산토스(Xanthos) 두 말이 끄는 전차에 오른 그의 모습은 상상만

해도 황홀하다. 그는 정녕 그리스의 영웅 중 영웅이다. 그의 이름 'Achilleus'의 'A'는 '아니다'는 뜻이고 'Chille'는 '입술'을 뜻한다. 태어나 단 한 번도 입술로 어머니의 젖을 빨아보지 못했기 때문에 붙여진 이름이다.

그는 어린 시절부터 반인반마(半人半馬)인 켄타우루스(Kentauros ; 케이론)에게 보내져 무

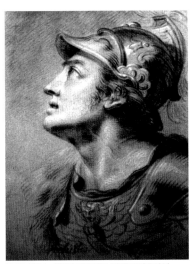

「아킬레우스」(요한 하인리히 빌헬름 티슈바인, 올덴부르크 박물관)

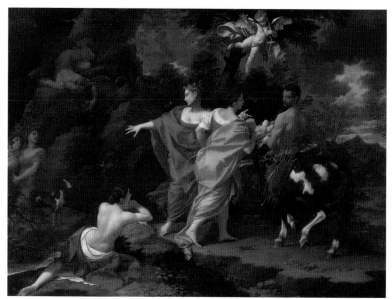

「케이론에게 건네지는 아킬레우스」(도나토 크레티, 캔버스에 유채, 이탈리아 볼로냐의 아꾸르시오 궁)

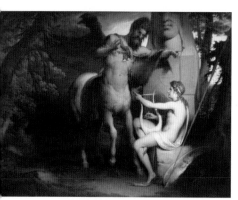

「아킬레우스의 교육」
(제임스 베리, 캔버스에 유채, 예일 대학교
영국 미술 센터)

술, 음악은 물론 의술까지 익힌다. 그야말로 그는 신적인 완벽한 영웅이다.

그의 어머니는 바다의 여신 테티스(Thetis)다. 얼마나 미인이었던지 제우스(Zeus)도 포세이돈도 눈독을 들일 정도였는데, 그녀가 낳은 아들이 아버지를 능가하는 영웅이 될 것이라는 신탁 때문에 두 신은 포기하고 만다. 그래서 아킬레우스는 테티스와 테살리아(Thessalia)의 프티아(Phthia) 국왕인 펠레우스(Peleus) 사이에서 태어난다.

그가 태어나자 어머니 테티스가 그를 불사신으로 만들기 위해 그의 발목을 쥐고 이승과 저승의 경계를 흐르는 스틱스(Styx) 강에 집어넣었다 뺐는데, 그만 어머니 손에 잡혔던 발목만이 단련되지 못해 트로이 전쟁에서 발뒤꿈치에 화살을 맞는 순간 죽는다.

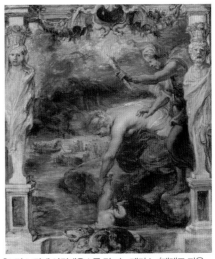

「스틱스 강에 아킬레우스를 담그는 테티스」(페테르 파울 루벤스, 패널에 유채, 보이만스 반 뵈닝겐 미술관)

일설에 의하면 발뒤꿈치에 켄타우루스의 말발굽을 박아 넣었다고 한다. 그래서 발걸음이 무척 빨랐다고 한다. 이랬거나 저랬거나 그의 발뒤꿈치는 화살의 표적이 될 수밖에 없었고, 그래서 그의 발뒤꿈치는 가장 '치명적인 약점'이었다.

아킬레우스의 황홀한 갑옷

아킬레우스의 갑옷은 명품이다. 헤라(Hera) 여신도 시샘했다는 아킬레우스의 어머니인 테티스 여신의 브로치, 목에 걸고 있으면 아무리 나이를 먹어도 항상 젊음과 아름다움을 간직할 수 있다는 하르모니아(Harmonia)의 목걸이, 도깨비감투처럼 머리에 쓰면 모습이 보이지 않는다는 하데스(Hades)의 마법 투구 등이 그렇듯이 아킬레우스의 금빛 반짝이는 황홀한 갑주 역시 대장장이 신 헤파이스토스의 걸작품이기 때문이다.

아킬레우스는 헤파이스토스가 만들어 준 이 갑주로 무장하고 트로이 전쟁에 나선다. 그리스 최상의 맹장인 아킬레우스는 싸움마다 혁혁한 공을 세우다가 삐질 일이 있어 전장에 나서지 않는다. 아킬레우스가 나서지 않자 그리스 군은 위기에 빠지고, 보다 못해 아킬레우스의 친구인 파트로클로스(Patroklos)가 아킬레우스의 투구와 갑옷을 갖추고 싸움터로 내닫는다. 트로이 병사들은 아킬레우스가 나타났다며 혼비백산하여 갈팡질팡 달아나다가 남김없이 죽임을 당한다.

여기서 그쳤으면 좋았을 것을, 승기에 도취된 파트로클로스는 무모하게도 트로이 성까지 공격하다가 트로이의 용장 헥토르(Hektor)의 손에 죽는다. 헥토르는 시체에서 빼앗은 아킬레우스의 갑옷과 투구로 무장한다.

한편 친구를 잃은 아킬레우스는 가눌 수 없는 슬픔으로 울부짖으며 복수를 다짐한다. 하룻밤 사이에 헤파이스토스는 새 갑옷과 투구를 만들어 아킬레우스를 다시 무장시킨다. 청동과 금, 은으로 만들어진 눈부신 새 갑옷과 투구를 갖춘 아킬레우스는 종횡무진 들판을 누비고 강물까지 뛰어들어 뒤쫓으며 트로이 병사들을 도륙한다. 헥토르마저 이 저승사자를 피하지 못하고 아킬레우스의 창에 죽임을 당한다. 아킬레우스는 헥토르의 시체를 전차에 매어 트로이 성문 앞을 사정없이 끌고 다닌다. 물론 아킬레우스는 헥토르의 시체에서 자신의 갑옷과 투구를 벗겨 챙긴 다음의 일이다.

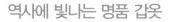
역사에 빛나는 명품 갑옷

"남산 위에 저 소나무 철갑을 두른 듯 바람서리 불변함은
우리 기상일세."

애국가 2절의 시작은, 모진 바람서리에도 끄떡하지 않을 우리의
기상을 마치 쇠갑옷을 두른 것 같다고 비유한다. 철갑은 그 자체가
철옹성처럼 든든한 방패막이다. 그만큼 예전의 전쟁터에서는 철갑
이 필수적인 전비(戰備)였다. 그러니 더 튼튼한 철갑, 더 유용한 철
갑, 더 위압적인 철갑, 더 화려하면서도 위엄이 넘치는 철갑들이 만
들어졌다.

아킬레우스의 명품 갑옷 같은 우리나라의 명품 갑옷 중 첫째는
고구려 주몽의 쇄갑(鎖甲)이다. 쇠사슬을 촘촘히 엮어 만든 이 갑옷
은《삼국사기》의 내용대로 "하늘에서 내린 것."이라니까 견줄 데 없
는 명품이 아닐 수 없다. 물론 백제의 '명광개(明光鎧)'야말로 명품
중에서도 으뜸가는 명품임은 당연
하다. 예로부터 백갑토모(白甲兎牟)
니 자갑(紫甲)이니 하여 철갑의 색
상이 다양했지만 명광개는 황금빛
이 찬란했고, 현란했다고 한다.《삼
국사기》에는 "그 갑옷의 빛은 햇빛
에 눈이 부셨다(甲光炫日)."고 했다.
바로 황칠(黃漆)의 수액으로 금칠을
했기 때문이다.

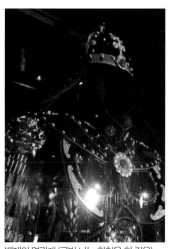
백제의 명광개 (금빛 나는 황칠을 한 갑옷)

황칠(黃漆)과 만병통치의 3형제

황칠은 늘푸른큰키나무로 우리나라 특산종이다. 그것도 서남해 섬에서만 자란다. 제주나 경남에서도 자란다지만 단연 전라남도의 특산이다. 그래서 황칠의 진으로 금칠한 황금빛의 눈부신 '명광개'는 백제의 특산이었던 것이다.

황칠은 오갈피과에 속한 식물이다. 오갈피과의 몇 가지 식물에는 '파낙스(panax)' 라는 학명이 붙어 있다. 황칠을 비롯해 오가피나 인삼이 그렇다. '파낙스'의 'pan'은 '모든 것'을 뜻하며 'ax'는 'axos'에서 비롯된 말로 '치료하다'는 뜻이다. 그러니까 '파낙스'는 '모든 것을 치료하다.'는 뜻으로 '만병통치' 라는 말이 된다.

황칠은 방향개규 작용을 한다. 즉, 정신을 맑게 하고 심신을 편안케 한다. 또 행기행혈 작용을 한다. 즉, 기

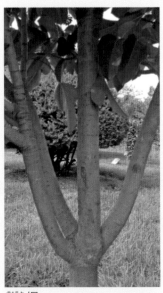

황칠나무

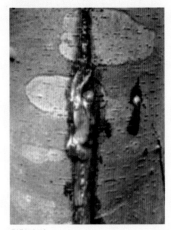

황칠의 진

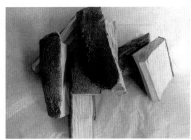
황칠

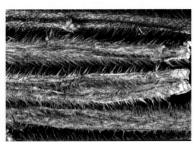
오가피

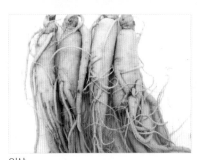
인삼

혈순환을 원활하게 한다. 탁한 피를 맑게 하고 간장에서의 해독작용을 촉진한다는 연구발표 등이 있다.

오가피는 거풍습·강근골 작용을 한다. 즉, 풍기와 습기를 제거하여 진통시키며 근육과 뼈를 강하게 한다. 또 익정강심 작용을 한다. 즉 정력을 늘리며 심장 기능을 강하게 한다. 소변을 순조롭게 하고 소아발육을 돕는다.

인삼은 익기건비 작용을 한다. 즉, 원기를 돋우며 비위를 튼튼하게 한다. 안신익지 작용을 한다. 즉 정신을 안정시키고 기억력을 증진시킨다. 진액을 생성시키며 기혈을 조화롭게 한다.

따라서 황칠·오가피·인삼, 이 오갈피과 3형제는 '파낙스(만병통치)'의 명품약재이다.

아테나(Athena)와 눈병 그리고 쾌면지압법

전쟁과 지성의 여신, 아테나

승산 없는 싸움이다. 세계를 제패했다는 다리우스(Darius) 대왕의 원정군, 그것도 열 배나 많은 페르시아(Persia)의 정예군과 대치한 상황이었으니 승산은 아예 없는 싸움이었다.

때는 기원전 420년. 아티카(Attika) 동북 해안 마라톤(Marathon) 평야에서 드디어 그리스와 페르시아 사이에 싸움이 벌어진다. 그런데 여기서 기적이 일어난다. 그리스의 명장 밀티아데스(Miltiades)가 이끄는 군대는 전쟁의 여신인 아테나의 비호 아래 승리한다.

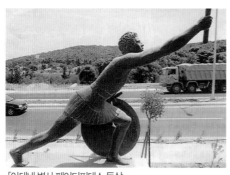
「아테네 병사 페이디피데스 동상」

그리스의 용사 페이디피데스(Pheidippides)는 마라톤 평야로부터 남서쪽으로 42km 떨어진 아테나까지 멈추지 않고 뛴다. 그리고는 승첩을 알리고 그 자리에서 절

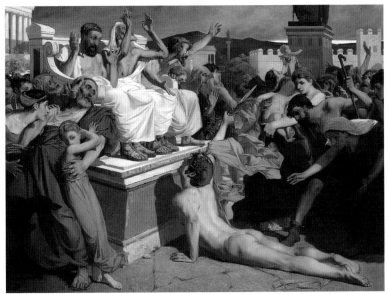

「마라톤의 병사」 (뤽 올리비에 메르송, 캔버스에 유채)

명한다. 이로써 마라톤이라는 경기가 비롯되었다고 한다. 그리스는 승리를 이끌어 준 아테나 여신에게 파르테논(Parthenon) 신전을 지어 바친다. 그리고 그 신전에 192명의 전사자 명단을 새긴다.

아테나는 다양한 여신이다. 다재하면서 다능한 여신이다.

첫째, 아테나는 전쟁의 여신이다. 아버지인 제우스(Zeus)의 머릿속에서 태어나 그 머릿속에서 성장한 후 제우스의 두개골을 뚫고 나왔는데, 투구를 쓰고 갑옷을 입고 창과 방패를 든 완전무장 상태였다니 출생부터 전쟁의 여신답다.

아테나는 헤라(Hera)나 아프로디테(Aphrodite)와 아름다움을 겨룰 정도로 눈부시게 아름답다. 이렇게 아름다운 여신이 전쟁의 여신이라니 의외인 것 같지만 아테나가 관장한 전쟁은 정의로운 전쟁이다. 전쟁의 남신인 아레스(Ares)가 피비린내 나는 살육을 즐기는 전쟁을 관장한 것과는 전혀 다르다. 여신은 염소 가죽에, 고르곤(Gorgon) 목이 달린 아이기스(aegis), 그리고 스핑크스(Sphinx)와 페가소스(Pegasos)가 달린 투구로 무장하고 있다.

둘째, 아테나는 기술의 여신이다. 정의로운 전쟁은 반드시 이겨야 한다. 그래서 아테나는 전쟁에서의 승리를 이끌기 위해 전차를 비롯해 여러 가지 무기를 발명해 인간에게 전해준다.

까닭에 기술의 여신으로 받들어졌으며, 나아가 도기, 금세공 등 공업과 직조·방적·예술의 여신으로 추앙 받는다.

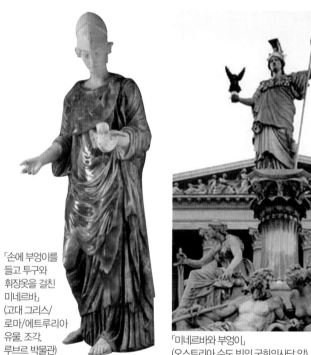

「손에 부엉이를 들고 투구와 휘장옷을 걸친 미네르바」 (고대 그리스/ 로마/에트루리아 유물, 조각, 루브르 박물관)

「미네르바와 부엉이」 (오스트리아 수도 빈의 국회의사당 앞)

셋째, 아테나는 올리브(Olive)의 여신이다. 아티카 땅을 에워싸고 바다의 신인 포세이돈(Poseidon)과 영역 다툼을 할 때, 아테나는 아티카 언덕에 올리브 나무가 자라게 해주었기 때문이다.

그래서 다산과 풍요의 여신으로 모셔지기도 한다. 다산의 여신이라니까 아테나가 많은 자식을 낳은 것 같지만 전혀 아니다. 영원히 처녀성을 지켜온 여신이다.

넷째, 아테나는 지혜의 여신이다. '미네르바(Minerva)의 부엉이'라는 말이 있는데, 미네르바가 곧 그리스의 아테나 여신과 동일한 로마의 여신이다. 아테나 여신은 부엉이를 사랑하여 항상 어깨 위에 앉혀 다닌다. 부엉이는 지혜의 상징이다.

독일의 철학자 헤겔(Hegel)의 《법철학》 서문에 "미네르바의 부엉이는 황혼이 짙어지자 날기 시작한다.(Die Eule der Minerva beginnt erst mit der einbrechenden Dammerung ihren Flug.)"고 했듯이 아테나는 곧 지성의 상징이다.

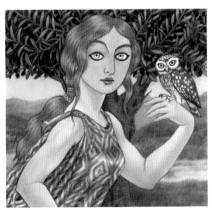

「미네르바의 부엉이」

부엉이 눈, 참새 눈

부엉이·올빼미·소쩍새 등이 모두 올빼미과(科)에 속한 조류들이
다. 이들은 깃털이 부드럽다. 날아다녀도 날개소리가 들리지 않는
다고 한다. 모양이 엇비슷한데 올빼미는 머리에 뿔털이 없고 눈가
의 털이 방사상이다. 한마디로 올빼미는 '올빽(all back) 머리' 모양이
다. 이에 비해 부엉이는 머리 꼭대기에 귀 모양의 깃털이 나 있다.
소쩍새는 올빼미보다 부엉이를 더 닮았다.

올빼미는 아기울음 소리처럼 울고, 부엉이는 '부엉부엉' 울고, 소
쩍새는 '소쩍당소쩍당' 울거나 혹은 '접동접동' 운다고 한다. 이들은
모두 야행성이다.

옛날 옛적에 아주 예쁜 여자 뉘티메네(Nyctimene)가 있었다. 아버
지와 레스보스(Lesbos) 섬 바닷가에 살던 여자인데, 아버지와 이 철
없는 딸이 어느 날 통정했다. 근친상간의 큰 죄로 이 여자는 부엉이
가 되었고, 너무나 부끄러워 낮에
는 사람의 눈을 피해 웅크리고 있
다가 사람들이 잠이 든 밤이 되어
야 움직였단다. 그래서 부엉이는
야행성이다. 혹은 박모성(薄暮性)
이다. 물론 쇠부엉이는 낮에도 활
동한다. 그러나 낮에는 잘 보지 못

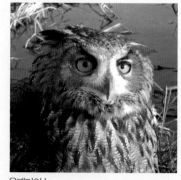

올빼미의 눈

하거나 혹은 낮보다 밤에 잘 보는
조류들이다. 사람이 사물을 볼 수
있는 빛의 1/100정도로도 사물을
식별할 수 있다는 조류들이다.

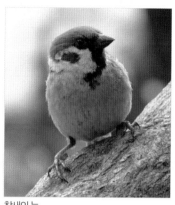
참새의 눈

올빼미과의 조류들이 낮보다 밤
에 눈이 더 잘 보인다면, 참새들은
밤에 눈이 어둡다. 그래서 해가 지
면 아무것도 보지 못하는 야맹증
을 '작목(雀目)'이라고 한다. '참새 눈' 같다는 표현인데, 때때로 눈앞
에 꽃 같은 것이 나타나면서 간혹 머리가 아프다가 여러 해 되면 두
눈이 다 멀게 된다.

이와 증세가 비슷하면서 해가 뉘엿뉘엿 넘어가려고 할 때부터 아
무것도 보지 못하고, 여러 해 되면 눈동자가 금빛이 되는 것을 '황풍
(黃風)'이라고 한다. 《동의보감》에 이것은 치료하지 못한다고 했다.

작목에는 간이 좋다. 《동의보감》
에는 "양의 간을 양념하지 않고 삶
아 먹는다. 생지황과 돼지의 간을
볶아서 먹는다. 소의 간으로 회를
만들어 먹는다."고 했다. 비타민 A
를 공급하자는 의도이며, 간이 허
한 것을 보하려는 의도이다.

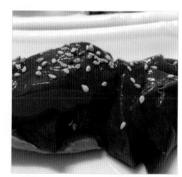
소의 간

눈병의 원인, 눈병의 예방

눈이 안 좋은데 왜 간을 보하려 하는 것일까?

《동의보감》에는 눈과 간의 관계를 이렇게 표현하고 있다.

"간기는 눈으로 통하므로 간이 조화되어야 5가지 빛을 잘 구별할 수 있다. 간이 허하면 눈이 침침하고 잘 보이지 않는다. 눈이 어두운 것은 간기가 잘 조화되지 못하기 때문이다. 간에 있는 혈

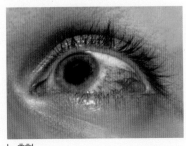

눈 출혈

에 열이 있으면 눈에 핏발이 서고 붓는다. 간이 허하면 눈앞에 꽃무늬 같은 것이 나타난다."고 했다.

그렇다고 눈의 병이 다 간에 의한 것은 아니다.

"오장육부의 정기가 다 눈으로 올라가기 때문에 장부의 정기가 눈에 나타난다."고 《동의보감》은 밝히면서 "오장육부, 12경맥, 365락의 혈기는 다 비토(脾土)에서 받아 위로 올려 보내어 눈을 밝게 한다. 그러므로 비장이 허하면 오장의 정기를 다 눈으로 보내지 못하게 된다. 그러면 눈이 밝지 못하게 된다."고 했다. 그러면서 "의사들은 눈병 때 비위를 조리하여 혈을 영양하게 하고, 정신을 안정시켜야 한다는 것을 모른다. 이것은 드러난 것만 치료할 줄 알고 근본을 치료할 줄 모르는 것이니, 이 원리를 모르는 것이다."고 하였다.

그렇다고 눈의 병이 비위의 기능 여하에만 따르는 것도 아니다.

《동의보감》에는 "심사가 복잡하거나 음식을 제때에 적당히 먹지 않거나 힘든 일을 지나치게 하면 비위가 허약해지고, 심장의 화기가 지나치게 성하게 된다."고 하면서 그렇게 되면 눈병이 생긴다고 하였다. 이를 한마디로 '안무화불병(眼無火不病)'이라고 한다. "눈병은 화가 없이는 생기지 않는다."는 말이다.

눈병은 풍열(風熱)·혈소(血少)·신노(神勞)·신허(腎虛) 등에 의해서도 오지만, 속된 말로 '화가 나면 눈에 뵈는 것이 없다.'는 표현처럼 눈병은 분노·초조·짜증 등 화열(火熱)에 의해서 주로 생긴다는 말이다.

그래서 《동의보감》에는 눈병의 원인으로 다음과 같은 것을 들고 있다. 다시 말해서 눈병의 원인을 밝히면서 눈병의 예방법을 제시한 것이다.

"다섯 가지 매운 것을 먹는 것, 뜨거운 음식만 먹는 것, 머리에 침을 놓아 피를 많이 빼는 것, 애를 써야 볼 수 있는 먼 곳만 보는 것, 밤에 자잘한 글자를 보는 것, 연기가 나는 곳에 오랫동안 있는 것, 장기나 바둑을 쉬지 않고 두는 것, 밤에 오랫동안 글을 읽는

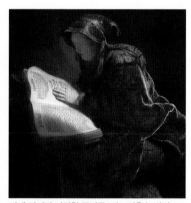

밤에 장시간 자잘한 글자를 보는 것은 눈병의 원인이 될 수 있다.

것, 한정 없이 술을 마시는 것, 국수를 뜨겁게 먹는 것, 자잘한 글자를 여러 해 쓰는 것, 작은 조각을 하는 것, 눈물을 지나치게 흘리는 것, 성생활을 지나치게 하는 것, 해와 달을 자주 쳐다보는 것, 달빛 아래에서 책을 보는 것, 밤에 달과 별을 보는 것, 볼 수 있는 데까지 산천초목을 오랫동안 보는 것 등은 다 눈이 상할 수 있는 원인이 된다."고 하였다.

부엉이형 인간, 종달새형 인간

부엉이처럼 야행성 인간이 있다. 종달새처럼 아침형 인간이 성공한다는 책도 있지만 부엉이가 종달새로 바뀌기는 어렵다. 그러니 종달새는 종달새대로 살고 부엉이는 부엉이대로 살면 그런대로 나름의 장점을 살릴 수도 있을 것이다.

그런데 부엉이처럼 야행성 타입도 아니면서 밤에 잠을 잘 자지 못하고 각성 상태가 지속되는 수면장애로 고생한다면 그것은 분명 괴로운 일이며 병이 아닐 수 없다. 심각한 후유증을 남기는 병 중의 병이다.

잠을 자지 못하게 하여 결국 죽은 개들을 대상으로 한 실험 및 해부 결과에 의하면

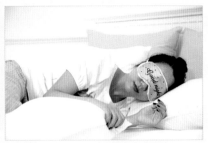
수면장애

주의력과 기억력 감퇴, 반응 속도의 저하와 주위에 대한 무관심, 빛에 대한 두려움, 운동 속도의 저하와 근력의 소실, 체온의 저하, 뇌의 일정 부위의 신경세포 변성 또는 대뇌회백질의 모세혈관 출혈 등이 관찰되었다고 한다. 그래서 숙면·쾌면은 건강과 생존을 위해 절대적인 요소다.

따라서 생활의 리듬을 따라야 한다. 객관적인 어떤 기준에 구애받지 말고, 종달새형이면 종달새형으로 부엉이형이면 부엉이형으로 자신의 생활 리듬에 맞추어 규칙적인 수면습관을 갖는 것이 중요하다. 되도록 자고 일어나는 시간을 규칙적으로 유지하는 것이다. 전날 잠을 못 잤다고 해서 일찍 잠자리에 들거나 늦게 잠들었다고 해서 아침에 늦잠을 자는 것은 절대 도움이 되지 않는다.

쾌면에 도움이 되는 지압법

종달새형이든 부엉이형이든 자신의 생활 리듬에 맞추어 규칙적인 수면습관을 갖는 것이 중요하다고 했지만, 부부 중에 한쪽이 종달새형이고 한쪽은 부엉이형이라면 문제가 아닐 수 없다. 수면시간대가 다르기 때문에 부부가 함께 있을 수 있는 시간이 그렇지 않은 부부보다 45%나 적어지기 때문이다. 따라서 상호간에 1시간 30분씩 수면의 희생이 없으면 부부간에 불화가 생길 수 있다. 자신의 생활 리듬에 맞추기는 해도 이만큼의 시간은 서로가 희생하면서 수면습관을 갖도록 해야 한다.

아울러 부부가 살을 맞대고 잠을 청하는 수면습관을 가져야 한다. 부부가 살을 맞대야 수면시간을 조절하는 데에도 도움이 될 수 있고, 또 부부가 살을 맞대고 잔다는 것은 어린아이가 부모의 품에서 편안히 잠을 잘 수 있는 것과 같은 심리적 안정을 주기 때문이다. 소위 스킨십이 필요하다는 것이다.

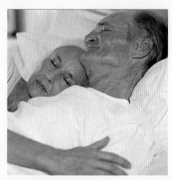

부부 수면

스킨십의 일환으로 지압법도 도움이 된다. 혼자 지압할 수도 있지만 부부가 서로에게 해주면 더 효과가 크다.

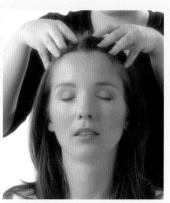

머리지압

첫째, 어깨와 머리를 지압한다.

우선 굳어진 어깨를 잠들기 전에 풀어줘야 한다. 다음에는 귓불 뒤에 엄지손톱만큼 솟아 있는 돌기(유양돌기) 뒤쪽의 오목한 곳을 지압한다. 이 경혈의 이름이 '안면' 경혈이다. 편안히 숙면케 해준다 해서 '안면'이라는 이름이 붙여진 경혈이다.

둘째, 등뼈 둘레를 지압한다. 7번과 8번 흉추 사이('지양' 경혈)와 이 경혈에서 양옆으로 각각 3cm 되는 지점('격수' 경혈)을 지압해 준다. 또 9번과 10번 흉추 사이에서 양옆으로 각각 3cm 되는 곳('간수' 경혈)도 지압해 준다.

셋째, 다리와 발을 지압한다. 복사뼈 안쪽 중심에서 위로 세 손가락 정도 올라가 굵은 정강이뼈가 있는 기슭의 '삼음교' 경혈을 지압한다. 또 발바닥에 생기는 사람 '人'자 모양의 주름 중앙에 있는 '용천' 경혈을 세게 꼭꼭 눌러준다.

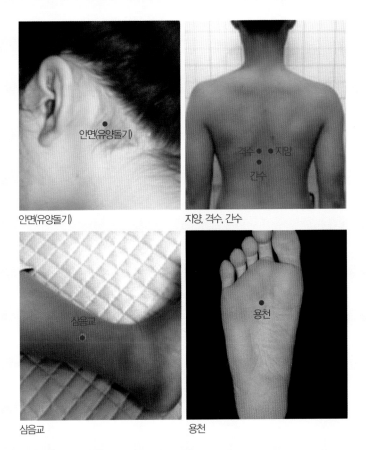

안면(유양돌기)

지양, 격수, 간수

삼음교

용천

아틀라스(Atlas)와
양기가 가득찬 목뼈

프로메테우스(Prometheus)의 형제들

프로메테우스의 동생인 에피메테우스(Epimetheus)와 막내 동생 아틀라스 등 세 형제는 그리스 신화에서 큰 몫을 하고 있다.

우주 창조 이래 티탄(Titan)이 대세를 휘두른다. 그러던 것이 제우스(Zeus)가 대권을 잡으면서 모든 권력이 티탄에게서 제우스 편으로 옮겨진다. 심지어 해와 달의 권력까지 제우스 편이 장악한다.

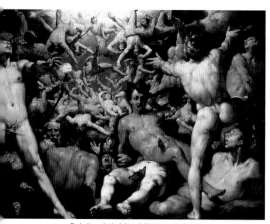

「티타노마키아(10년 동안의 티탄 신족과
제우스연합군의 전투)」(코르넬리스 판 하를렘)

해의 신인 헬리오스(Helios)의 자리를 아폴론(Apollon)이 차지하고, 달의 여신인 셀레네(Selene)의 자리를 아르테미스(Arthemis)가 차지한다. 그러니 티탄들이 반발하지 않을 수 없다.

티탄들은 오트리스(Othrys)산에 근거지를 두고 올림포스(Olympus) 산의 제우스와 전쟁을 벌인다. 이때 티탄들 가운데 앞일을 내다보는 예견의 능력을 지니고 있던 프로메테우스는 제우스 편이 승전하리라는 것을 알고 있었기 때문에 동생들에게 제우스 편을 들자고 한다. 에피메테우스는 형의 말에 따른다. 그러나 막내인 아틀라스는 형의 말을 좇지 않고 제우스를 공격하는 데 앞장선다. 아틀라스는 티탄들 중에서도 가장 힘이 세었기 때문이다.

무섭도록 치열한 전쟁이 10여 년 이어진다. 그러다가 결국 제우스 편의 승리로 끝난다. 프로메테우스의 예견대로다. 제우스는 이겨도 화를 풀지 못한다. 워낙 오랜 전쟁이며 무서운 전쟁이고 치열한 전쟁이어서 이기고도 분이 풀리지 않은 것이다. 제우스는 분풀이로 티탄의 선봉장이었던 장사 아틀라스에게 벌을 내린다. 세상 서쪽 끝에 가서 어깨로 하늘을 떠받치고 있게 한다. 그것도 영원히 말이다.

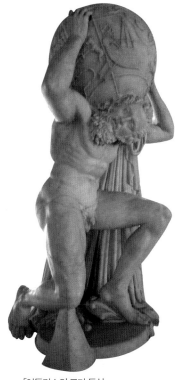

「아틀라스의 로마 동상」
(나폴리 국립 고고학박물관)

그래서 지금도 아틀라스가 지구를 어깨에 메고 있는데, 너무 힘이 들면 오른쪽 어깨에 메고 있던 지구를 왼쪽 어깨로 옮겨 멘단다. 이때 지구가 한바탕 요동치게 되는데, 이것을 지진이라고 한단다.

아틀라스의 뼈

미케네(Mycenae)의 공주 알크
메네(Alcmene)는 참 아름답다. 제우스
가 탐내어 기회를 엿보는데, 때가 온다.
알크메네의 남편이 출전하느라 집을 비
운 것이다. 제우스는 옳거니 좋아라 하
고 남편 모습으로 변신한다. 그리고는
알크메네를 찾아간다. 깜빡 속은 알크
메네는 남편 모습을 한 제우스와 하룻

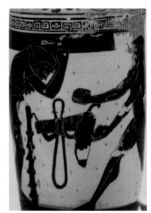

「헤라클레스와 아틀라스」(아테네 도기
그림, 아테네 국립 고고학박물관)

밤을 보낸다. 얼마 후 진짜 남편이 돌아와서야 속은 것을 알지만 어
쩌랴, 알크메네는 이미 임신한 몸이다. 그것도 쌍둥이를. 한 아이는
제우스의 씨이고, 다른 한 아이는 남편의 씨다. 아무튼 때가 되어 알
크메네는 쌍둥이를 낳는데, 맏이가 헤라클레스(Hercules)다. 제우스
의 씨답게 이 아이는 자라서 천하장사 영웅이 된다.

후일의 이야기이지만 헤라클레스는 12가지 과업을 이루어야 하는
벌을 받는다. 과업 하나하나가 다 인간으로서는 이뤄내기 어려운 일
로서 그 중 하나인 황금사과 하나를 따오는 일 역시 난감한 일이다.
머리가 100개나 되는 무서운 용 라돈(Ladon)이 지키고 있기 때문이
다. 헤라클레스는 고민에 빠진다. 그러다 묘안이 떠오른다. 황금사
과나무는 용 라돈이 지키고 있지만, 이 나무를 돌보고 있는 것은 헤
스페리스(Hesperis) 라는 요정 세 자매라는 것을 알아낸 것이다.

이 요정들이 바로 아틀라스의 딸들이다. 그래서 헤라클레스는 아

틀라스를 찾아가 간청한다. 아비가 찾아가면 딸들이 황금사과 하나 쯤은 순순히 따주리라 생각한 것이다. 아틀라스는 기꺼이 헤라클레스의 청을 들어준다. 그래서 헤라클레스가 아틀라스 대신에 하늘을 떠받치게 되고 아틀라스가 황금사과를 따러 간다. 아니나 다를까. 아틀라스는 쉽사리 황금사과를 손에 넣고 돌아온다.

그러나 아틀라스의 마음이 바뀐다. 따온 황금사과를 건네주지 않은 채 더 이상 하늘을 떠받치지 않겠다고 한다. 헤라클레스는 황금사과도 얻지 못하고 무거운 하늘을 떠받쳐야 하는 덤터기마저 썼으니 황당해질 수밖에 없다. 이때 헤라클레스는 꾀를 낸다. 사자 가죽을 어깨에 대고 다시 하늘을 떠받칠 테니 그동안만 하늘을 떠받치고 있어 달라고 간청한다. 마음씨가 좋다고 할까, 어리석다고 할까, 아틀라스는 기꺼이 하늘을 되받아 어깨에 멘다. 그 틈에 헤라클레스는 황금사과를 움켜쥐고 달아난다. 이렇게 해서 하늘을 떠받치는 일은 다시 아틀라스에게 맡겨진다. 그래서 지금도 아틀라스는 지구를 어깨에 메고 있는 그림으로 그려지고 있다.

아무튼 지구를 어깨에 메고 있으려면 목뼈가 튼튼하지 않으면 안 된다. 목뼈 중에서도 머리를 받쳐주는 맨 위쪽의 강한 뼈를 아틀라스 뼈라고 부른다. 목뼈, 즉 경추는 모두 7개의 뼈로 구성되어 있는데 제1경추뼈는 凹 모양의 관절면에서 머리뼈의 체상돌기와 연접하고, 머리를 아래위로 끄덕거리게 하는 운동을 한다. 제2경추뼈에는 치상돌기라는 것이 있어 제1경추의 구멍에 끼워져 있고 머리를 좌우전후로 회전하는 운동을 한다.

대추 경혈의 효능

제4·5·6 경추뼈를 통틀
어 한의학에서는 '선태골
(旋台骨)'이라 한다. 혹은
'옥주골(玉柱骨)' 또는 '천주
골(天柱骨)'이라고 한다.

'천주'란 하늘이 무너지
지 않도록 괴고 있는 기둥
을 뜻하는 말이다. 그러니
까 이들 목뼈들은 머리를

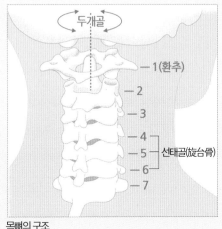

목뼈의 구조

떠받치며 괴고 있는 기둥 같은 역할을 한다는 것이다.

이렇게 주요한 목뼈들 중에서도 가장 주요한 뼈는 제7경추뼈다.
머리를 앞으로 푹 숙였을 때 가장 툭 불거져 튀어나오는 목뼈가 제
7경추이며, 목뼈 중에서 가장 큰 뼈이기 때문에 '대추(大椎)' 라고 부
른다.

한의학에서는 제7경추
바로 밑의 홈, 그러니까 제
7경추와 제1흉추 사이 중
간의 홈을 '대추' 경혈이라
고 한다. 망치처럼 커다란

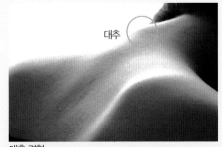

대추 경혈

뼈 밑에 있는 경혈이라 해서 대추(大槌) 경혈이라고 부르기도 한다. 이 경혈은 어깨와 같은 높이에 위치하고 있다.

한의학에서는 손에도 3개의 양경락이 흐르고 발에도 3개의 양경락이 흐른다고 보는데, 이 6개의 양경락이 한데 모여 흐르는 것을 '독맥'이라 한다. 대추 경혈은 이 독맥이 흐르는 선상에 위치하고 있다. 따라서 대추 경혈은 양기가 가득 차 있는 곳이다. 그래서 이곳을 자극하면 양기를 더욱 충실하게 할 수 있다.

물론 양기가 모자랄 때도 좋지만 양기가 지나칠 때도 이곳을 자극해 주면 좋다. 그러니까 양기 과잉이나 양기 부족을 정상적으로 조절해 줄 수 있다는 말이다.

오슬오슬 떨리면서 감기 기운이 있을 때 머리를 앞으로 푹 숙이고 이곳을 헤어드라이어로 따뜻하게 해주면 금방 풀린다. 오슬오슬 추울 때 자신도 모르게 옷깃을 올려 목을 감싸듯이 이곳을 따뜻하게 해주는 것만으로도 감기를 예방할 수 있다.

알레르기비염으로 맑은 콧물이 줄줄 흐르고 재채기가 심할 때도 금방 효력을 볼 수 있다.

뒷머리부터 어깨까지 굳어 뻣뻣하고 아플 때, 기침이 잦거나 가래가 많을 때도 이곳을 따뜻하게 해준다. 뜸을 떠도 좋다.

반면에 발열이 심하거나 땀이 지나치게 많을 때, 또는 코피가 멈추지 않을 때는 이곳을 찬 물수건으로 서늘하게 해준다.

아티스(Attis)와 제비꽃의 약효

아이아스(Aias), 히아신스(Hyacinth)로 태어나다

트로이 전쟁은 10년 만에 전기를 맞는다. 트로이의 영웅 헥토르(Hektor)가 아킬레우스(Achilleus)에게 죽고, 아킬레우스는 헥토르의 동생 파리스(Paris)가 날린 독화살에 발뒤꿈치를 맞아 죽는다. 이렇게 해서 양 진영 모두 공황에 빠진다.

설상가상으로 오디세우스와(Odysseus) 아이아스, 두 그리스의 영웅이 죽은 아킬레우스의 갑옷과 투구를 누가 차지하느냐를 놓고 힘겨루기를 한다. 다툼 끝에 오디세우스가 이를 차지하자, 아이아스가 앙심을 품는다. 그래서 아이아스는 한밤중에 오디세우스를 죽이려고 오디세우스의 진영에 숨어들었으나, 그 순간 아이아스

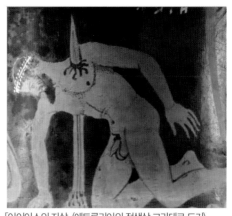

「아이아스의 자살」(에트루리아의 적색상 크라테르 도기)

는 잠시 정신착란을 일으킨다. 진영 안의 양떼를 경비병으로 알고 죽이며, 진영 안의 소를 오디세우스로 알고 죽인 것이다. 신이 나서 살육을 하다가 번뜩 제정신이 돌아온 아이아스는 자신의 어리석음을 깨닫자, 칼로 자신의 배를 찔러 자결한다. 이때 흘린 핏속에서 피어난 꽃이 히아신스다.

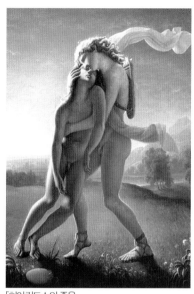

「히아킨토스의 죽음」
(장 브로크, 캔버스에 유채, 푸아티에 미술관)

물론 히아킨토스(Hyakintos)가 죽어 그 자리에서 피어난 꽃이 히아신스라는 말도 있다. 아폴론 (Apollon)이 사랑하는 히아킨토스와 둘이 원반던지기 놀이를 할 때 바람의 신이 이를 시샘하여 아폴론이 던진 원반에 히아킨토스가 맞아 죽게 하자 그 자리에서 '핏빛' 꽃이 피어난 것이 히아신스라는 전설이다.

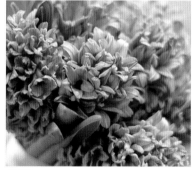

히아신스

아름다운 남성, 그 넋에서 핀 꽃

꽃에 얽힌 전설이 많다. 그 중에는 아름다운 남성, 그 넋에서 핀 꽃에 얽힌 애달픈, 혹은 아름다운 사연도 많다. 그 중 하나가 히아신스 꽃으로 피어났다는 히아킨토스 이야기이다. 히아킨토스는 아름다운 미소년이기 때문에 아폴론의 사랑을 받다가 죽은 것이다.

물론 아도니스(Adonis)의 사연도 그렇다. 아름다운 남성이기에 안타깝게 죽어 꽃이 된다. 젖먹이 때부터 어찌나 잘 생겼던지 미의 여신인 아프로디테(Aphrodite)는 물론 지하세계의 왕비인 페르세포네(Persephone)마저 탐냈다는 아도니스가 늠름하고 멋진 청년으로 자라 사냥하다가 멧돼지에 받쳐 죽게 된다. 아프로디테가 흘린 눈물에서 장미꽃이 피고, 아도니스가 흘린 피에서 '허무'의 바람꽃이 핀다. 아네모네(Anemone)다.

또 너무 잘 알려진 나르키소스(Narcissus)의 사연도 그렇다. 아름다운 남성이기에 안타깝게 죽어 꽃이 된다. 미소년 나르키소스는 어떤 요정의 유혹에도 눈을 돌리지 않다가 복수의 여신의 저주를 받아 샘물에 비친 자기 얼굴에 도취되어 샘에 빠져 죽는다. 그러자 그를 짝사랑하던 숲의 님프인 프리지아(Freesia)는 그 샘에 몸을 던져 따라 죽는데, 가엽게 여긴 신의 도움으로 한 송이 꽃으로 되살아난다. 프리지아다. 그리고 나르키소스는 '자만'의 꽃으로 피어난다. 수선화다. 여기에 빠질 수 없는 것이 아티스의 사연이다. 아름다운 남성이기에 안타깝게 죽어 꽃이 된다. 그 사연은 이렇다.

 ## 아티스의 제비꽃 환생

제우스(Zeus)가 잠결에 흥분하여 몽정을 한다. 이때 흘린 정액 속에서 남녀양성인 아그디스티스(Agdistis)가 태어난다. 아그디스티스는 곧 남근이 잘린다. 그래서 남녀양성이던 아그디스티스는 여인이 된다. 그리고 이때 잘려진 남근에서 아몬드나무가 자란다. 어느 날, 이 아몬드나무의 열매를 따서 품에 안은 요정이 있다.

상가리우스(Sangarius) 강의 딸인 나나(Nana)이다. 나나는 잉태하여 아들을 낳는다. 이 아들이 바로 아티스다.

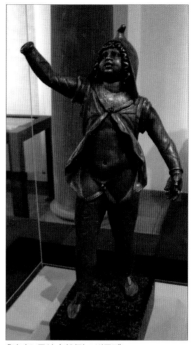

「아티스 동상」(라인란트 박물관)

아티스가 자라 미청년이 된다. 아그디스티스는 아티스에게 반해 이 미청년을 사랑하게 된다. 자신의 남근이 잘려서 생긴 아몬드 열매에서 태어난 아이이니 이처럼 얄궂은 운명의 장난이 또 어디 있겠는가!

아그디스티스는 아티스를 사랑하지만 아티스는 페시누스(Pessinus) 왕의 딸과 혼인하려 한다. 화가 난 아그디스티스는 아티스를 미치게 만든다. 아티스는 스스로 자신의 남근을 잘라 거세하여 피를 흘리며 죽는다. 그리고 그 피에서 '앉은뱅이꽃' 한 송이가 핀다. 제비꽃이다.

제비꽃의 효능

제비꽃은 제비꽃과에 속한 다년생풀로 전초에 희고 짧은 털이 빽빽하게 덮여 있고, 봄에 피침형의 잎 사이에서 꽃줄기가 나와 그 끝에 한 개씩 다섯 개의 꽃잎으로 이루어진 거꿀달걀모양 타원형인 연보랏빛 꽃이 핀다. 그래서 '자화지정(紫花地丁)'이라 하며, 줄여서 '지정(地丁)'이라 부른다.

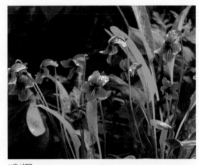
제비꽃

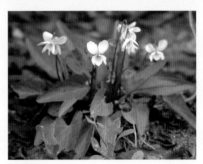
흰제비꽃

그러나 의서에 의하면 지정에는 자화지정과 백화지정이 있다고 했다. 즉 자주색 꽃이 피는 것과 흰색 꽃이 피는 것이 있다는 뜻인데, 꽃이 자색인 것은 줄기가 희고, 꽃이 백색인 것은 줄기가 자색이라 했다.

어린잎은 식용하고, 여름에 열매가 성숙하면 뿌리를 포함

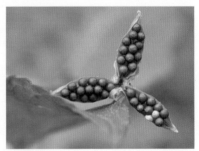
제비꽃 열매

한 전초를 채집해 햇볕에 말려 약용하는데 냄새가 조금 고약하다. 맛은 쓰고 떫으며 끈적끈적한 점성이 있다.

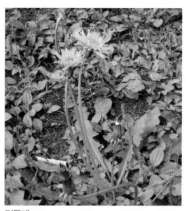
민들레

성질은 차다. 그래서 열을 내리는 청열작용이 있고 부종이나 종기를 없애는 소종 및 소염 작용이 있다. 어혈을 잘 없애고 해독작용도 한다. 그래서 피가 탁한 데나 각종 화농성 감염이나 염증성 질환, 종양 또는 독사에 물린 상처 치료에 약용한다.

종기에 자화지정을 찧은 즙을 바르거나, 들국화와 같은 양을 찧어 그 즙을 복용하고 찌꺼기를 환부에 붙이거나, 혹은 민들레

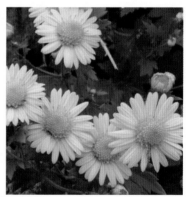
들국화

('황화지정' 또는 '포공영'이라 한다.)와 같은 양을 끓인 후 이를 졸여 고약처럼 만들어 붙인다고 했다.

자화지정은 특히 종기를 비롯해 관절의 종통·림프·결핵·코피·결막염·신염·방광염·전립선염 등에 효과가 크다.

아폴론(Apollon)과 월계수 요리

아폴론의 비극적인 사랑

아폴론(아폴로)은 태양의 신이다. 달의 여신인 아르테미스(Artemis)와는 쌍둥이로, 제우스(Zeus)와 레토(Leto) 사이에서 태어났다.

아르테미스가 순결한 처녀신이면서 잔인하고 복수심 강한 여신인 것처럼, 쌍둥이오빠 되는 아폴론 역시 인간에게 처음으로 의술을 가르쳐 준 신이면서 아울러 전염병 따위의 무서운 병액을 내려주는 신이기도 하다. 아마도 쌍둥이의 어머니인 레토가 헤라(Hera) 여신의 질투로 모진 진통 끝에 겨우 해산했기 때문에 이런 이중적 특성을 지니게 되었는지도 모른다.

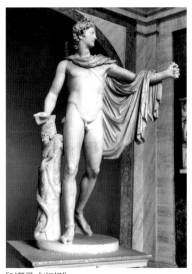

「아폴론」(바티칸)

아폴론은 올림포스(Olympos) 여러 신들 가운데 가장 존경을 받는 신이다. 신들이 회의할 때 아폴론이 나타나면 모두 자리에서 일어서며, 제우스는 금으로 만든 잔에 성스러운 술을 따라주고, 이윽고 아폴론이 잔을 비우고 자리에 앉아야 다른 신들도 그제야 앉는다고 할 정도다.

황금빛 머리카락을 나부끼는 늠름한 그의 모습은 그 자체가 빛이다. 태양처럼 빛나는 빛 자체다. 그래서 인류의 빛이라 할 수 있는 문화를 맡아 다스린다. 예술을 맡아보는 아홉 뮤즈(Muse)들을 거느리면서 인류에게 예술의 혼을 심어준다. 아울러 아폴론은 델포이(Delphi)에 세운 신전을 통해 인간들에게 신탁을 내리기도 한 신이다.

그런데 어쩐 일로 자신의 운명을 알지 못했던가! 예언의 신이기도 한 아폴론은 자신의 앞날을 알지 못한 채 엄청 서글프고도 비극적인 사랑에 빠져 버린다. 그 비극적인 사랑의 이야기는 이렇다.

다프네(Daphne)와 월계관

아폴론은 어느 날 에로스(Eros)를 만난다. 에로스는 작은 화살통에 몇 개의 화살을 꽂아 어깨에 메고 다니는 천진난만한 신이다. 그런데 아폴론은 어떤가? 궁술의 신이 아닌가. 명궁으로 이름을 떨치는 신이다. 더구나 불을 내뿜으면서 독까지 내뿜는 무시무시한 왕뱀 피톤(Python)을 화살 한 방에 죽인 일이 있는 신이다. 그러니 아폴론이 보기에 에로스가 메고 있는 화살통 속의 작은 화살들은 웃음거리밖에 안 된다. 그래서 아폴론은 에로스의 작은 화살들을 가리키며 같잖은 장난감 같다며 빈정거린다.

이 말에 에로스가 토라진다. 에로스라고 아폴론의 화살을 모를리 없고 아폴론의 신비로운 궁술을 모를 리 없건만, 빈정거리는 아폴론이 미워지고 화가 나서 단단히 토라지고 만다. 비록 아폴론의 은빛 화살이 대단한 위력이 있다고 해도 어찌 에로스의 장난감 같은 작은 화살을 비웃을 수 있겠는가.

에로스의 화살이 어떤 화살인가! 금화살을 쏘면 사랑의 열병을 앓게 하고, 납화살을 쏘면 미움과 증오의 병을 앓게 하는 화살이 아니던가! 그런데 에로스의 화살을 우습게 보고 아폴론이 빈정거리니 말이 아니다. 에로스가 토라질 만도 하다.

그런데 에로스가 토라지니 이를 어쩌면 좋겠는가! 뭔가 사단이 날 징조다. 아니나 다를까. 토라진 에로스는 이때 막 숲속에 나타난 예쁜 요정 다프네를 보자 아폴론의 가슴에는 금화살을 쏘고 다프네의 가슴에는 납화살을 쏜다. 그러자 그 순간 아폴론은 사랑의 열병에 빠져 다프네에게 사랑을 호소하며 쫓아다니고, 다프네는 미움에 사로잡혀 달아나기만 한다.

사랑의 열병은 어떤 약초로도 고칠 수 없다며 미쳐서 쫓아다니는 아폴론, 인간

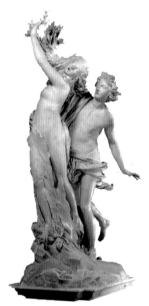

「아폴로와 다프네」
(지안 로렌조 베르니니, 조각,
이탈리아 보르게세 미술관)

에게 의술을 가르쳤던 아폴론, 의성(醫聖) 히포크라테스(Hippocrates)의 조상이라는 의술의 신 아스클레피오스(Asklepios)의 아버지이기도 한 아폴론, 바로 그가 자신의 열병을 고치지 못하고 사랑의 광기로 미친 것이다.

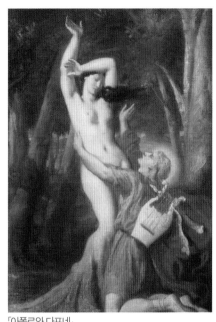

「아폴로와 다프네」
(테오도르 샤세리오, 캔버스에 유채, 루브르 박물관)

쫓고 쫓기다가 다프네는 테살리아(Thessalia)에 있는 페네이오스(Peneios) 강가에서 기어코 아폴론에게 붙잡힌다. 그 순간 다프네는 강의 신인 아버지에게 살려달라고 애원한다. 아버지는 딸의 애원을 들어주어 딸인 다프네를 한 그루의 월계수로 변하게 해준다.

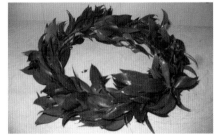

월계관

오오, 다프네! 아폴론은 월계수로 변한 다프네를 부둥켜안고 눈물을 뿌리며 맹세한다. 언제까지나 나의 나무로 삼겠다고. 그래서 그 후 아폴론은 월계수 잎과 가지로 만든 관을 쓰고 다녔다고 한다.

월계수 잎과 월계수 열매

아름다운 요정 다프네는 이렇
게 해서 늘푸른나무인 월계수가
된다. 그녀의 고운 두 팔은 나뭇
가지가 되고, 출렁이던 예쁜 머
리카락은 잎이 된다. 물결 모양
의 짙은 녹색의 잎은 마치 그녀
의 머리카락 냄새처럼 맑은 향
기를 풍기고, 이른 봄이면 자잘
한 담황색의 꽃이 그녀의 입술
마냥 피어난다.

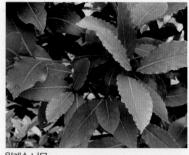
월계수 나무

월계수는 녹나무과에 딸린
큰키나무다. 잎과 열매가 약으

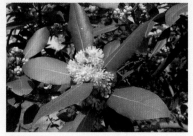
월계수 꽃

로도 쓰이고 요리에도 쓰이고 향수로도 쓰인다. 의술의 신인 아폴
론의 혼이 배어 있고, 깜찍한 요정인 다프네의 향이 배어 있기 때문
에 약으로도 이용되고 향으로도 이용되는 것이다.

특히 잎은 고기나 생선의 냄새를 없애주며, 식욕을 돋우고 소화를
잘 되게 한다. 《성경 시대의 음식》이라는 책에는 아이리스(Iris)를 으
깨어 넣거나 카더멈(Cardamom ; 생강과에 속하는 향신료)과 사프
란(Saffron)을 넣은 포도주를 소개하면서, 성경의 「아가」에도 여러 향

신료를 넣은 포도주를 언급했다고 하였는데, '향료를 섞은 포도주' 는 "백포도주에 월계수 잎과 계피 등을 넣고 끓여 마시는 술"이라고 하였다. 또 성경 시대의 생활 모습을 재현하는 성경식물원이 제공 했다는 책에는 '백포도주에 삶은 물고기'를 소개하고 있는데, 이것은 "백포도주에 양파와 월계수 잎을 넣어 끓인 후 생선을 넣고 익히는 요리"라고 했다.

이 두 가지 음식은 모두 다 위장 기능이 약한 경우, 특히 뱃속이 냉하고 항상 꾸르륵거리며 배가 팽팽하게 부르고, 대변이 가늘면서 잦을 때 좋은 음식이면서 가정에서 손쉽게 만들 수 있는 음식으로 권할 만하여 인용해 보았다.

한편 월계수 열매는 앵두 모양으로 흑자색으로 익는데, 익은 열매 를 말려 약용한다. 맛은 맵고 성질은 따뜻하다. 항진균작용 및 해독작 용이 강해서 달여 마시면 복어의 중독을 해독시키는 효과가 있는 것 으로 알려져 있으므로 복어 요리할 때 배합하면 도움이 될 것 같다.

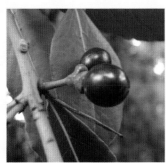
월계수 열매

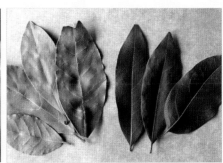
월계수 잎

아프로디테(Aphrodite)와
아름다운 미인의 외형

아프로디테의 미모

로마에는 '베네랄리아(Venerália)' 라는 축제가 있었다고 한다. 비너스(Venus) 축제다. 그만큼 비너스를 숭배했다고 한다. 기원전 4세기부터 로마인들은 비너스를 그리스의 사랑의 여신인 아프로디테와 동일시했다고 한다.

아프로디테는 사랑의 여신이요, 아름다움의 여신이요, 봄꽃으로 화사하게 만물을 부활시키는 여신이다.

올림포스(Olympus) 신들의 계보를 정리한 그리스 시인 헤시오도스(Hesiodos)에 따르면, 아들 크로노스(Kronos)가 휘두른 쇠낫에 아버지인 우라노스(Ouranos)의 음경이 잘려졌다고 하는데, 잘려진 음경이 바다에 떨어져 일렁이는 파도에 휩쓸리다가 흰 거품이 일게 되고, 그 흰 거품에서 한 여신이 태어났다고 한다. 바다는 자궁을, 거품은 정액을 상징한다. 이 여신이 아프로디테다. 이렇게 태어난 아프로디테가 가리비조개를 타고 키프로스(Cyprus)의 파포스(Paphos) 섬에 이르는 것을 그린 유명한 그림이 있다.

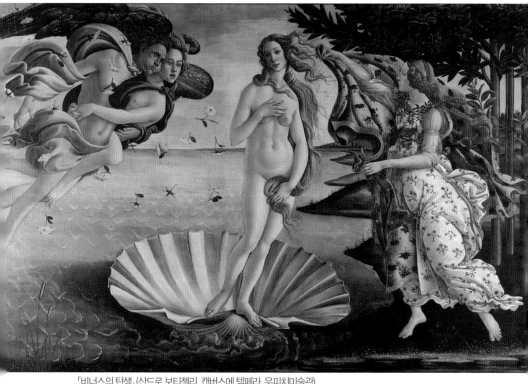

「비너스의 탄생」 (산드로 보티첼리, 캔버스에 템페라, 우피치미술관)

　보티첼리(Sandro Botticelli)의 「비너스의 탄생」이라는 그림이다. 화
폭의 가운데에 벌거벗은 아프로디테가 한 손으로는 가슴을 가리고,
한 손으로는 긴 머리채를 움켜쥔 채 그 머리채로 하복부를 가리고
는 가리비 조개껍질 위에 서 있다. 서풍의 신인 제피로스(Zephyros)
와 금발의 클로리스(Chloris)가 불어대는 입김이 아프로디테를 해변
에 이르게 한 것이다. 화폭의 오른편에는 꽃과 봄의 여신인 플로라
(Flora)가 아프로디테에게 입힐 망토를 펼쳐들고 있는데, 이 옷에는
데이지(daisy)·앵초·팔랑개비국화 등이 희게, 노랗게, 파랗게 어우

러지며 수가 놓여 있다. 이렇게 해서 아프로디테는 화려하게 치장한다. 아름다운 여신이 더욱 아름다워지는 순간을 맞는 것이다.

바람둥이 여신의 아이들

크라나흐(Lucas Cranach)의 그림 「비너스와 꿀을 훔친 큐피드(Cupid)」를 보면 아프로디테(비너스)의 전신에서 신선한 관능미가 뿜어져 나오고 있다. 유방은 봉긋하면서 탄력이 있고, 전상방으로 솟아 있는 두 개의 젖꼭지는 유륜조차 없을 정도로 맑디맑고 깨끗한 연분홍이다. 선명한 배꼽, 그리고 배꼽 아랫배의 도톰함과 탄력감은 '비너스의 언덕'으로 불리는 불두덩이의 신비로움을 더 돋보이게 한다.

아프로디테는 연정을 불러일으키는 '케스토스(cestus)' 라는 허리띠를 두르고 다닌다고 한다. 이 띠는 성교 체위도가 그려져 있는 띠다. 그래서 그녀는 성기교에 뛰어났다고 한다. 이렇게 예쁘고, 이렇게 성기교에 뛰어난 그녀가 올림포스에서 가장 못생긴 신으로 알려진 남편 헤파이스토스(Hephaistos)에게 성이 찰 리가

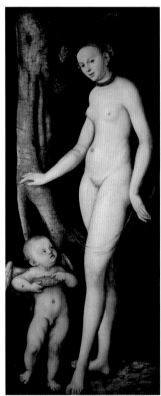

「비너스와 꿀을 훔친 큐피드」
(요한 루카스 크라나흐, 목판에 유채,
이탈리아 보르게세 미술관)

없다. 몰래 바람을 피운다. 그
것도 아주 여러 번이다. 아프
로디테는 아레스(Ares)와 바
람을 피다가 남편에게 들켜서
수모를 당하기도 한다.

가장 잔인한 전쟁의 신인
아레스와의 간통에서 아프로
디테는 하르모니아(Harmonia
: 조화의 신), 포보스(Phobos :

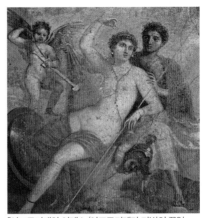

「아프로디테와 아레스 (아프로디테가 마법의 끈인
케스토스 히마스를 걸치고 있다.)」
(폼페이 벽화, 나폴리 고고학박물관)

공포의 신), 데이모스(Deimos : 근심의 신), 안테로스(Anteros : 사랑
을 베푼 것에 대해 사랑을 갚지 않는 자를 벌하는 신), 그리고 에로
스(Eros : 사랑의 신) 등 6남매를 낳는다.

에로스는 큐피드·아모르(Amor)라고 하는데, 어머니 아프로디테
를 닮아 잘 생겼다. 카라바조(Caravaggio)의 그림 「잠자는 큐피드」
에는 날개를 접고 잠이 든 참으로 순진무구한 아기로 그려져 있고,
「승자로서의 아모르」 그림에는 날개 달린 미소년으로 그려져 있다.
진갈색의 머리카락, 짙은 눈썹, 쌍꺼풀의 순한 눈매, 뚜렷한 인중과
하얀 이를 드러내며 고운 웃음을 짓고 있는 입술, 그리고 법랑 옆으
로 살짝 드러나는 볼보조개……. 너무너무 잘 생긴 미소년이다.

바람둥이 여신인 아프로디테의 아이들은 이외에도 또 있다. 디오
니소스(Dionysos)와의 사이에서 낳은 프리아포스(Priapos), 그리고
도둑의 수호신 헤르메스(Hermes)와의 사이에서 낳은 헤르마프로디

토스(Hermaphroditus) 등이다. 프리아포스는 주체하지 못할 만큼 거대한 음경을 달고 다닌다. 헤르마프로디토스는 남녀양성을 지니고 있다.

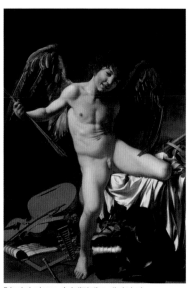

「승리자 아모르」(미켈란젤로 메리시 다 카라바조, 캔버스에 유채, 베를린 국립 회화관)

물론 헤르마프로디토스가 태어날 때부터 남녀양성이었던 건 아니다. 이 아이도 태어날 때는 정상적인 음경을 지닌 빼어난 미소년이었다. 그러나 아프로디테가 스캔들을 매우 두려워하여 헤르마프로디토스가 태어나자, 이다(Ida) 산의 님프에게 아이를 맡긴 것이다. 이런 연유로 헤르마프로디토스는 어린 시절부터 산속에서 님프들과 같이 살게 된다. 그래서 그의 삶을 뒤바꿔 놓는 남녀양성의 비극이 일어난 것이다. 여기에 대한 자세한 내용은 p.413 〈헤르마프로디토스와 남녀한몸의 인간〉의 내용을 살펴보자.

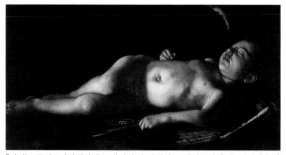

「잠자는 큐피드」(미켈란젤로 메리시 다 카라바조, 캔버스에 유채, 피티미술관)

아름다움의 조건

아프로디테가 화려하게 치장하여 더욱 아름다워지듯이, 여인은 옷치장만 잘 해도 아름답게 보인다. '옷이 날개' 라는 말이 있듯이 말이다. 그리고 옷치장을 하듯이 예쁘게 화장하며 몸치장을 잘 해도 아름답게 보인다. 그러나 이것이 아름다움의 절대적 조건일 수는 없다.

목적을 의식하는 미는 '교미(嬌美)'다. 그래서 교미는 '예쁨'이지 '아름다움'과는 먼 어감을 주는 미이며, 꿈이 젖어드는 여운이 없다. '아름다움'이란 조화·순수·자연을 뜻하며 풍성한 미가 뒷받침 되는 미요, 지성의 미와 윤리적 미가 뒷받쳐 주는 미다. 즉 '칼로카가티아(kalokagathia)'이다. 그래서 미는 선한 것이며, 진실한 것이며, 숨겨진 감동이다. 숨겨진 감동이란 정적이면서도 깊숙이 동적인 것을 간직한 것을 뜻하며, 애상의 서글픔이 있으면서도 깊숙이 건강이 생동하는 것을 말한다.

이런 내용을 《동의보감》의 표현을 빌려 한마디로 요약하면 "정(精)·기(氣)·신(神)·혈(血)이 충족되어야 한다."고 말할 수 있다. 정기가 충족되면 정신과 신체가 모두 건강한 아름다움을 발휘할 수 있고, 정기가 쇠하면 정신과 신체도 쇠약해져 설령 외모가 예쁘다고 하더라도 결코 건강한 아름다움을 지녔다고 할 수는 없다.

우수(憂愁)가 아름다움의 큰 반려라고 생각했었던 보들레르

(Charles Baudelaire)는 병색이 돋은 모습을 귀염성이 있고 아름답게 보이는 모습 중의 하나로 여겼는데, 이 모습에서는 건강이 생동하며 번져오는 밝은 빛깔을 느낄 수 없는 너무 애상이 짙은 아름다움이다. 이러한 아름다움은 우아한 미도 아니요, 건강미처럼 싱싱한 여운이 없어 곧 시들어 버릴 것 같은 아름다움이다. 정기가 허하여 신마저 쇠해진 상태, 즉 정허신쇠(精虛神衰)한 상태이기 때문이다.

혈허와 어혈

정기가 충족되어 신마저 왕성한 상태, 즉 정충신왕(精充神旺)한 상태가 되어야 눈빛이 빛나며 얼굴색이 화사하며 윤기가 흐른다. 그래서 아름다움의 조건에 '정·기·신'을 빼놓을 수 없다. 얼굴이 화사하고 윤기가 흐르려면 혈의 상태 또한 좋아야 한다. 혈허(血虛)하거나 어혈(瘀血)이 있으면 결코 아름다울 수 없다.

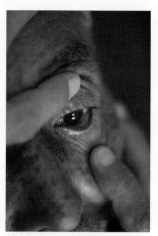

안검결막이 유난히 창백해져 있다면 혈허일 수 있다.

'혈허'하면 얼굴이 푸르스름하거나 창백하게 병색이 드러난다. 안검결막도 창백하고 입술의 색이 담백하며 거칠어진다. 손톱이 활 모양으로 되바라지거나 얇아지며 메마르고 잘 찢어지거나 갈라지고 부서진다. 손톱을 눌렀다가 떼면 담홍색으로 빨리 회복되어야 하는데, 그렇지 않다. 눌린 자국이 오히려 백색을 띤다. 손톱에 줄무늬가 많거나 흰 점이 많으며, 손톱의 반달마저 나타나지 않는다.

'어혈'은 혈액이 체내에 정체된 증후군인데, 이렇게 되면 얼굴이 까맣게 죽거나 검푸르고 거칠어진다. 눈 주위에 다크서클이 심하게 나타난다. 입술도 거무죽죽해지고 잘 튼다. 모발이 잘 끊어지거나 부스러지며 탈모도 심해진다. 얼굴이나 늑골 등에 붉은 실 같은 작은 혈관이 내비친다. 이를 '지주상모세혈관확장'이

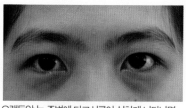

오랫동안 눈 주변에 다크서클이 심하게 나타나면 어혈로 생긴 것이다.

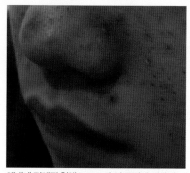

체내에 정체된 혈액으로 코와 입 주변에 심하게 여드름이 나타날 수 있다.

라고 한다. 복부에도 푸른 정맥이 불거지며 배꼽 아래 살갗이 말라 거칠어진다. 그래서 한여름 해변에서 남들처럼 비키니를 입을 수 없다. 이뿐이 아니다. 두드러기나 습진도 잘 생기고 여드름도 심해진다. 특히 코 주위부터 입 둘레, 앞가슴과 잔등이 심하다.

여하간 아름다운 여인이 되려면 정·기·신을 충족시키고 혈액의 상태를 좋게 유지해야 한다. 따라서 '미용식'은 곧 '건강식'이다. 유별난 미용식이 따로 있는 것이 아니라는 말이다. 될수록 비타민 A·C

가 많이 함유된 알칼리성 식품, 그것도 신선한 식품을 조화롭게, 나아가 소화가 잘 되게 섭취할 필요가 있다.

　그 중에서도 굳이 베스트 5를 꼽으라면 양배추·당근·해조류·사과·고구마를 들 수 있다.

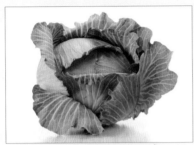
양배추

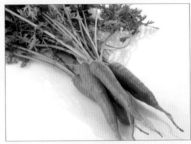
당근

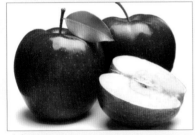
사과

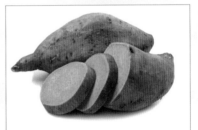
고구마

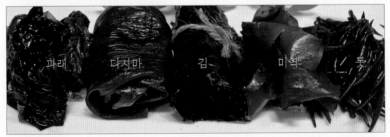
해조류

악타이온(Actaeon)과 약목욕 그리고 강박신경증

악타이온의 슬픈 죽음

달의 여신인 아르테미스(Artemis ; 다이아나)가 숲의 요정들과 사냥개를 거느리고 달빛 아래 숲을 뛰어다니며 사냥하는 모습은 참으로 황홀했다고 한다. 은으로 만든 활과 화살을 듬뿍 담은 통을 둘러메고 붉은 단을 친 심홍색옷을 떨쳐입고는 60명의 님프와함께 13마리의 사냥개를 거느리고 달빛이 은은히 젖어든 산과 들을 긴 머리채를 일렁이면서 춤을추며 뛰어다닐 때면 산천초목마저 따라서 춤을 췄다고 한다.

그녀는 한바탕 사냥을 하고 나면 아름다운 숲속의 깊은 골짜기에 있는 은밀한 동굴 속 못에서요정들과 목욕을 즐기곤 했단다.

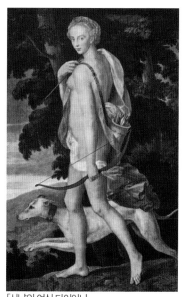

「사냥의 여신 다이아나」
(프랑스화파, 캔버스에 유채, 루브르 박물관)

이것은 비밀스럽고도 심오한 의식 같은 것이다. 그러니 그 어느 누구도 감히 엿볼 수 없는 것인데, 이것을 엿본 자가 있다. 바로 악타이온이다.

악타이온, 그는 카드모스(Kadmos)의 외손자다. 카드모스는 테베(Thebes) 왕국을 건설한 자로서, 전쟁의 신인 아레스(Ares)와 미의 여신인 아프로디테(Aphrodite)와의 사이에서 태어난 하르모니아(Harmonia)와 혼인하여 아들 하나와 딸 넷을 낳았는데, 네 딸 중 하나인 아우토노에(Autonoe)가 아리스타이오스(Aristaeus) 신과의 사이에서 낳은 아들이 바로 악타이온이다.

이 악타이온은 50여 마리의 사냥개를 데리고 친구들과 어울려 사

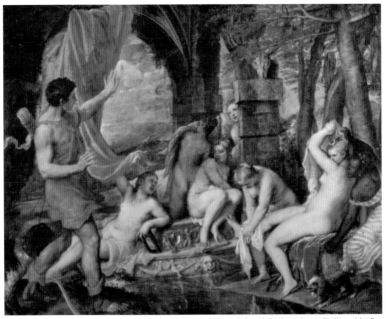

「목욕하는 디아나를 놀라게 하는 악타이온」 (베첼리오 티치아노, 캔버스에 유채, 국립 스코틀랜드 미술관)

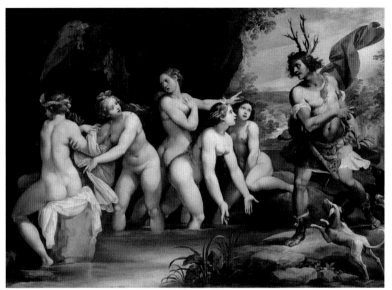

「다이아나와 악타이온」(지우제폐 세자리, 패널에 유채, 루브르 박물관)

냥하는 것을 즐기곤 했는데, 어느 날 아르테미스 여신이 목욕하는 것을 우연히 엿보게 된 것이다.

목욕하는 아름다운 아르테미스의 알몸 모습에 넋을 잃은 채 서 있는 악타이온에게 여신은 물을 한 움큼 떠서 뿌리며 소리친다.

"가서 아르테미스의 알몸을 보았다고 말할 수 있으면 말해 보라!"

그 순간 악타이온의 머리에서 사슴의 뿔이 돋기 시작하면서 악타이온은 한 마리 사슴으로 변한다. 동시에 악타이온은 동굴 밖으로 뛰쳐나오고, 곧이어 사냥개들이 짖는 소리가 들리면서 친구 사냥꾼들이 몰려온다. 악타이온은 자신의 사냥개와 자신의 친구들로부터 쫓기게 되고, 끝내는 자신의 사냥개들에게 물어 뜯겨 피를 흘리며 죽는다.

아르테미스와 강박적 마음의 병

여기서 잠깐 아르테미스 여신에 대해 알아보자.

폴 앵카(Paul Anka)의 노래 '다이애나'의 "Oh, please stay with me, Diana"를 많은 사람들이 지금도 잊지 못하고 있다. 영국의 왕세자비 다이애나 스펜서(Diana Spencer)에 대한 추모의 열기 또한 지금도 사라지지 않고 있다. 다이애나는 달의 여신이자 사냥의 여신인 아르테미스의 영어식 이름이다.

올림포스(Olympos)의 열두 신 중에 가장 잘 생긴 남신이 아폴론 (Apollon)이라면 그의 쌍둥이누이인 아르테미스는 아프로디테나 헤라(Hera)에 버금가게 잘 생긴 여신이다. 오빠 아폴론이 태양의 신이듯 누이 아르테미스는 달의 여신이며, 아폴론이 의술의 신이듯 아르테미스는 인간의 해산을 돌보는 여신이다. 또 아폴론처럼 그녀도 명궁이다. 겨냥했다 하면 명중이요, 단숨에 목숨을 끊어서 사냥감들이 고통 없이 죽게 할 정도다. 니오베(Niobe)가 자신의 어머니인 레토(Leto)를 무시하자 니오베의 일곱 아들과 일곱 딸들에게 복수의 화살을 날려 몽땅 죽이고, 또 자신의 어머니인 레토를 겁탈하려던 거인 티티오스 (Tityos)를 화살로 죽여 독수리가 그의 간을 파먹게 하는데, 이런 이야기를 통해 그녀의 뛰어난 활솜씨를 엿볼 수 있다.

아르테미스는 한번도 사랑을 하지 않은 순결한 처녀신이라고 여겨진다. 아니, 사랑을 아예 모르는 여신으로 여기고 있다. 아니다. 순결을 생명으로 삼던 그녀도 한때 사랑한 적이 있다. 잘 생긴 거인 사냥꾼인 오리온(Orion)이 그 남자다. 그러나 얄궂게도 오리온은 그녀의 화살에 죽는다. 그녀의 유일한 사랑 이야기요, 비련의 한 토막이다.

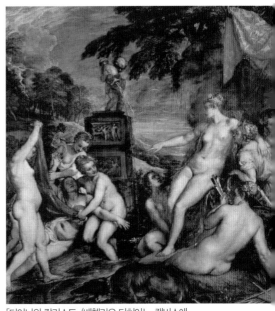

「디아나와 칼리스토」 (베첼리오 티치아노, 캔버스에 유채, 국립 스코틀랜드 미술관)

그녀는 무척 잔인하다. 복수심에 불타고 자신의 감정을 전혀 억제할 줄 모른다. 순결에 대한 집념이 지나쳐 자기가 거느리고 있는 님프들조차 사내와 어울리는 것을 알면 모두 활을 쏘아 죽인다.

제우스(Zeus)의 씨를 잉태하였다 해도 예외일 수 없다. 시녀인 님프 칼리스토(Callisto)가 제우스에게 능욕 당해 임신하자 이 님프를 죽이려 했고, 이에 깜짝 놀란 제우스가 이 님프를 곰으로 변신시켰는데도 기어이 활로 쏘아 죽인다. 제우스는 죽은 님프를 불쌍히 여겨 별자리를 만들어 준다. 칼리스토(곰) 별자리는 이렇게 해서 생겼다고 한다.

이렇게 님프뿐 아니라 아르테미스가 쏜 은화살에 맞아 죽은 인간들도 꽤 많았기 때문에 그리스에서는 아르테미스에게 밉보이면 큰 앙화를 받는다고 믿게 되었다고 한다. 한마디로 아르테미스는 강박적인 마음의 병을 앓았던 불행한 여신이다.

물맞이와 풍욕

여인의 목욕하는 모습은 동서고금을 막론하고 관음증을 유발한다. 단원 김홍도나 혜원 신윤복의 그림 중 예를 들어 「빨래터」, 「계변가화」, 「단오풍정」, 「유응교」 등에 여인의 목욕 장면이 자주 나온다. 심지어 바위 뒤에 몸을 숨기고 부채로 얼굴을 가린 선비가 목욕하는 여인을 훔쳐보는 장면도 있고, 길을 가는 선비가 안 보는 척 넌지시 훔쳐보거나 장난꾸러기 어린이들이 숨어서 엿보는 장면도 있다.

옛 선조들은 물맞이니 풍욕이니 탁족이니 하는 목욕을 해왔다.

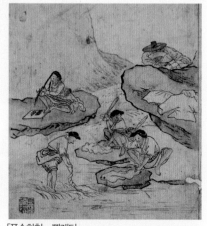

「풍속화첩 – 빨래터」
(김홍도, 지본담채, 국립중앙박물관)

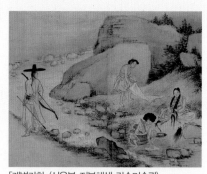

「계변가화」(신윤복, 지본채색, 간송미술관)

물맞이는 「배비장전」에도 나오듯이 여인들도 많이 해왔고, 질병 치료의 한 방법이기도 했다.

풍욕(風浴)은 요즈음의 삼
림욕으로 일명 거풍(擧風)이
라 불렸다. 이태백도 시 〈산중
하일(山中夏日)〉에서 부채(백
우선)마저 부치기 귀찮을 정
도로 더운 여름에는 숲속에서
벌거벗고 갓도 벗어 석벽에

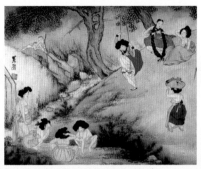

「단오풍정」(신윤복, 지본채색, 간송미술관)

걸어두고 솔바람이나 쐬어볼까 하고 노래한 적이 있다.

풍욕, 즉 삼림욕은 우선 숲에 들어가 온몸에 골고루 숲의 '기'가 접
촉될 수 있도록 가벼운 옷, 노출이 많은 옷을 걸치거나 완전 알몸이
면 좋다. 단, 자외선은 가급적 피해야 하므로 모자나 양산 등으로 햇
빛을 가리는 것이 좋다.

탁족은 무더위를 피해 계곡의 찬물에 발을 담그던 방법이다.

여기에 비해 족탕은 뜨거운 물에 발을 담그는 방법이다. 상기되
거나 상열된 것을 가라앉히므로 두통·어깨결림·불면증 등에 좋으

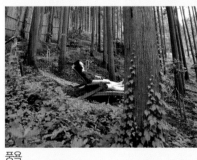

풍욕

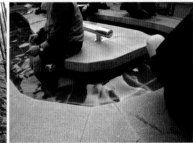

족욕

며, 또 하반신의 혈액순환은 물론 전신의 혈액 흐름을 촉진하고 배설작용을 원활하게 해준다. 특히 급체로 명치 밑이 꽉 막혀 통증이 심할 때 효과가 있다.

복사뼈까지 담가도 되고 무릎 밑까지 담가도 되는데, 무릎 밑까지 담그고 무릎에 담요를 덮어 더운 김이 새나가지 못하게 하고 땀을 조금 내면 더 좋다. 물의 온도는 43~44℃가 좋으며, 소금을 넣으면 물의 온도를 유지하는 데 도움이 된다. 시간은 최소 10분, 최대 20분이 알맞다.

한편 반신욕은 명치 아래까지 뜨거운 물에 담그는 방법이다. 팔도 담가서는 안 되지만 팔목 아래는 담가도 된다. 물 밖에 있는 상반신이 추우면 가끔 20~30초 동안 어깨까지 담그는 것은 상관없다. 물

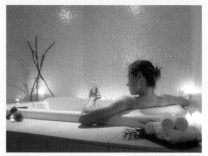

반신욕

의 온도는 처음에는 미지근하게 시작하여 5분 후, 10분 후, 15분 후에 조금씩 온도를 높이는 것이 좋다. 물이 너무 뜨거우면 피부의 표면이 방호벽을 만들어 몸속으로 열이 들어가지 못하므로 38~40℃ 정도가 일반적으로 알맞다. 총소요시간은 20분 내외가 좋으며, 일주일에 최소 3회 이상은 해야 효과가 있다.

《동의보감》에 "식전이나 또는 밥을 먹고 난 직후 목욕을 하는 것

을 금하라."고 했듯이 반신욕도 식전이나 식후를 피해서 해야 한다. 또 집에서 반신욕을 할 때는 욕실의 온도를 높이는 것이 좋으며, 또 반신욕을 마친 후에는 양말을 꼭 신고 하의를 따뜻하게 입어야 한다. 반신욕 후 곧바로 냉수를 마시거나 식사하지 않아야 하며 최소 1시간 이상 휴식을 취하도록 한다.

강박적인 병의 여러 형태

분명 아르테미스는 강박적인 마음의 병을 앓았다. 악타이온의 슬픈 죽음도 아르테미스의 강박적인 마음의 병 탓이라고 할 수 있다. 그렇다면 과연 강박적인 마음의 병이란 어떤 병인지 그 의미와 그것의 여러 형태를 찾아보기로 하자.

어떤 생각, 감정 또는 충동이 본인의 의사를 무시하고 끈질기게 지속적으로 되풀이하여 의식 속에 들어와 정신활동이나 일상생활에 실질적인 지장을 주는 경우가 있다. 이럴 정도의 강박증이라면 병적이라고 할 수 있다.

어떤 경우에는 자신의 행동이나 사고에 끊임없이 의문과 꺼림칙한 생각을 하며

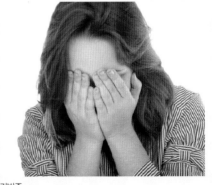

강박증

스스로를 괴롭힌다. 이를 '억압적 강박증'이라고 한다.

어떤 경우에는 충동적으로 떠오른 생각을 충동적으로 행동하기도 한다. 주벽·도벽·도박, 또는 충동적으로 방랑하는 것들인데, 이를 '충동성 강박증'이라고 한다.

어떤 경우에는 강박사고가 다른 형태로 가장되거나 왜곡되어 나타나기도 한다. 예를 들어 기질적 근거가 없는 동통, 진통제로도 효과가 없는 동통으로 고생하기도 하는 경우인데, 이를 '가장성 강박증'이라고 한다.

어떤 경우에는 신체의 일부나 어떤 장기에만 병적으로 관심을 갖기도 한다. 이를 '신체적 강박증'이라고 한다.

어떤 경우에는 정신적 충격 후 그때의 경험을 자주 반복적으로 연상하기도 한다. 이를 '외상성 강박증'이라고 한다.

어떤 경우에는 느닷없이 두렵거나 느닷없이 어린아이들이 발버둥질을 하듯 발작적으로 행동하기도 한다. 이를 '강박성 발작'이라고 한다.

어떤 경우에는 스스로 생각해도 타당성이나 합리성이 없는데도 불구하고 스스로도 알 수 없는 강력한 심리적 충동 때문에 불안하여 도저히 반복하지 않을 수 없는 행동을 하기도 한다. 일상생활에서 흔히 볼 수 있는, 예를 들어 잠긴 문을 두세 번 더 확인해야 하고, 씻은 손을 또 씻는 등 반복적으로 행동하는 경우다. 이를 '강박신경증'이라 한다.

《동의보감》의 마음 다스리기

《동의보감》에는 이런 말이 있다.

"옛적에 신성한 의사들은 사람의 마음을 다스려서 병이 나지 않게 하였다. 지금 의사들은 단지 병만 치료할 줄 알고 마음을 다스릴 줄 모른다. 이것은 근본을 버리고 끝을 좇는 것이며, 원인을 찾지 않고 나타난 증상만을 치료하여 병을 낫게 하려고 하는 것이니 어리석은 일이 아닌가. 비록 일시적인 요행수로 나았다고 하더라도 이것은 서투른 민간 의사들의 처치이므로 족히 취할 것이 없다."

또《동의보감》에는 이런 말이 있다.

"병을 치료하려면 먼저 마음을 다스려야 한다. 마음을 바로잡으면 수양하는 방법이 도움이 된다. 환자로 하여금 마음속에 있는 의

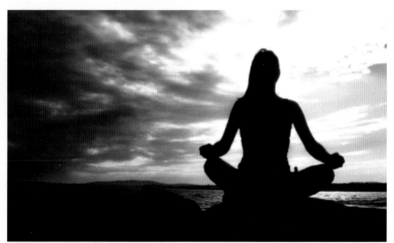

마음 다스리기

심과 염려스러운 생각, 그리고 모든 헛된 잡념과 불평과 자기 욕심을 다 없애 버리고, 지난날 죄과를 깨닫고 뉘우치게 해야 한다. 그리하여 몸과 마음을 편안하게 해서 자기 생활방식이 자연의 이치에 부합하게 한다.

이렇게 오래하면 결국 정신이 통일되어 자연히 마음이 편안해지고 성품이 화평해진다. 이렇게 되면 모든 일은 다 공허한 것이고, 종일 하는 일이 모두 헛된 것이라는 것을 알게 되며, 또 내 몸이 있다는 것도 다 환상이며, 화와 복은 다 없는 것이고, 살고 죽는 것이 모두 한낱 꿈과 같다는 것을 알게 된다. 그리하여 모든 것을 깨닫게 되고, 갑자기 깨닫게 되면 모든 문제가 다 풀리게 되며, 마음이 자연히 깨끗해지고 병이 자연히 낫게 된다."

마음의 병은 참 여러 가지다. 마음의 병은 자신에게는 견디기 어려운 짐이 되지만 둘레에도 불행을 줄 수 있다. 그래서 병을 치료하려면 먼저 마음을 다스려야 한다. 마음을 다스려서 병이 자연히 낫게 하는 방법만이 가장 훌륭한 치료법이라고 할 수 있다.

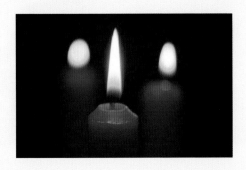

에리식톤(Erysichthon)과 게걸스러운 폭식증

걸신 들린 에리식톤

너무 배가 고파서 죽은 사나이가 있다. 에리식톤이다. 그는 테살리아(Thessalia)의 집 근처 숲을 거닐다가 우뚝 솟은 참나무 한 그루를 발견한다. 얼마나 큰지 한 그루가 마치 거대한 숲을 이루고 있는 듯 우람한 참나무다.

이 숲은 데메테르(Demeter) 여신의 신전에 딸린 신성한 숲으로, 그 참나무는 여신에게 바쳐진 나무이고 또 여신이 좋아하는 나무이다. 그런데 겁도 없이 에리식톤은 이 나무가 탐이 나서 도끼로 찍어 쓰러뜨린다. 그러자 이 나무에 깃들여 살면서 때때로 손잡고 이 나무 둘레를

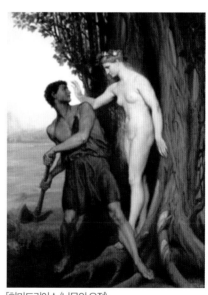

「하마드리아스 (나무의 요정)」
(에밀 장 밥티스트 필립 빈)

빙빙 돌며 춤추고 즐기며 살던 나무요정들, 하마드리아스(Hamadryas)들이 놀라고 화가 나서 데메테르 여신에게 이 사실을 고해바친다. 당연히 데메테르 여신이 화날 수밖에.

데메테르는 밤이 되자 '허기의 여신'인 리모스(Limus)를 에리식톤에게

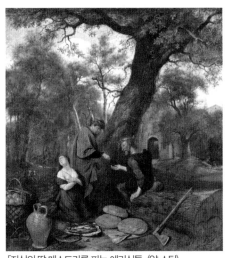

「자신의 딸 메스트라를 파는 에리식톤」(얀 스틴)

보낸다. 에리식톤의 집으로 날아간 리모스는 잠을 자고 있는 에리식톤의 코에 '배고픔'의 숨을 불어넣는다. '걸신 들린다'는 말 그대로 에리식톤은 바로 이 순간부터 배가 고파 견디지 못한다. 배가 너무 고파서 잠에서 깨어난 에리식톤은 허겁지겁 먹기 시작한다. 이것저것 몽땅 먹는다. 집안의 것이 동나자 음식을 사 먹고, 돈이 떨어지자 딸 메스트라(Mestra)까지 팔아 그 돈으로 음식을 사 먹고, 그러다 먹을 것이 없자 자기 몸뚱이를 베어 먹는다. 결국 에리식톤은 자기 몸뚱이마저 남김없이 다 먹는다. 얼굴도, 입술도, 혀까지도. 이제 오직 남은 건 하나, 위아래 치아뿐이다. 그런데도 먹고 싶어 위아래 치아가 달그락달그락, 그렇게 지금도 부딪치고 있단다.

에리식톤 이야기는 '뮌히하우젠 신드롬(Münchhausen syndrome)' (《허풍선이 남작의 모험》의 실존 모델에서 유래한 신드롬) 같이 지

나치게 '뻥' 치는 이야기이지만, 아무튼 재미있다. 그리고 전혀 허무맹랑한 이야기로 치부할 수도 없다. 지금도 걸신 들린 에리식톤처럼 음식을 병적으로 탐하는, 그래서 윗니와 아랫니를 달그락달그락 쉴 새 없이 부딪치고 있는 사람들이 많기 때문이다.

배고파도 먹지 못하는 비극

　　신의 사랑을 받다가 신의 미움과 분노로 배를 곯아야 했던 비극의 주인공들이 있다.

　첫 번째 주인공은 피네우스(Phineus)이다. 트라키아(Thrace) 해안의 한 왕국의 왕인 피네우스는 신의 사랑으로 예언의 능력을 받지만 신들의 앞일까지 꿰뚫어 지레 아는 바람에 제우스(Zeus)의 분노를 사서 제우스가 날린 작은 번개에 눈이 먼다. 설상가상으로 뭐든지 먹으려고만 하면 하르피이아(Harpy) 라는 괴물 새들이 몰려들어 빼앗아 먹고 냄새가 지독한 똥까지 싸놓는 바람에 아무것도 먹지 못한 채 피골상접으로 죽기 직전까지 이른다.

　두 번째 주인공은 탄탈로스(Tantalos)이다. 에게(Aegean) 해 동쪽 리디아(Lydia)의 왕인 탄탈로스는 제우스와 요정 사이에서 태어나 올림포스(Olympos) 만

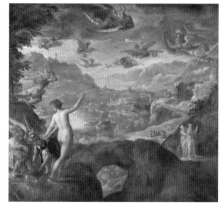

「하피들을 쫓아내는 장면이 있는 풍경」
(파올로 피아밍고, 캔버스에 유채, 런던 내셔널 갤러리)

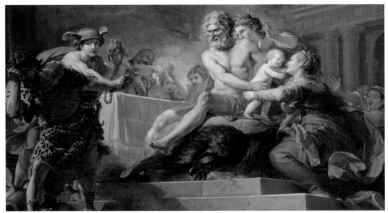

「탄탈로스가 준비한 신들의 향연 : 제우스가 부활시켰으나 데메테르가 먹은 어깨는 상아로 대신한 펠롭스」
(위그 타라발, 캔버스에 유채, 베르사이유와 트리아농 궁)

찬에도 초대되어 신들의 음식인 암브로시아(ambrosia)를 먹고 넥타르(nectar)를 마시면서 신들의 사랑을 극진히 받는다. 그런 그가 어느 날 신들을 초대하여 만찬을 베푼다. 그는 그동안 올림포스를 오갈 때마다 암브로시아와 넥타르를 몰래 조금씩 빼돌렸는데, 이것이 여간 큰 죄가 아님을 문득 깨닫자 덜컥 겁이 나서 이를 만회하려고 마련한 만찬이다.

이 만찬에서 그는 신들이 한 번도 먹어보지 못한 요리를 차린답시고 아들 펠롭스(Pelops)를 죽여 끓인 국을 대접한다. 결국 그는 제우스의 분노로 타르타로스(Tartaros)의 물웅덩이에 처박힌다. 목이 말라 물을 마시려고 하면 물이 깡그리 말라 버리고, 배가 고파 머리 위의 사과를 따 먹으려고 하면 사과나무 가지는 손이 닿지 않을 만큼 올라가고……. 이렇게 반복하고 반복하여, 그는 영원히 목마름과 배고픔에 시달린다.

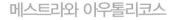 ## 메스트라와 아우톨리코스

에리식톤이 음식을 구하기 위해 종으로 팔았다는 딸 메스트라는 어떻게 되었을까? 종으로 팔려간 메스트라는 바다의 신인 포세이돈(Poseidon)에게 간구한다. 불쌍히 여긴 포세이돈은 그녀를 사랑해 주고, 변신의 능력을 준다. 그녀는 종으로 팔리면 변신하여 아버지 에리식톤에게 돌아오고, 다시 에리식톤이 음식을 구하려고 종으로 팔면 또다시 변신하여 아버지에게 도망쳐 오고……. 이렇게 되풀이하면서 돈벌이 수단으로 쓰인다. 그래서 메스트라가 몸을 팔아 아버지의 음식 값을 댔다는 말이 나온다.

훗날 메스트라는 아우톨리코스와 결혼한다. 그런데 아우톨리코스가 누구인가? 그의 이름 'Autolykos'의 뒤의 글자 'lykos(리코스)'가 '늑대'라는 뜻이라 했듯이 그는 '아주 늑대 같은' 사내다. 교활한 사내다. 대단한 사기꾼이요, 도둑이다. 그런데 도둑은 도둑인데 그냥 도둑이 아니라 대범한 도둑이요, 유명한 '대도'다. 핏줄 있는 도둑이다.

아우톨리코스의 어머니는 절세미인인 키오네(Chione)이다. 헤르

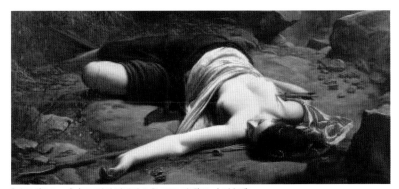

「키오네(Chione)」 (루드비히 아벨린 쇼우, 1867, 리베(Ribe) 미술관)

메스(Hermes)와 아폴론(Apollon) 둘이 동시에 키오네를 사랑해서 같은 날 관계하여 키오네는 쌍둥이를 낳는데, 아폴론의 씨는 필람몬 (Philammon)으로 태어나고 헤르메스의 씨는 아우톨리코스로 태어난 것이다. 필람몬은 음악의 신이기도 한 아폴론의 기질을 닮아 유명한 음유시인이자 음악가가 되고, 아우톨리코스는 도둑의 수호신인 헤르메스의 기질을 닮아 유명한 도둑이 된 것이다. 그러니까 핏줄이 있는 도둑이 된 것이다. 게다가 헤르메스로부터 도둑질 기법까지 전수를 받으니 '대도'가 안 될 수가 없는 것이다. 그가 훔친 것중에는 아민토르(Amyntor) 가죽투구도 있다. 그는 이 투구를 오디세우스(Odysseus)에게 준다.

오디세우스라면 트로이 전쟁 때 목마를 만들어 승리를 이끈 영웅이다. 그런데 어떤 사연이 있기에 아우톨리코스는 오디세우스에게 이 투구를 준 것일까? 오디세우스가 바로 아우톨리코스의 외손자이기 때문이다. 그러니까 그 사연은 이렇다.

도둑질하는 방법이 완벽할 만큼 깔끔해서 꼬투리를 안 잡히던 아우톨리코스지만 시시포스(Sisyphos)의 소를 훔치다가 그만 꾀쟁이인 시시포스에게 덜미를 잡히고 만다. 그래서 그의 딸 안티클레이아(Anticleia)가 시시포스와 관계를 갖게 되는데, 한편 안티클레이아는 혼인을 약속한 사이인 라에르테스(Laertes)와 혼인한다. 그리고 아들을 낳는다. 라에르테스의 아들처럼 보이지만 사실은 시시포스의 아들인 것이다. 이 아들이 오디세우스다. 오디세우스라는 이름은 바로 외할아버지인 아우톨리코스가 지어준 것이다.

섭식장애, 그 양면의 칼날

에리식톤처럼 음식을 병적으로 탐하는 경우가 있다. 또 피네우스나 탄탈로스는 신의 분노로 배를 곯았다지만 이와 달리 제 스스로의 탓으로 배를 곯는 경우, 그러니까 배가 고파도 먹지 않으려 하거나 배가 고파서 먹

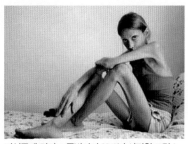

거식증에 걸려 고통받다가 2010년 사망한 프랑스 모델 겸 배우인 이사벨 카로(Isabelle Caro)의 생전 모습.

으려 해도 도저히 먹을 수 없는 경우도 있다. 전자를 '폭식증'이라고 하고, 후자를 '거식증'이라고 한다. 그리고 이 둘은 양면의 칼날처럼 서로 연관이 있으며, 이 둘의 증세가 때로는 복합적으로 나타나기도 한다. 그래서 이 둘을 통틀어 '섭식장애' 라고 한다.

〈거식증〉 자가진단법

1. 식사를 최대한 적게 하려고 노력한다.
2. 주변 사람들은 나를 너무 말랐다고 하지만, 나는 오히려 너무 몸무게가 많이 나간다고 생각하며, 때로는 내 몸을 증오한다.
3. 식사 후 일부러 구토 혹은 씹고 뱉기를 하거나 설사약이나 이뇨제를 다이어트에 사용한다.
4. 지속적으로 굶어 이미 건강상 손상이 나타났다.
5. 음식의 조각을 헤아리거나 잘게 썰어서 먹는다.
6. 음식물의 성분과 칼로리에 지나치게 집착한다.

(※ 위 항목 중 3개 이상이 해당된다면 거식증을 의심해 볼 수 있습니다.)

우리는 여기서 에리식톤처럼 걸신 들린 듯 음식을 탐하는 폭식증

의 위험성을 살펴보기로 하자.

폭식증은 일시적인 과식이나 단순한 식탐이 아니라 자제력을 상실하고 기계적으로, 미친 듯, 빠른 시간에, 게걸스럽게, 엄청나게 먹고, 그렇게 폭식한 후에는 자기 환멸에 빠져 의도적으로 스스로 구토를 일으켜 먹은 것을 인위적으로 다시 몽땅 게워 내거나 혹은 스스로 설사를 유도하는 경우이다. 또 운동도 통제력을 잃은 채 지나치게 집착하거나 신의 분노에 의한 체벌인 양 스스로 자기체벌 수준에 이르기도 한다. 열등감·자기혐오나 수치감 내지 죄책감에서 점차 심각한 상태에 이르면 돌이킬 수 없는 우울증·강박신경증 등에 이르고 때로는 자해충동 내지 자살에 이를 수도 있다.

그래서 폭식증은 거식증과 마찬가지로 엄연한 질병의 하나이면서 방치했을 때에는 초래될 증세가 엄중하고 때로는 예후가 좋지 않기 때문에 당연히 치료해야 한다.

〈폭식증〉 자가진단법

1. 언제나 체중에 대한 스트레스가 있다.
2. 다이어트와 폭식을 반복했던 적이 있다.
3. 다이어트 전보다 오히려 체중이 늘었다.
4. 누군가와 함께 먹기보다는 혼자서 먹는 쪽이 더 좋다.
5. 스트레스를 받거나 우울해지면 먹을 것을 찾는다.
6. 음식을 먹고 나면 자책감이나 불쾌감을 느끼곤 한다.
7. 남들보다 많이 먹고 뭘 먹을까도 자주 생각한다.
8. 먹기 시작하면 배가 부르더라도 끝까지 먹어치우고 만다.

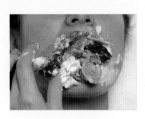

(※ 위 항목 중 5개 이상이 해당된다면 폭식증을 의심해 볼 수 있습니다.)

에우로페(Europa)와
잣의 약효

황소와 공주의 아들

페니키아(Phoenicia) 바닷가에 작은 나라가 있다. 시돈 (Sidon)이라는 나라다. 이 시돈의 공주는 참으로 예쁘다. 에우로페 라는 공주다. 어느 날, 에우로페는 시녀들과 꽃놀이를 하며 놀던 중 아버지의 소 떼에 끼어 있는 하얀 황소를 본다. 분명 아버지의 소는 아닌데 여느 소와는 전혀 달리 풍채가 좋고 털에는 윤기가 흐르고 아름답다. 에우로페가 쓰다듬어주자 황소는 마치 올라타라는 듯이 무릎을 꿇는다. 에우로페가 황소의 등에 올라타 그 뿔에 화환까지 둘러주자 돌연 황소는 우뚝 일어서더니 삽시에 바닷물 속으로 뛰어 든다. 그리고는 발버둥치는 에우로페를 태운 채 넓고도 거친 바다 를 쉬지 않고 헤엄친다. 얼마나 바다를 헤엄치며 달렸을까. 한 섬에 다다른다. 크레타(Creta) 섬이다.

이 황소의 정체는 무엇이고, 왜 에우로페를 납치한 것일까? 답은 뻔하다. 황소는 제우스(Zeus)가 변신한 것이고, 제우스가 에우로페 의 아름다움에 반해서 납치한 것이다. 에우로페가 제우스의 이런

엉큼한 속셈을 알 리 없어 어
처구니없게 당하고 만 것이다.

크레타 섬에 오른 황소는 제
우스 본래의 모습으로 변신하
고, 여기서 정을 나눈다. 이렇
게 해서 미노스(Minos), 라다
만티스(Rhadamanthys), 사르페
돈(Sarpedon) 등 매우 똑똑한
아들 셋을 낳는다.

제우스는 대장장이 헤파이
스토스(Hephaistos)에게 청동

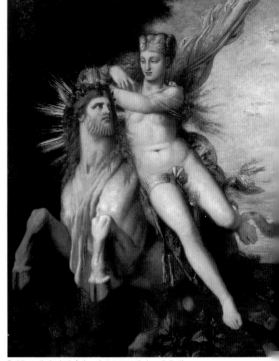

「에우로페의 납치」(귀스타브 모로, 캔버스에 유채,
귀스타브 모로 미술관)

으로 사람처럼 만들라 하고, 이 로봇 같은 청동인간을 탈로스(Talos)
라고 이름을 짓고는 에우로페와 크레타 섬을 지키게 한다. 탈로스
는 나쁜 사람들이 섬에 오르면 청동 몸뚱이를 불에 벌겋게 달궈 그
사람들을 껴안아 태워 죽이기까지 하면서 에우로페와 그녀의 아들
셋을 안전하게 지켜낸다. 이런 가운데 크레타 섬의 왕인 아스테리
오스(Asterios)가 에우로페를 아내로 맞아들이고, 이 세 아들을 모두
맡아 보살피며 키워준다.

에우로페의 맏아들인 미노스는 뒷날 왕위에 올라 문명을 융
성시킨다. 그래서 크레타 문명을 '미노스(미노아) 문명(Minoan
civilization)'이라고도 부른다. 미노스에 대해서는 p.74〈미노스
(Minos)와 정자를 늘리는 약〉에 내용이 펼쳐져 있다.

도가(道家)의 식품, 신선의 음식 '잣'

　미노스를 임신할 때, 그러니까 황소에서 제우스 본래의 모습으로 변신하고 에우로페와 정사를 처음 나눌 때, 그들은 어느 나무 아래였다고 한다. 그런데 이 나무는 제우스 대신의 정사를 목격하면서도 이를 잘 숨겨주었다고 한다. 그래서 그 공로로 사철 잎이 떨어지지 않는 늘푸른나무가 되었다고 한다.

　이 늘푸른나무, 상록수가 어떤 나무였는지 자세히는 알 수 없다. 다만 잣나무가 아니었을까 추측하고 있을 뿐이다. 잣나무는 늘푸른 큰키나무로 높이가 30m에 이른다. 그러니 제우스와 에우로페의 정사를 능히 감추어 줄 수 있었으리라.

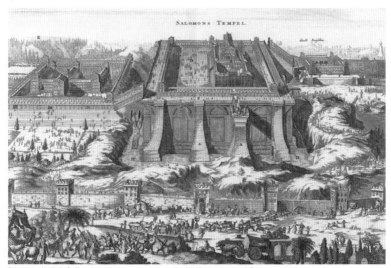

「솔로몬의 신전」(에두아르 무아즈, 소묘, 파리 유태 역사 예술 박물관)

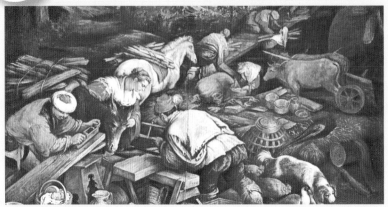

「노아의 방주 건설」 (자코포 바사노, 캔버스에 유채, 마르세이유 미술관)

고대 지중해 연안에서 잣나무는 귀한 나무였다고 한다. 우수한 내구력과 아름다운 색상과 향기로 백향목보다 더 귀하게 여겼다고 한다. 솔로몬(Solomon) 왕은 잣나무로 성전을 지었고, 노아(Noah) 는 방주를 만들었을 정도였다.

동양에서도 잣은 예로부터 도가의 식품이었다. 즉 신선의 음식이 었다. 흔히 '백자(栢子)'니, '해송자(海松子)'니 하지만 용의 이빨을 닮 았다고 해서 '용아자(龍牙子)' 라고 부르기도 한다. 매우 신비로운 식 품으로 여겨왔던 것이다.

잣 중에서도 동양권에서는 우리나라의 잣이 유명했다. 중국의 약 물 서적인 《해약본초》나 《대관본초》 등에 신라의 잣이 명물이라 했 고, 어떤 문헌에는 신라 사신이 그들의 명물인 잣을 가져와 중국의 귀족들에게 선물했다고 기록되어 있다. 일본의 문헌인 《정창원문서》나 《화한삼재도회》에도 신라의 잣을 구입했다느니 혹은 그들의 잣은 조선에서 전래된 것이라느니 하는 말이 기록되어 있다.

잣의 약효

잣나무의 열매는 달걀 모양의 타원형으로 녹색이던 것이 점차 황갈색으로 변하는데 껍데기를 벗기고 종자를 꺼내 먹는다. 이것이 잣이다. 잣에는 지방유가 엄청나다. 그래서 우리나라 세시기에 보면 대보름 전야제 때 잣을 까서 12개를 꿰어 불을 붙이는 잣불 잔치로 시작된다. 1년의 길흉을 이 잣불의 불밝기에 따라 가늠하던 세시 풍습이었다.

그만큼 지방유가 풍부하다. 무려 74%가 함유되어 있을 정도다. 그 중 주요한 것은 올레인산 에스테르(Oleic acid ester), 리놀산 에스테르(Linolic acid ester)이다. 또 팔미틴(Palmitin)·단백질·전유 등이 포함되어 있다. 맛이 달고 고소하며, 성질은 매우 따뜻하다.

그렇다면 잣에는 어떤 효능이 있을까?

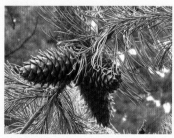
잣나무 열매

인체에 필요한 영양물질, 즉 진액을 생성한다. 폐를 촉촉하게 하고 장을 윤활하게 하며, 피부를 촉

촉하게 한다. 그래서 갈증을 멎게
하며 건조한 탓으로 기침이 멈추
지 않을 때, 또는 대변이 굳어 변
비가 심하거나 피부가 건조할 때,
머리카락에 윤기가 없고 잘 빠질
때 잣은 약이 된다.

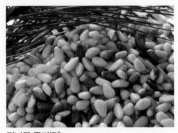
잣나무 종자(잣)

특히 신경통에 좋고 안태작용이 있어 유산될 기미가 보일 때 무척 좋다. 단, 대변이 묽고 낮에도 정액을 저절로 흘리는 유정증이 있는 경우에는 피하는 것이 좋다.

그렇다면 잣을 어떻게 먹으면 좋을까?

잣은 날것 그대로 먹어도 되고, 잣을 쌀과 함께 푹 끓여서 죽으로 먹어도 되고, 혹은 잣을 끓여 졸여서 조청처럼 만든 후 꿀을 섞어 보관해 두고 아침·저녁으로 끓인 물에 10작은술을 개어서 복용해도 된다.

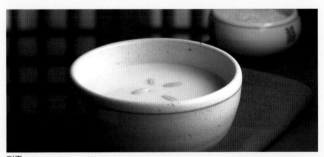
잣죽

에코(Echo)와 오장의 소리, 사랑의 소리

메아리가 된 여자, 꽃이 된 남자

사랑 중에는 청초한 '순애(純愛)'가 있는가 하면 애욕에 집착하는 '탐애(貪愛)'가 있다. 뭔가 신비로운 듯 가슴 떨리게 하는 '밀애(密愛)'든, 그리움에 북받쳐 도저히 어쩌지 못하는 '애련(愛戀)'이든 어떤 '열애(熱愛)'도 그 뜨거움이 지나치면 '애염(愛欲)'에서 헤어날 수 없다.

여기 애염에서 헤어나지 못한 슬픈 사랑 이야기가 있다. 에코와 나르키소스(Narcissus)의 사랑 이야기이다.

숲의 아름다운 요정 에코는 어느 날 헤라(Hera) 여신을 만난다. 하필 바람

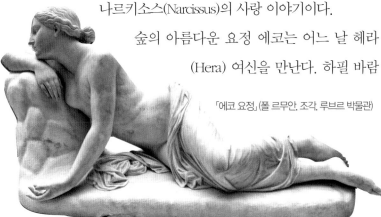

「에코 요정」(폴 르무안, 조각, 루브르 박물관)

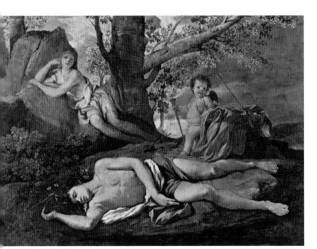
「에코와 나르시스」(니콜라 푸생, 캔버스에 유채, 루브르 박물관)

둥이 신 제우스(Zeus)가 숲속에서 한 요정과 사랑을 나눌 때다. 현장을 들키면 그 요정이 헤라에게 잔인하게 벌을 받게 될 것을 안타깝게 여긴 에코는 헤라의 앞을 막고 되잖은 말로 수다를 떤다. 그 사이 제우스는 요정과 도망을 치고, 이를 알고 화가 난 헤라는 에코에게 저주를 내린다.

"이제부터 하고픈 말은 할 수 없고, 남이 한 말의 끝만 되풀이할 수 있을 것이다." 라고.

그러던 어느 날, 숲에서 에코는 나르키소스(나르시스)를 보게 되고, 한눈에 반해 몰래 따라다니지만 진정 하고픈 말, 즉 사랑한다는 말을 할 수 없어 애만 태운다. 다만 나르키소스가 동료를 부르느라 소리친 끝말만 되풀이할 뿐이다. 한편 나르키소스는 어느 날 숲속 샘에서 물을 마시려고 엎드렸다가 물속에 비친 자신의 아름다운 그림자에 반한다. 그리고는 그 그림자를 그리워하다가 숨을 거두고, 한 송이 꽃으로 피어난다. 바로 수선화다. 한편 사랑하는 나르키소스를 여읜 에코는 슬픔을 견디지 못해 몸이 여위다가 흔적 없이 사라지고 소리만 남는다. 바로 에코, 즉 메아리다.

소리로 오장의 기를 판별한다

수선화는 자기도취의 '자애(自愛)'에서 피어났고, 메아리는 이타적 배려의 '타애(他愛)'에서 비롯되었다는 신화가 에코와 나르키소스의 사랑 이야기이다.

메아리는 '뫼ᄱ리'이며, '뫼[山]살[生]'이로, 즉 '산에 사는 것'이라는 뜻이라고 하지만 '메앓이' 라는 뜻이라는 말도 있다. '메[山]가 아파 앓이하는 것'이라는 의미라는 것이다. 그러니까 메아리는 '산울림'보다 '산울음'에 가까운 말이다. 제우스와 사랑을 나누던 요정이 헤라에게 들켜 잔인하게 벌을 받을까 봐 안쓰러워서 헤라의 앞을 가로막고 시간을 끌어주던 에코의 이타적 사랑이 메아리가 되었듯 '진실한 타애'란 내가 하고픈 말을 하는 것이 아니라 네가 한 말의 끝말만 되풀이해주는 배려에서 비롯된다는, 그래서 네가 '앓이'하면 나도 '앓이'하여 울음 우는, 사랑 중에서도 가장 아름다운 '가애(嘉愛)'를 가르쳐 주는 신화가 바로 '에코 신화'이리라.

한의학에서는 소리를 '궁상각치우'의 5음으로 분류하고, 5음 중 궁(宮, 喉音)은 비장, 상(商, 齒音)은 폐장, 각(角, 牙音)은 간장, 치(徵, 舌音)는 심장, 그리고 우(羽, 脣音)는 신장과 관련이 있으므로, 이로써 오장의 기능과 의식 상태를 판별한다.

한편 소리를 주관하는 것은 폐로 보는데, 소리의 에너지원(源)이 폐에서 나오는 호기류(呼氣流)이기 때문이며, 폐가 '기(氣)'를 주관하

〈소리와 오장의 기능 · 의식 상태 판별〉

음	궁(宮)	상(商)	각(角)	치(徵)	우(羽)
소리	후음(喉音)	치음(齒音)	아음(牙音)	설음(舌音)	순음(脣音)
오장	비장	폐장	간장	심장	신장
예	노랫소리	울음소리	분노 소리	웃음소리	신음 소리

고 소리는 '기'를 벗어날 수 없는 까닭에 소리로써 '기'의 상태를 가늠할 수 있다고 본다. 소리 중에서도 분노 소리는 간장, 웃음소리는 심장, 노랫소리는 비장, 신음 소리는 신장, 그리고 울음소리는 폐와 연계된다고 본다. 예로부터 "쓸개 빠진 놈"이니 "허파에 바람 든 놈"이니 하는 말이 있듯이, 한의학에서는 소리를 오장과 연계해 소리로써 질병을 유추하고자 했다.

체질별 소리의 특징

성문(聲紋, voice print)은 '목소리의 지문(指紋)'이다. 음성을 주파수의 분석 장치에 의하여 복잡한 무늬모양 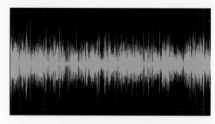 으로 그리는 것이 성문이다. 지문이 사람마다 다르듯이, 성문도 사람마다 다르다. 그래서 성문으로써 범죄인을 가려내기도 하고, 사람의 심리까지 분석한다.

한의학에서는 체질별로 소리의 특징이 있다고 본다. 사랑의 소리만 해도 체질에 따라 다르다.

소음인의 사랑의 소리는 아주 분위기 있다. 시적·음악적이다. 속삭이듯 간지럽다. 그런데 때로는 우물우물 분명하지가 않다.

소양인의 사랑의 소리는 재치가 넘친다. 유머러스하다. 그런데 다소 경박하다. 제 멋에 겨워 틈도 주지 않고 수다스럽다.

태음인의 사랑의 소리는 의젓하다. 진실이 넘쳐나 보인다. 그런데 무뚝뚝하고 한두 마디로 끝이다.

일반적으로 소음인은 '귀신 씨나락 까먹는 소리'인 듯 '도둑놈 개 꾸짖듯' 중얼중얼 입엣말을 잘 하는 흠이 있다. 말소리가 맥 빠진 소리 같을 때가 많다. 소양인은 '급하면 부처 다리 껴안는다.'고 성격이 급하다 보니 말소리도 침을 튀기며 급하다. 과대포장된 말소리가 많다. '과붓집에서 바깥양반 찾듯' 이치에 맞지도 않는 비논리적인 얘기도 곧잘 한다. 태음인은 '뜸단지를 붙인 듯' 말과 거동이 적다. 그래서 '동아 속 썩는 것은 밭 임자도 모른다.'고 그 속마음을 읽을 수 없다. '꾸어다 놓은 보릿자루'처럼 말없는 것이 때로 답답하기만 하다.

그래서 사랑의 소리도 체질별로 다르기 마련이다. 물론 애성(愛聲)의 경우도 마찬가지다. 사족 하나를 덧붙이면 요정 에코, 아니 모든 여자는 어떻게 그토록 재잘재잘 수다스러울까? 여자들의 성대가 남자들의 성대보다 더 짧기 때문에 소리를 낼 때 필요한 공기의 양이 덜 필요해서 말을 더 빨리 할 수 있기 때문이란다.

엔디미온(Endymion)과
맛있게 자고 상쾌하게 깨는 법

잠에 빠진 엔디미온

발가벗은 엔디미온의 몸매는 참으로 황홀하다. '아름다운 것은 영원한 기쁨'이라고 시인 키츠(John Keats)가 그의 장시 〈엔디미온〉에서 읊었다던가. 엔디미온의 몸매는 이처럼 영원한 기쁨을 주는 황홀함을 내면으로부터 눈부시게 내뿜고 있다. 어질어질 찬란하다. 더구나 안 루이 지로데(Anne Louis Girodet Trioson)가 그린 그림

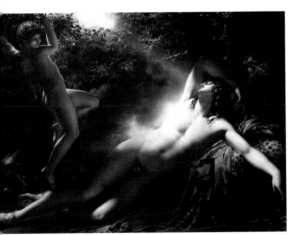

「엔디미온의 잠」(안 루이 지로데 드 루시 트리오종, 캔버스에 유채, 루브르 박물관)

속 엔디미온은 황홀하고 찬란하다 못해 매우 관능적이다. 은빛 같은 달빛에 밝게 드러난 엔디미온의 가슴과 배를 보고 있노라면 가슴이 뛴다. 가히 여신마저 반할 몸매다.

실제로 엔디미온에 반한 여신이 있다. 달의 여

신 셀레네(Selene)다. 티탄(Titan)의 여신으로 초승달을 머리에 이고 있는 흰 옷을 차려입은 가냘픈 은빛 여신이다. 태양의 신 헬리오스(Helios)의 동생이며, 새벽의 신 에오스(Eos)의 언니다.

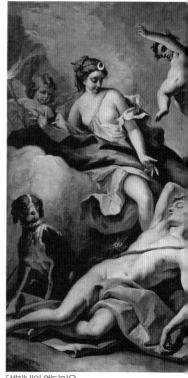

「셀레네와 엔디미온」
(세바스티아노 리치,
캔버스에 유채, 치즈윅 하우스)

셀레네나 에오스는 둘 다 미청년을 사랑한 경험이 있다. 셀레네는, 에오스가 젊은 미청년 티토노스(Tithonos)를 사랑한 것처럼, 젊은 미청년 엔디미온을 사랑한 것이다. 그러나 사랑의 방식이 다르다. 에오스는 티토노스를 영원히 갖기 위해 제우스(Zeus) 신에게 티토노스의 영생을 기원한다. 그러나 셀레네는 엔디미온의 황홀한 육신을 영원히 독차지하기 위해 엔디미온을 영원한 잠에 빠뜨린다. 까닭에 사랑의 결말이 달라진다.

에오스는 티토노스의 영생만 기원했을 뿐 영원한 젊음을 기원하지 못했기 때문에 티토노스가 늙고 초췌해진 채 죽지 못하고 연명해야 하는 고통을 속절없이 바라봐야 하는 아픔을 겪는다. 하지만 셀레네는 엔디미온을 늙지도 죽지도 않는 불로불사인 채로 영원히 잠들게 했기 때문에 밤마다 카리아(Caria)의 라트모스(Latmus) 산속 깊은 동굴에 숨겨둔 엔디미온을 찾아와 사랑을 나눈다. 이렇게 해서 셀레네는 엔디미온의 딸을 50명이나 낳는다.

잠을 잘 자는 밤

엔디미온의 불로불사의 영원한 잠을 무척 부러워할 사람들이 있다. 밤이면 쾌면을 취하지 못하거나 아예 불면으로 밤마다 하얗게 지새는 사람들이다.

첫째 잠을 충분히 자고, 둘째 맛있게 잘 자고, 셋째 곱게 자고, 넷째 상쾌하게 깨야 한다. 이런 잠을 쾌면이라고 한다. 그래서 쾌면은 힘찬 인생, 멋진 삶의 첫걸음이다.

쾌면은 첫째, 잠드는 데 장애가 없이 자고자 하는 시간에 빨리 잠에 빠지고, 둘째, 자는 동안 자주 깨지 않고, 셋째, 자다가 설령 깼다 해도 곧 다시 잠에 빠져야 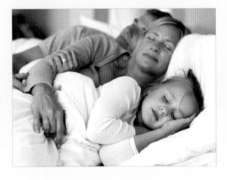 하며, 넷째, 원하는 시간에 깨고 깨어나면 가볍고 개운한 수면이다. 잠드는 데 30분 이상 소요되거나, 자면서 5회 이상 깨거나, 자다가 깼는데 다시 잠들기까지 30분 이상 걸리면 쾌면이라 할 수 없다.

수면시간 부족을 비롯해서 불면증이나 과면증이 쾌면이 아니라면 악몽·몽유·야경·렘수면 행동장애·야뇨증·이갈기·코골이·수면 중 무호흡증 등 수면 중 이상증후에 의해 고운 잠을 이루지 못하는 것도 분명 쾌면이 아니다.

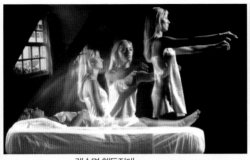
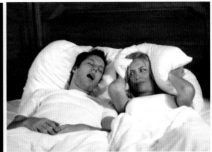

렘수면 행동장애   코골이

특히 수면시간이 최소 6시간 또는 6시간 반 이상, 평균 7시간 정도 적정하게 충족된다 해도 렘수면이 충분히 이루어지지 못하면 피로가 풀리지 않고 기억력이 떨어지고 신경이 예민해지며 성기능 장애까지 나타날 수 있다. 어린이에게는 성장장애가 오고, 임신부에게는 유즙분비 지장이 올 수 있다.

결론적으로 쾌면은 쾌식, 쾌변과 함께 건강의 3대 비결이다.

잠을 못 자는 밤

사상체질 중 태양인은 사사로운 것에 얽매이거나 가슴속에 꽁꽁 뭉쳐두고 전전긍긍하며 잠을 못 이루는 체질이 아니지만, 그래도 혹시 잠을 못 이룰 때는 다래(키위)를 먹는 것이 좋다.

태음인은 무골호인답게 만사에 연연하거나 안달복달하며 잠을 못 이루는 체질이 아니지만, 그래도 혹시 잠을 못 이룰 때는 호두죽

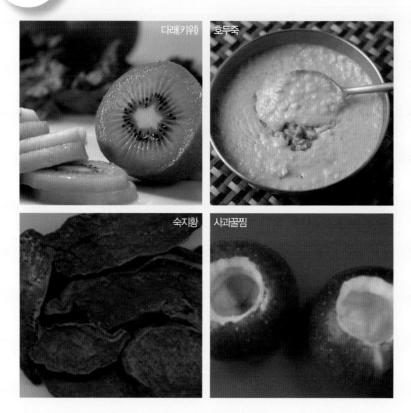

다래(키위)　호두죽

숙지황　사과꿀찜

을 먹으면 가장 좋다.

　소양인은 소위 '음허화동'증으로 얼굴이 화끈 달아오르고 어깨가 뻐근하고 잠을 못 이룰 때가 있는데, 이때는 숙지황을 끓여 차로 마신다.

　소음인은 애탕끌탕하며 하지 않아도 될 것까지 사서 걱정하며 자신의 마음을 스스로 꽁꽁 결박하여 고통을 자초하면서 잠을 못 이루는 체질인데, 이때는 사과의 속을 파내고 그 속에 꿀을 한 수저

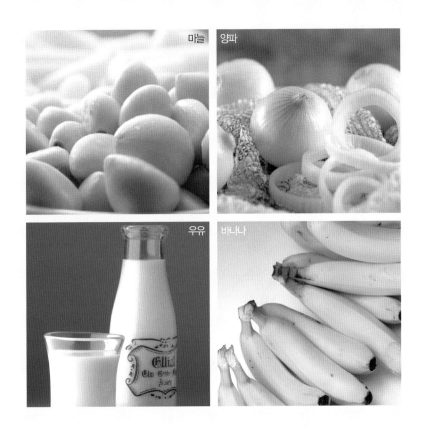
마늘 양파
우유 바나나

넣어 쪄서 즙을 내어 마신다.

몸이 냉한 체질은 마늘술을 마신다. 몸을 따뜻하게 해서 숙면을 취하도록 하는 효과가 있다. 혹은 양파를 생것 그대로 먹는다. 신경을 안정시키고 숙면을 취하게 해주는 성분이 있어서 잠을 못 이루는 데에 뛰어난 효험이 있다.

이외의 식품으로는 우유를 따끈하게 데워 마시면 좋다. 우유 속의 트립토판(tryptophane) 성분이 잠이 오게 한다. 트립토판은 치

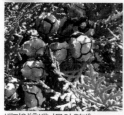
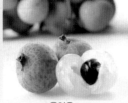
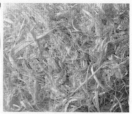

백자인(측백나무의 열매)　　　용안육　　　죽여

즈·바나나·생선 등에 주로 함유되어 있다. 또 상추·셀러리에도 수면을 촉진시키는 약효가 있다.

　약재로는 백자인(측백나무의 열매)이 불안증, 변비와 함께 심장이 두근거리며 잠을 못 이룰 때 좋다. 용안육(용안육나무의 과육)은 건망증, 꿈이 많거나 가슴이 두근거리며 잠을 못 이루는 등 주로 심인성 질환에 효과가 좋다. 죽여(대나무의 푸른 표피를 얇게 벗기고 속의 흰 부분을 버린 그 사이, 즉 제2층의 담녹색, 황백색의 부분)는 불안·초조·긴장·우울, 특히 번열로 잠을 깊이 잘 수 없고, 꿈이 많고 잔 후에 머리가 맑지 못할 때 좋다. 이상의 약재는 차로 끓여 마신다. 참고로 불면증 환자들은 일반적으로 목 주위의 근육이 굳어져 있으므로 이 근육을 부드럽게 풀어주면 쾌면에 도움이 된다. 맨손체조, 스트레칭, 지압이나 마사지, 목욕, 또는 어깨 위에 뜨거운 타월을 얹는 온찜질 등으로 목 주위의 근육을 풀어주도록 한다.

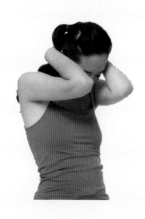

엘렉트라(Electra)와
콤플렉스 이야기

남편을 진정 사랑한 여자

트로이 전쟁 이야기에서 빠질 수 없는 여자 몇 명이 있다. 전쟁 발발의 원인이 된 헬레네(Helene), 오디세우스(Odysseus)의 부인 페넬로페(Penelope), 그리고 오이노네(Oenone), 그리고 엘렉트라(Electra)이다. 여기서는 오이노네와 엘렉트라 이야기만 해보자.

우선 오이노네 이야기이다.

트로이 전쟁 10년째, 수세에 몰린 그리스연합군은 아킬레우스(Achilleus)의 아들 네오프톨레모스(Neoptolemos)를 부른다. 아킬레우스가 트로이 전쟁에 참전하지 않으려고 여장을 한 채 스키로스(Scyros) 섬의 리코메데스(Lycomedes) 왕의 궁전에서 지낼 때 그곳 공주와 사랑해서 낳은 아들이다. 오디세우스는 자기가 차지한 아킬레우스의 갑옷과 무기를 네오프톨레모스에게 건네주었으며, 이로써 무장한 소년장군이 전장을 휩쓸며 전기를 맞는다.

한편 그리스 군을 따라 트로이 전쟁에 참전하려고 오다가 뱀에

물러서 렘노스(Lemnos) 섬에 남겨졌던 장군 필록테테스(Philoktetes)도 뒤늦게 참전하여 지니고 있던 헤라클레스(Hercules)의 독화살로 파리스(Paris)를 명중시킨다.

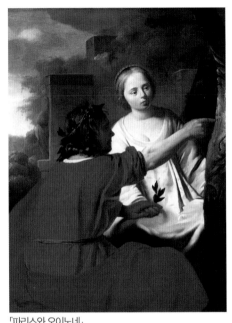

「파리스와 오이노네」
(레이어르 야롭스 판 블로멘다엘, 캔버스에 유채, 릴 미술관)

아킬레우스를 독화살로 죽였던 파리스 역시 독화살을 맞고 정신이 혼미해진다. 파리스는 마차에 실려 오이노네를 찾아간다. 이데(Ida) 산에서 함께 살던 아내였으나, 헬레네를 차지한 후 잊은 여인 오이노네이다. 그녀를 새삼 찾아가는 이유는 그녀가 죽은 자를 살리는 생명초를 알고 있기 때문이다. 그러나 오이노네는 치료를 거절한다. 고쳐주면 다시 헬레네에게 떠날 것이라고 생각한 것이다.

할 수 없이 파리스는 다시 마차에 실려 트로이 성을 향한다. 오이노네는 뒤늦게 마음이 흔들린다. 그래도 한때 사랑했던 사이가 아닌가. 약초를 꺾어 들고 마차를 뒤쫓지만 이미 파리스는 죽어 있다. 눈물을 흘리며 몸부림치던 오이노네는 파리스의 시체를 실은 마차가 눈에서 사라지자 나무에 목을 매어 죽는다.

이번에는 엘렉트라 이야기를 해보자.

트로이 전쟁 10년째, 드디어 트로이 성이 함락되고 전쟁이 끝난다. 참전했던 각 나라의 왕은 자기 나라로 귀국한다. 그리스연합군의 총사령관이었던 아가멤논(Agamemnon)도 자기 나라 미케네(Mycenae)를 향해 출항한다.

한편 미케네의 왕비 클리타임네스트라(Clytemnestra)는 애인 아이기스토스(Aegisthus)와 함께 남편인 아가멤논을 죽일 음모를 꾸민다. 드디어 아가멤논이 개선한다.

바로 그날, 아가멤논이 전리품으로 챙겨 데리고 온 트로이 공주 카산드라(Cassandra)와 함께 욕실에 들어간 순간, 왕비와 그녀의 애인은 칼을 들고 욕실로 난입하여 아이기스토스가 아가멤논을, 왕비는 카산드라를 죽인다.

둘은 이참에 왕자인 오레스테스(Orestes)도 죽이려고 한다. 아가멤논과 왕비 클리타임네스트라 사이에서 태어난 아들이지만 아버지의 죽음을 알면 복수할 터이니 복수를 막을 겸 장차 왕비와

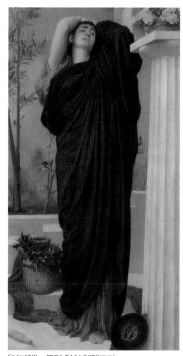

「아가멤논 무덤 옆의 엘렉트라」
(프레데릭 레이튼, 캔버스에 유채, 개인 소장)

애인 사이에서 태어난 아이가 왕위에 오를 수 있도록 아예 싹을 자르자는 것이다.

이 사실을 공주인 엘렉트라가 알아챈다. 엘렉트라는 동생 오레스테스에게 후일 장성하면 꼭 복수하라고 당당하게 일러주면서 오레스테스를 고모에게 피신시킨다. 포키스(Phocis) 나라의 왕인 스트로피오스(Strophius)에게 시집을 간 고모이다.

왕비와 애인은 중신들을 불러모아 트로이의 노예 카산드라가 욕실에서 아가멤논을 죽이고 자결했다고 하면서 둘이 결혼하여 아이기스토스를 왕으로 삼겠다고 선언한다. 그리고 둘은 공주 엘렉트라를 먼 시골의 못나고 가난한 농부에게 시집 보낸다.

그런 중에도 엘렉트라의 심중에는 오로지 복수밖에 없다. 오레스테스가 빨리 장성하여 복수해 주기만을 바란다. 아버지의 무덤을 매일 찾아가 마음을 다지고 또 다진다.

그러던 어느 날 장성한 오레스테스가 복수하러 오게 된다. 둘은 미케네로 오는 길목에 있는 아버지의 무덤에서 만나게 되고, 엘렉트라는 기뻐하며 오레스테스가 철저히 복수할 수 있도록 돕는다. 오레스테스는 엘렉트라의 도움으로 새 왕도 죽이고 어머니인 왕비도 죽인다. 어머니가 젖을 드러내 보이며, 이 젖을 먹여 키운 어머니이니 살려달라고 애걸하는데도 죽인다. 드디어 엘렉트라의 오매불망하던 복수가 마무리된다.

콤플렉스 이야기

엘렉트라처럼 어머니를 미워하고 아버지를 좋아하는 감정을 정신의학적으로 '엘렉트라 콤플렉스'라고 한다. 반면, 아버지를 미워하고 어머니를 좋아하는 감정을 '오이디푸스(Oedipus) 콤플렉스'라고 한다. 오이디푸스에 대해서는 p.245 〈오이디푸스와 발에

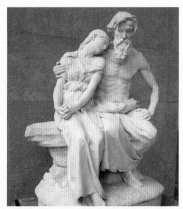

「기둥의 오이디푸스」(도미니크 장 밥티스트 위그, 조각, 오르세 미술관)

나타나는 병〉의 내용을 참고하기 바란다.

콤플렉스(Complex)란, 좁은 의미로는 "억압된 의식 아래 잠재해 있는 마음속에 응어리처럼 맺힌 감정", 넓은 의미로는 "열등감이나 갈등이나 충돌 등에 의해 형성된 어떤 만성적인 감정 또는 의식에 의해 강한 정서적 반응을 불러일으켜서, 이런 마음속의 서로 다른 구조를 가진 힘의 존재들에 의해 현실적인 행동이나 지각에 긍정적, 때로는 흔히 부정적 영향을 주로 미치는 무의식의 감정적 관념"을 뜻한다고 사전적으로 정의할 수 있다.

오이디푸스나 엘렉트라 콤플렉스가 대표적이지만, 그리스 신화를 빗대어 수많은 사람들이 내노라 하면서 신조어로 만들어 낸 콤플렉스도 수없이 많다. 예를 들어보자.

한 조각가가 여인 조각상을 사랑한 끝에 여인 조각상이 실제로 여인이 되었다는 피그말리온(Pygmalion)과 갈라테이아(Galatea)의 신화에서 비롯되어 인형 편애증을 의미하는 '피그말리온 콤플렉스', 자기 미모에 도취되어 죽어 수선화가 된 나르키소스(Narcissus)처럼 자기를 과

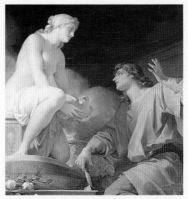

「조각의 기원 : 조각상에 사랑을 느끼고 비너스에게 조각상에게 삶을 줄 것을 기도드리는 피그말리온」 (장 밥티스트 레뇨 남작, 1786년, 캔버스에 유채, 베르사이유와 트리아농 궁)

대평가하는 '나르키소스 콤플렉스', 나그네를 잡아다가 침대에 눕혀 작으면 늘려 죽이고 크면 잘라 죽였다는 도둑놈처럼 자기본위주의를 의미하는 '프로크루스테스(Procrustes) 콤플렉스', 아프로디테(Aphrodite)의 애인으로 멧돼지와 싸우다 죽어 아네모네(anemone) 꽃으로 피어난 미청년처럼 남자다움의 덫에 걸리고 외모집착증에 빠진 '아도니스(Adonis) 콤플렉스', 달빛 어린 숲을 뛰어다니며 사냥하고 강박적으로 순결을 지키던 달의 여신처럼 남자다워지고 싶은 남근에 대한 선망에 빠진 '다이아나(Diana) 콤플렉스' 등이 있다.

인간인 이상 작든 크든 어떤 형태로든 콤플렉스를 갖지 않을 수 없다. 더구나 이 순간에도 그리스 신화의 힘을 빌려 그럴 듯한 논증을 앞세워 새로운 콤플렉스를 양산하고 있는 현실에서는 더욱 그러하다. 까닭에 콤플렉스를 갖지 않는 것이 건강하게 사는 길이다.

오디세우스(Odysseus)와 양의 효능

오디세우스의 트로이 함락

트로이 전쟁은 10년 만에 전기를 맞는다. 트로이의 영웅 헥토르(Hektor)가 아킬레우스(Achilleus)에게 죽고, 아킬레우스는 헥토르의 동생 파리스(Paris)가 날린 독화살에 발뒤꿈치를 맞아 죽고, 파리스는 필록테테스(Philoctetes)가 쏜 헤라클레스(Hercules)의 독화살을 맞고 죽는다.

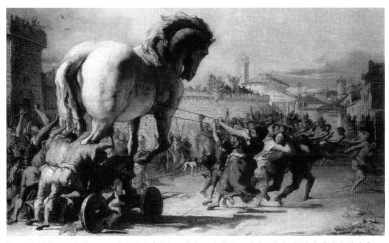

「트로이 성내로 들어가는 트로이의 목마」(지안 도메니코 티에폴로, 캔버스에 유채, 런던 내셔널 갤러리)

이제 그리스연합군은 오디세우스가 고안한 목마를 만들어 트로이 성을 함락시키려 한다. 무지무지하게 큰 목마가 완성된다. 그러나 이 목마에 무서운 계략이 숨어 있음을 간파한 트로이의 아폴론(Apollon) 신전의 사제 라오콘(Laocoon)이 목마를 부숴야 한다고 주장한다. 절체절명의 순간, 포세이돈(Poseidon)이 보낸 뱀 두 마리에 라오콘과 그의 두 아들이 칭칭 감긴 채 뱀이 뿜는 독기에 의해 죽는다. 목마는 겨우 성 안으로 들어간다.

그러나 이번에는 트로이의 공주 카산드라(Cassandra)에게 제동이 걸린다. 그녀는 목마가 트로이를 망하게 할 것이니 불태우라고 소리친 것이다. 그녀는 신으로부터 예언의 능력을 받은 여인이다. 하지만 그녀의 예언을 어느 누구도 믿지 않게끔 신으로부터 또한 저주 받은 여인이다. 그러니 트로이 사람 어느 누구도 그녀의 말을 믿지 않는다.

결국 목마 속에 숨어 있던 그리스연합군이 쏟아져 나오며 트로이를 잿더미로 만든다. 전쟁은 이렇게 끝난다.

 ## 오디세우스의 출항과 방랑

전쟁이 끝났으니 그리스연합군은 흩어져 각자 귀국한다. 트로이 함락의 최대 영웅인 오디세우스도 고국 이타케(Ithace)를 향해 출항한다.

그러던 어느 날 오디세우스는 한 섬에 다다른다. 섬사람을 만나면 포도주를 주고 먹을 것을 구해 항해할 요량으로 포도주까지 챙

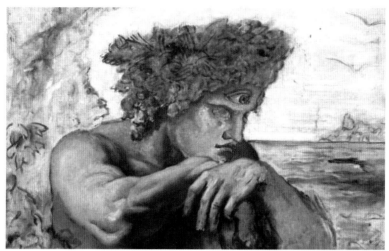

「폴리페모스」 (귀스타브 모로, 패널에 유채, 귀스타브 모로 미술관)

겨 병졸 12명을 데리고 섬에 오른 오디세우스는 엄청 큰 발자국을 발견하고는 그 발자국을 따라가다가 엄청 큰 동굴을 발견한다. 그리고 양떼를 몰고 동굴로 들어선 거인에 의해 동굴에 갇힌 꼴이 된다. 눈이 이마 한가운데에 하나뿐인 이 거인은 오디세우스의 일행을 발견하고는 병졸 하나씩을 잡아먹는다.

다음날 아침, 거인은 양떼를 데리고 동굴을 나선 후 큰 바위로 동굴을 막는다. 오디세우스는 병졸들과 함께 거인의 엄청 큰 나무 지팡이 끝을 뾰족하게 깎아 덤불 속에 감추고는 거인

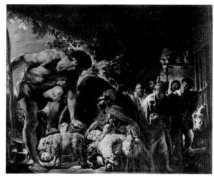

「폴리페모스의 동굴 안에 갇힌 오디세우스」
(야콥 요르단스, 캔버스에 유채, 푸슈킨 미술관)

이 돌아오기를 기다린다. 해 질 무렵 거인은 양떼를 몰고 돌아와 또 다시 병졸을 잡아먹고 양젖을 먹는다. 이때 오디세우스가 가지고 온 포도주를 거인에게 먹인다. 거인은 결국 취해서 깊은 잠에 빠진다. 이 틈에 오디세우스 일행은 힘을 모아 덤불 속에 감춰둔 거인의 엄청 큰 지팡이의 뾰족한 끝을 불에 달구어 거

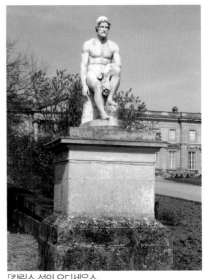

「칼립소 섬의 오디세우스」
(테오필 프랑수아 마르셀 브라, 조각, 콩피에뉴 성)

인의 눈을 찌른다. 거인은 하나뿐인 눈을 잃는다.

다음날 아침, 거인은 양떼를 몰고 동굴을 나서며, 앞을 볼 수 없자 손으로 양의 등을 훑으면서 행여 오디세우스 일행이 모르게 빠져나가지 않는지 일일이 확인한다. 그러나 이미 그들은 양들을 세 마리씩 버드나무 가지 껍질로 묶은 후 가운데 양의 배에 거꾸로 매달려 붙어 무사히 동굴을 빠져나온다. 동굴을 빠져나온 오디세우스 일행은 양을 한 마리씩 어깨에 메고 배에 올라 섬을 탈출한다.

그러나 이것이 탈이었다. 눈을 잃은 이 거인은 바로 바다의 신인 포세이돈의 아들 폴리페모스(Polyphemus)였기 때문이다. 결국 포세이돈의 분노를 산 오디세우스는 10년 동안 바다를 헤매며 온갖 고초를 겪게 된다.

양의 효능

양에는 산양과 면양이
있다. 산양은 암수 모두
뒤로 약간 구부러진 삼각
형의 뿔이 있으며, 짧으
면서 위로 치켜진 꼬리에
곧으면서 짧은 털로 덮여
있다.

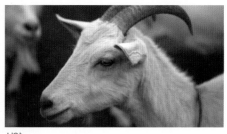
산양

반면에 면양은 수컷의
경우 나선형의 뿔이 있고
암컷은 뿔이 없거나 매우
작고 가늘다. 면양의 꼬
리는 가늘고 길게 늘어져

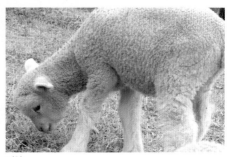
면양

있으며, 촘촘하면서 꼬불꼬불한 털로 덮여 있다. 산양은 활달하고
높은 곳에 잘 오르며, 면양은 겁이 많아 군집성이 강하다.

양고기는 맛이 달며 성질이 따뜻하다. 그래서 중초를 따뜻하게
하고 튼튼하게 한다. 허리나 무릎이 냉하면서 새큰거리고 힘이 없
을 때 근골을 따뜻하게 하고 강하게 하여 다스린다. 특히 양의 콩팥
이 이런 데에 효과가 크기 때문에 양고기와 양의 콩팥을 함께 먹으
면 좋다. 산후에 허하고 냉한 데에도 좋다. 마음을 편안하게 가라앉

히며 깜짝깜짝 놀라는 것을 멈추게 하는데, 특히 양의 염통이 이런 데에 효과가 크기 때문에 양고기와 양의 염통을 함께 먹으면 좋다.

《의학입문》에는 "인삼이 보기(補氣)한다면 양고기는 보형(補形)한다."고 했다. 그래서 기운을 돋우며 허한 것을 보하고, 식욕을 돋우고 살찌고 튼튼하게 한다. 특히 양의 위장이 이런 데에 효과가 크기 때문에 양고기와 양의 위장을 함께 먹으면 좋다.

한편 양의 담낭에 생긴 결석, 즉 '양황'은 소의 담낭 결석인 '우황' 대용으로 쓰인다. 우황은 결이 가늘지만 무르고 향이 강하여 최상으로 치

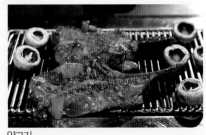
양고기

지만, 양황도 이에 못잖은 효과가 있다. 또 개의 담낭 결석은 단단하고 질겨서 '황'자 대신 '보'자를 붙여 '구보(狗寶)'라 하는데, 우황이나 양황보다 못한 축에 든다.

그리고 양의 위 속에 있는 풀 덩어리는 가볍고 부드러우나 누린내가 나기 때문에 우황이나 구보에 미치지 못하여 아깝다 해서 '애'자를 붙여 '양애(羊哀)'라 부른다. 그리고 동글동글하고 풀 줄기 모양의 물질이 약간 보이는 것을 '양해자(羊胲子)' 라고 하는데, 온갖 풀(백초)의 독을 푸는 해독 효과가 있다고 해서 '백초단(百草丹)'이라고도 한다. 산양에게만 있고 면양에는 생기지 않는다. 우황과 같은 요령으로 약용하면 된다.

오르페우스(Orpheus)와
동성애

노래로 혼을 뺏는 세이렌(Seiren)을 죽인 오르페우스

영혼을 매혹시키는 황홀한 노랫소리로, 때로는 피리나 리라의 심금을 울리는 맑은 음조로 뱃사람들의 넋을 빼앗는 여인이 있다. 세이렌이다. 이름 자체에 '휘감다' 또는 '옴짝달싹 못하게 얽어매다' 라는 뜻이 있듯이, 세이렌의 노랫소리를 한번 들으면 어느 누구든 도저히 빠져나올 수 없다. 그 노랫소리에 유혹되어 자제하지 못한 채 세이렌을 향해 다가간다. 결국 바다 위에 불쑥 솟은 바위에 앉아 있는 세이렌에 다가간 순간 배는 난파되고 이들은 죽는다. 혹은 깊은 잠에 빠진 채 세이렌에게 잡아먹힌다.

세이렌은 데메테르(Demeter) 여신의 딸, 페르세포네(Persephone)의 시녀였다. 그런데 페르세포네가 저승의 신인 하데스(Hades)에게 납치되자 데메테르 여신이 세이렌에게 새의 몸을 주어 딸의 행방을 알아보게 했기에 상반신은 여자이고 하반신은 새 모양을 하게 된다. 끝내 페르세포네의 행방을 알아내지 못한 세이렌은 페르세포네를 애도하며 노래를 부르게 된다. 그 노래가 너무나 애절하고 황홀

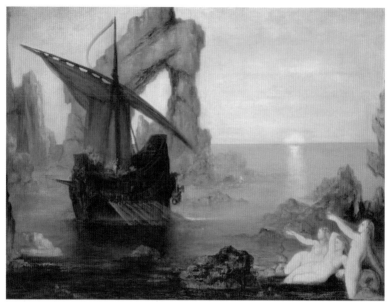

「세이렌」(귀스타브 모로, 유화, 귀스타브 모로 미술관)

하여 뭇사람들이 넋을 뺏기게 된 것이다.

　그런데 세이렌의 노랫소리에도 살아남은 자들이 있다. 하나는 트로이 전쟁의 영웅 오디세우스(Odysseus)의 일행이고, 하나는 황금양털을 찾아나선 이아손(Iason)의 아르고(Argo)호 원정대 일행이다. 오디세우스의 경우는 그렇다 치고 이아손 일행은 어떻게 살아남을 수 있었을까? 그것은 그 배에 리라의 명연주자인 오르페우스가 타고 있었기 때문이다. 세이렌의 노랫소리가 들려오는 순간 오르페우스는 리라를 연주한다. 오르페우스의 연주가 세이렌의 노랫소리보다 훨씬 더 아름다워 세이렌의 노랫소리가 밀린다. 그래서 이아손 일행은 살아남는다. 세이렌에게는 치욕적이다. 분하고 원통해서 세이렌은 바다에 빠져 죽는다. 결국 오르페우스는 세이렌을 죽인 꼴이다.

아내 에우리디케(Eurydice)를 두 번 죽인 오르페우스

음악이 인간의 영과 육을 치료해 준다고 한다. 음악이 신들은 물론 동물이나 식물이나 무릇 삼라만상을 감동시킨다고 한다. 세이렌에게 치욕을 안겨준 오르페우스가 바로 그런 음악가이다.

오르페우스는 칼리오페(Calliope)와 트라키아(Thracia)의 왕인 오이아그로스(Oeagrus)의 사이에서 태어난다. 칼리오페는 뮤즈(Muse)다. 제우스(Zeus)가 기억의 여신인 므네모시네(Mnemosyne)와 아흐레 동안 사랑을 하여 아홉 딸을 낳는데, 이들이 아홉 뮤즈이며, 이들 중 우두머리이면서 가장 뛰어난 뮤즈가 칼리오페다. 칼리오페는 '아름다운 목소리의 여자' 라는 뜻이다. 그러니까 오르페우스는 어머니의 재능을 유전적으로 받은 것이다.

오르페우스는 노래도 잘 하고 시도 잘 읊고, 특히 리라 연주 솜

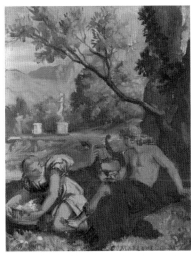

「꽃을 따는 오르페우스와 에우리디케」(알렉시스 조제프 마즈롤, 캔버스에 유채, 마냉 미술관)

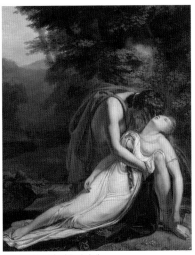

「오르페우스와 에우리디케」
(아리 셰퍼, 캔버스에 유채, 블루아 성 미술관)

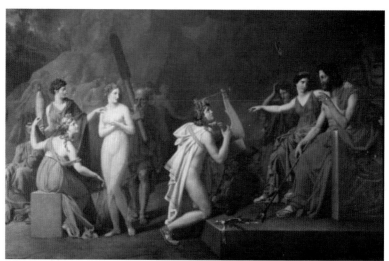

「간청하는 오르페우스」(조아키노 세란젤리, 파리 음악 박물관)

씨가 뛰어난 음악가다. 첫눈에 반해 혼인한 에우리디케와 함께 숲
에서 노래를 부르며 리라를 켜는 것이 즐거움이었다. 오르페우스
는 어느 날도 그렇게 행복에 젖어 있고 에우리디케는 숲 여기저기
를 다니면서 꽃을 꺾으며 행복에 젖어 있다. 그때 아리스타이오스
(Aristaeus) 라는 목동이 에우리디케를 보고 반하자, 에우리디케는 도
망친다. 그러다가 에우리디케는 독사에게 발꿈치를 물려 죽는다.

죽은 에우리디케를 죽어도 잊지 못하는 오르페우스는 리라를 들
고 길을 떠나 지하세계로 들어선다. 산 자가 들어올 수 없는 명계에
감히 들어선 오르페우스가 리라를 켜며 노래를 부르자, 저승의 강
을 삯을 받고 죽은 자만 건네주는 뱃사공 카론(Charon)이 감동하여
눈물을 흘리며 그를 건네준다. 저승의 문을 지키는 머리가 셋 달린
무시무시한 개인 케르베로스(Kerberos)마저 눈물을 흘리며 길을 비

커준다. 그렇게 해서 저승의 신인 하데스가 아내 페르세포네와 함께 있는 궁전에 이르자, 오르페우스는 사랑하는 에우리디케를 살려 달라고 호소하며 리라를 켜며 노래를 부른다. 하데스도, 페르세포네도, 그리고 몰려든 죽은 혼령들이 모두 눈물을 흘린다. 통곡을 한다.

감동한 하데스는 오르페우스에게 에우리디케를 데리고 가라 한다. 그러나 지상으로 나갈 때까지는 뒤따르는 에우리디케를 절대로 뒤돌아보면 안 된다고 이른다.

오르페우스는 앞장서서 에우리디케를 데리고 지상으로 향한다. 땅 위에 발을 디딘 순간 오르페우스는 에우리디케가 잘 따라오는지 궁금해서 뒤를 돌아본다. 막 반쯤 땅 위로 올라오던 에우리디케는 그 순간 저승으로 빨려 떨어진다.

이로써 오르페우스는 에우리디케를 두 번이나 죽인 셈이 된다.

동성애로 뭇매 맞아 죽은 오르페우스

오르페우스는 더 큰 절망에 빠진다. 술의 신인 디오니소스(Dionysos) 축제에 참여한 여인들이 노래하며 춤추며 그를 충동해도 막무가내이다. 오히려 사내아이들과 사랑에 빠진다. 무시당한 여인들이 화가 난다. 트라키아에 동성애를 퍼뜨린 오르페우스에게 여인들이 때로 몰려들어 사정없이 뭇매를 가하자, 오르페우스는 죽는다.

분이 안 풀린 여인들은 오르페우스의 시신을 갈기갈기 찢는다. 그리고는 오르페우스의 머리를 리라에 박아서 헤브로스(Hebros) 강에 던진다. 강물 따라 흐르는 오르페우스의 입에서 노랫소리가 흐

른다. 강물을 따라 흐르는 리라
에서 애달픈 음조가 저절로 흘
러나온다.

　이윽고 바다에 다다른다. 이
때 오르페우스의 어머니인 칼리
오페를 포함한 아홉 뮤즈가 나
타나 오르페우스의 시체를 거두
어 에게(Aegean) 해에 있는 레
스보스(Lesbos) 섬에 묻어준다.
그 후, 언제부터인가 밤이면 오
르페우스의 무덤가에 꾀꼬리가
와서 운다. 아주 처절하게, 아주
아름답게. 마치 오르페우스가
환생한 것처럼 말이다.

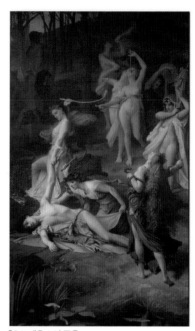

「오르페우스의 죽음」
(에밀 레비, 캔버스에 유채, 오르세 미술관)

　화가 뒤러(Albrecht Dürer)는 그의 작품에 '오르페우스, 남색의 시
조'라 써놨다지만 그리스 신화에 나타난 동성애는 한둘이 아니다.

　우선 제우스와 가니메데스(Ganymedes)의 이야기가 있다. 인
간 중에서 가장 잘 생겼기에 독수리로 변신한 제우스에게 납치되
어 올림포스(Olympos)에서 제우스의 사랑을 받은 가니메데스, 그
래서 동성애 상대의 소년을 뜻하는 'catamite' 라는 말의 어원이 된
가니메데스는 그래도 행복한 경우다. 이외에도 아폴론(Apollon)
이 사랑했으나 죽어 히아신스(hyacinth)로 피어났다는 히아킨토스

(Hyakintos), 천하장사 헤라클레스(Hercules)가 사랑했으나 물의 요정에 낚아채져 물귀신이 된 휠라스(Hylas), 트로이 전쟁의 영웅 아킬레우스(Achilleus)가 사랑했으나 헥토르(Hektor)의 손에 죽은 파트로클로스(Patroklos) 등 이야기하자면 한이 없지만 주로 이들은 불행한 경우다.

사포(Sappho)와 레즈비언

　오르페우스가 묻힌 섬은 레스보스이다. 훗날 이 섬은 그리스의 여류시인인 사포가 사랑하며 격렬하게 살다가 죽은 섬, 그리고 사포의 슬픈 사랑과 죽음으로 기억되는 섬이 된다.

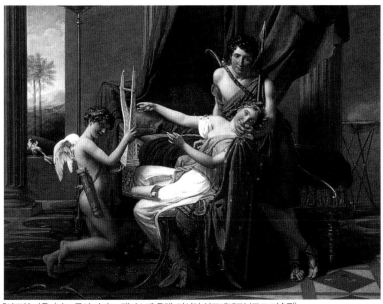

「사포와 파온」(자크 루이 다비드, 캔버스에 유채, 러시아 상트페테르부르크 미술관)

사포가 사랑한 남자는 파온(Phaon)이다. 아프로디테(Aphrodite)로 부터 젊음과 아름다움을 선물로 받았다는 미남자 파온, 그러나 사랑하는 다른 여인이 있기에 사랑할 수 없다는 파온이다. 이에 절망한 사포는 생에 지친다, 의욕을 잃는다. 오르페우스가 그러했듯 그녀는 병적인 자폐에 빠진다. 그녀는 "녹슨 리라와 갈라진 심장을 내던지고 피안으로, 나의 영혼의 고향에 휴식하러 돌아가고 싶다."고 마지막 시를 남긴 채 레우카스(Leukas) 바위산의 절벽 위에서 몸을 날려 바다로 떨어져 죽는다.

이 섬에는 여류시인인 사포를 중심으로 그녀를 숭배하는 많은 여성들이 모여 자연스럽게 사귀며, 자유스럽게 소일하며, 한가롭게 즐기며, 탄회하게 시를 짓고 읊조리는 경향의 모임들이 있었다고 한다. 마치 오르페우스를 때려 처 죽인 술의 신 디오니소스 축제의 여인들처럼 말이다.

그래서 사포는 물론, 이렇게 모여든 여인들을 통틀어서 동성연애자로 보는 경향이 있다. 물론 그렇게 단정할 만한 근거 또한 충분치는 않지만, 어쨌든 여성의 동성애를 이 섬 레스보스의 이름을 따서 '레즈비언(lesbian)'이라 한다. 레즈비언 중에 능동적 역할(남성 역)을 맡은 쪽을 '다이크(dyke, dike)' 또는 '버치(butch)'라 하고, 그 상대 역할(여성 역)을 맡은 쪽을 '팜므(femme)', 혹은 '팸(fe-mme)'이라고 한단다.

그리스 신화에서는 아르테미스(Artemis) 여신 등이 거론되고 있다.

오이디푸스(Oedipus)와 발에 나타나는 병

오이디푸스의 비극적인 삶

정신분석학자 S.프로이트(Sigmund Freud)의 '오이디푸스 콤플렉스(Oedipus complex)' 라는 말로 잘 알려진 오이디푸스. 그의 비극적인 삶은 이렇다.

테베(Thebes)를 다스리는 왕 라이오스(Laios)는 아들이 태어나자마자 충복을 시켜 키타이론(Kithairon) 산속에 데리고 가서 죽이라고 한다. 자라서 아버지를 죽이고 어머니와 혼인한다는 신탁 때문이다. 신하는 왕의 명령을 받았건만 차마 아기를 죽일 수 없어서 아가의 두 발을 묶어 나뭇가지에 거꾸로 매단다. 차마 죽일 수는 없지만 살 운명이라면 누가 구해줘서 살 것이고,

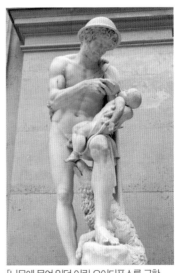

「나무에 묶여 있던 어린 오이디푸스를 구한 목동 포르바스」
(앙투안 드니 쇼데, 조각, 루브르 박물관)

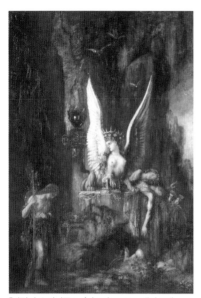

「방랑자 오이디푸스」(귀스타브 모로, 캔버스에 유채, 라 쿠르 도르 미술관)

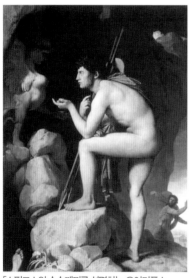

「스핑크스의 수수께끼를 설명하는 오이디푸스」 (장 오귀스트 도미니크 앵그르, 캔버스에 유채, 루브르 박물관)

죽을 운명이라면 거꾸로 매달린 채 죽을 것이라고 생각한 것이다.

그런데 이 아기는 살 운명이었던지 얼마 후 한 양치기가 구해낸다. 그리고는 양치기는 이 아기를 이웃나라의 코린토스(Corinth) 왕에게 바친다. 아기가 없던 코린토스의 왕과 왕비는 이 아기를 사랑으로 키운다. 이렇게 사랑을 받으며 오이디푸스라 불리는 이 아기는 무럭무럭 자란다.

세월이 흘러 청년이 된 오이디푸스는 델포이(Delphi) 신전에서 아버지를 죽이고 어머니와 혼인한다는 놀라운 신탁을 받는다. 청천벽력이 따로 없다.

"어찌 사랑으로 키워준 아버지를 죽인단 말인가, 어찌 나를 낳아준 어머니와 혼인을 한단 말인가!"

신탁이 야속하기만 하다.

신탁은 신의 뜻이니까 꼭 이뤄 진다지만 인류를 저버리는 이런 신탁에서 벗어나려면 부모를 떠 나는 길밖에 없으리라. 이렇게 생 각한 오이디푸스는 부모를 떠난 다. 코린토스를 떠난다. 그리고 방 랑길을 시작한다.

오이디푸스는 이 방랑의 길에 서 시비 끝에 한 노인을 칼로 찔러 죽인다. 이어서 그는 테베 성문 밖 에 이른다. 성문 밖에는 스핑크스 (Sphinx)가 도사리고 있는데, 성문 을 드나드는 테베 사람들에게 수 수께끼를 내어 틀리면 잡아먹으며 고통을 주던 스핑크스다. 오이디 푸스는 이 스핑크스를 물리친다. 그러자 테베 사람들은 환호하며 오이디푸스를 왕으로 모신다.

왕이 된 오이디푸스는 왕비인 이오카스테(Iocaste)와 혼인한다. 왕비는 '하르모니아(Harmonia)의

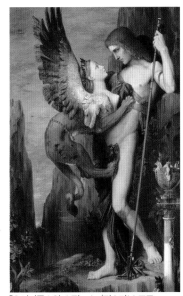

「오이디푸스와 스핑크스」(귀스타브 모로, 캔버스에 유채, 메트로폴리탄 미술관)

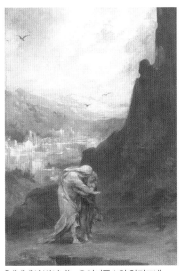

「테베에서 벗어나는 오이디푸스와 안티고네」 (앙리 레비, 캔버스에 유채, 랭스 미술관)

목걸이'를 항상 걸고 있었는데, 이 목걸이는 테베를 건설한 카드모스(Kadmos)가 아프로디테(Aphrodite)의 딸 하르모니아와 혼인할 때 헤파이스토스(Hephaistos)가 만들어 선물한 마법의 목걸이다. 그래서 나이가 많아도 언제까지나 젊고 아름답게 보였다. 오이디푸스는 이오카스테와의 사이에서 아이 넷을 낳고 잘 살아간다. 행복하게 살아간다. 부러울 것이 없이 살아간다.

그러던 어느 해 심한 가뭄이 들고 돌림병이 휩쓴다. 기근으로 백성이 죽고 돌림병으로 백성이 죽어간다. 그래서 오이디푸스는 델포이 신전에서 신탁을 받기로 한다. 그 과정에서 자신의 손으로 라이오스 왕, 즉 아버지를 죽인 것을 알게 되며, 또 자기가 어머니와 혼인한 것을 알게 된다. 오이디푸스에게 내려진 신탁이 신의 뜻대로 그대로 이루어진 것이다. 아버지를 죽이지 않으려고, 어머니와 혼인하지 않으려고 부모를 떠나 방랑했는데, 진짜 아버지를 죽이고 진짜 어머니와 혼인했다니, 이 사실은 큰 충격이다.

오이디푸스만의 충격이 아니다. 왕비이며 어머니인 이오카스테에게도 큰 충격이다. 이오카스테는 목을 매 죽는다. 오이디푸스는 자신의 두 눈을 파내 버린다. 그리고 눈먼 오이디푸스는 큰딸인 안티고네(Antigone)의 부축을 받으며 테베를 떠나 방황한다. 그러던 어느 날 오이디푸스는 아테네(Athens) 근처 콜로노스(Colonus)에서 회한의 삶을 마친다.

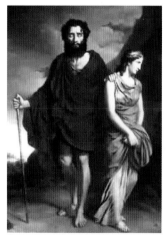

「오이디푸스와 안티고네」
(1828, 안토니 브로도프스키)

발의 부종

'오이디푸스'의 'Oedi'는 '퉁퉁 부은'이라는 뜻이며, 'Pus'는 '발'이라는 뜻이라 한다. 그러니까 오이디푸스는 '퉁퉁 부은 발'이라는 이름이다.

발이 잘 붓는 경우는 나뭇가지에 거꾸로 매달렸던 오이디푸스처럼 혈액순환 장애가 원인일 때가 많다. 물론 간장이나 심장, 비뇨기나 자궁, 또는 갑상선이나 악성 종 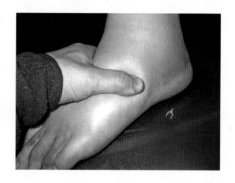 양 등 원인이 되는 질병이 있을 수도 있다. 혹은 약물이나 음식이 원인일 수도 있다.

따라서 원인이 되는 질병을 찾아내고 치료하는 것이 우선이며, 대체로 하지 근육이 뭉치지 않게 하면서 담음(비생리적 체액의 축적)을 제거하고 혈액순환을 원활하게 해줄 필요가 있다. 그래서 종아리는 물론 복부도 자주 마사지해 주어야 하고, 발가락 운동을 비롯해서 스트레칭과 전신운동을 적당히 해주는 것이 좋다. 족욕·각탕·반신욕도 좋다.

체중을 줄여야 하며, 신발은 낮게 신고, 꽉 끼는 옷이나 양말을 피하고, 흡연과 음주를 자제하고, 짠 음식을 피하고, 섬유질이 많은 균

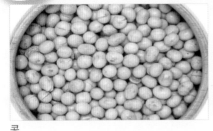

콩

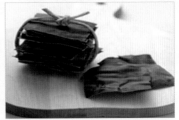

다시마

형 잡힌 식사를 하면서 적당히 단
백질을 섭취해야 한다.

그래서 콩이 좋고 다시마가 좋
으며, 특히 하지 혈액순환을 촉진
하는 양파가 좋다. 양파는 날로 먹
되 빨간 겉껍질을 모아 차처럼 끓
여 마신다.

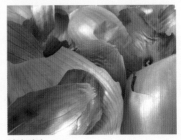

양파 껍질

발의 궤양

발에 궤양이 생기는 대표적인 질환은 당뇨병성 족괴저다.

당뇨병이 오래되면 발이 시리고 저리며 화끈거리다가 발에 뭔가
붙어 있는 듯 감각이 이상해지면서 통증을 느끼게 되는데, 이때 작
은 상처라도 나면 잘 낫지 않게 되고, 끝내 발끝부터 썩을 수 있다.
따라서 혈당관리를 잘 하면서 발에 압박이나 상처가 나지 않게 해
야 한다.

앞이 터져 있는 신발을 신지 말
고 앞이 막히되 꽉 조이는 신발도
신지 않아야 하며, 손톱이나 발톱
을 깎을 때 너무 바짝 깎지 않아야
한다. 손발이 너무 건조해지지 않
게 하고, 동상이나 무좀도 조심해
야 한다.

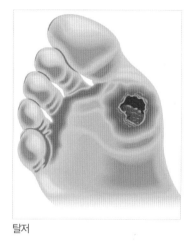

탈저

한의학에서는 당뇨병성 족괴저
를 '탈저(脫疽)' 라고 한다.

손발 끝이 썩는 버거씨병(Buerger's disease)도 '탈저' 라고 한다.
《동의보감》에는 갈증이 난 후 썩는 경우와 썩은 후 갈증이 나는 경
우가 있다고 했는데, 전자가 당뇨병성 족괴저이고, 후자가 버거씨병
이다. 어느 경우든 난의 일종인 석곡, 또는 장미뿌리를 차로 끓여 상
복하면 좋다. 또 물을 따뜻하게 데워 족욕이나 각탕을 하면 좋다.

발의 통증

발이 아프다고 하는 경우가 흔하다. 발뒤꿈치가 아픈 경우, 흔히
'족저근막염'이라고 하는 경우는 한의학적으로 신장과 방광이 약한
때 잘 온다. 발뒤꿈치에서 바깥 복사뼈 사이를 잇는 선의 중앙이
아픈 경우는 고환·난소의 기능이 약하다는 징조일 수 있으며, 발뒤

꿈치에서 안쪽 복사뼈 사이를
잇는 선의 중앙이 아픈 경우
는 전립선·고환·자궁의 기능
이 약하다는 징조일 수 있다.

또 3~4번째 발가락을 구부
렸을 때 발바닥에 닿은 부위
가 아픈 경우는 발가락 사이
를 지나는 신경이 압박 받았

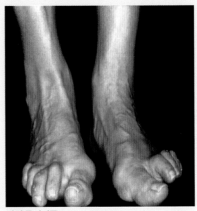

관절 류머티즘

을 때 잘 온다. 또 발가락이 튀어나오거나 뒤틀리면서 변형과 통증
이 함께 나타나는 경우는 관절류머티즘일 때 잘 온다.

어느 경우든 올바른 치료를 받아야 하는데, 평소에 올바른 보행
자세를 유지할 필요가 있다.

가장 이상적인 걸음걸이는 바른 직립자세, 즉 귓불·목옆·팔·무
릎·발목이 옆에서 봤을 때 일직선이 되는 자세로 양발이 4~5cm 간
격으로 중심선을 따라 곧게 일직선이 되도록 걷는다. 또 체중의 중
심을 항상 발뒤꿈치와 발 안쪽 즉 엄지발가락 바로 뒤의 둥글게 나
온 부분에 두도록 의식적으로라도 노력해야 한다.

우라노스(Ouranos)와
맑은 눈, 밝은 눈

복수의 여신, 그녀의 피눈물

땅과 하늘과 바다가 갈라지기 전, 그 처음에는 혼란과 공허와 어둠의 심연이었다. 이 카오스(chaos)는 끊임없이 소용돌이치고 있었으나, 소용돌이는 곧 코스모스(cosmos)를 잉태할 원소와 같은 에너지였다. 카오스는 그 자체가 천지만물의 근원이 되는 혼연한 에너지였다.

이윽고, 카오스에서 대지의 여신인 가이아(Gaia)가 태어났고, 가이아는 하늘의 신인 우라노스와 바다의 신인 폰토스(Pontus)를 낳았다. 카오스가 땅과 하늘과 바다로 갈라져 천지창조가 시작

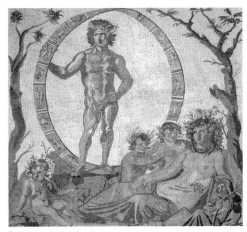

「우라노스와 가이아」
(바닥 모자이크의 중앙부, 이탈리아 마르케의 로마 빌라)

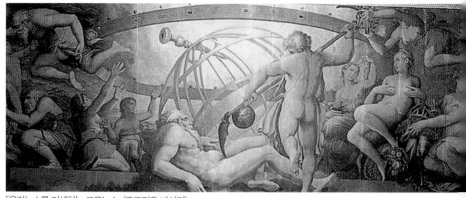

「우라노스를 거세하는 크로노스」(조르지오 바사리)

된 것이다.

아무튼 대지의 여신 가이아는 그녀가 낳은 아들인 하늘의 신인 우라노스와의 사이에서 자식을 낳는다. 티탄(Titan)이라 불리는 6명의 거인 아들과 6명의 거인 딸들도 낳지만, 눈이 하나밖에 없는 3명

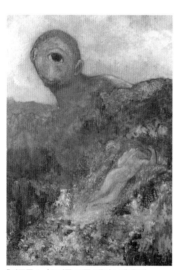

「키클롭스」(오딜롱 르동, 캔버스에 유채, 네덜란드 오테를로 크륄러 – 뮐러 미술관)

의 괴물 키클롭스(Cyclops)도 낳는다. 또한 3명의 헤카톤케이르(Hekatoncheir)도 낳는데, 헤카톤케이르는 머리가 50개에 팔이 100개인 괴물이다.

남편 우라노스는 화가 난다. 화를 참지 못한 우라노스는 키클롭스와 헤카톤케이르 여섯 자식 모두를 지옥에 가두어 버리고 만다. 그러자 어머니 가이아도 화가 난다.

그래서 6명의 티탄 아들들을 불러 낫을 주며, 누가 아버지 우라노스의 생식기를 자르겠느냐고 다그친다. 티탄 형제 중 가장 힘이 센 막내 크로노스(Kronos)가 자청하여 나서고, 크로노스는 아버지 우라노스에게 낫을 휘둘러 아버지의 생식기를 거세한다.

낫에 잘린 우라노스의 피투성이가 된 생식기는 바다에 떨어지고, 생식기가 잘릴 때 흘린 피는 땅에 떨어진다. 그 후 바다에서는 아프로디테(Aphrodite)가 태어나고, 땅에서는 거대한 괴물인 기가스(Gigas)와 3명의 복수의 여신들이 태어난다.

복수의 세 여신인 에리니에스(Erinyes)들 역시 괴물이다. 알렉토(Alecto) · 티시포네(Tisiphone) · 메가에라(Megaera), 이 세 여신은 날개가 있어 날아다닐 수 있는데 머리카락 한 올, 한 올이 모두 뱀이며 눈에서는 계속 피를 흘리고 있다. 복수의 여신은 그야말로 피눈물을 철철 흘리며 다니는, 앙갚음의 집념을 지닌 여신들이다.

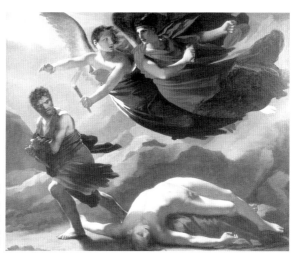

「죄악을 뒤쫓는 정의의
여신과 복수의 여신」
(피에르 폴 프뤼동,
캔버스에 유채,
상들랭 시청 미술관)

눈 건강을 지키는 7가지 지침

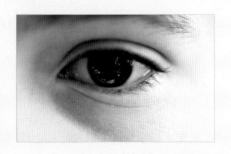

《동의보감》에는 "오장육부의 정기가 다 눈[目]에 모이며, 그러므로 정기가 모여 눈[眼]이 된다."고 하였다. 그런데 오장육부는 물론 12경맥과 365낙맥의 혈기가 다 비토(脾土)에서 받아 위로 올려 보내어 눈을 밝게 하기 때문에, 비장이 허하면 오장의 정기를 다 눈으로 보내지 못하게 되고, 그러면 눈이 밝지 못하게 된다고 하였다. 후천적인 영양 공급이 원활해야 눈이 밝아진다는 이야기다.

또 《동의보감》에는 '눈은 늘 혼백이 드나드는 곳'이라고 했다. 그런데 정신이 피로하면 혼백이 흩어지고 마음이 산란해지고, 이렇게 정신과 정기가 혼란되어 잘 돌지 못하면 갑자기 이상한 것이 보이거나, 정신과 혼백이 흩어져 서로 어울리지 못하게 되면 의혹이 생긴다고 하였다. 결국 정신적인 안정이 눈을 맑게 한다는 이야기다.

그러나 이 두 가지의 이야기는 결국 하나로 귀결된다. 《동의보감》은 이를 다음과 같은 표현으로 요약했다. "의사들은 눈병일 때 비위를 조리하여 혈을 영양하게 하고, 정신을 안정시켜야 한다는 것을 모른다. 이것은 드러난 것만 치료할 줄 알고 근본을 치료할 줄 모르는 것이다."라고. 그러므로 비위를 조리하고 정혈을 보충하며 정신을 안정시키는 것이 맑은 눈, 밝은 눈을 지키는 유일한 길이다.

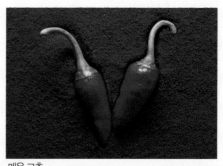
매운 고추

"눈병에는 한증은 없고 허증과 열증만이 있다."는 말이 있다. 비위가 허하여 오장육부의 정기가 부족하면 눈이 안 좋아지고, 심장의 화기가 성할수록 눈이 안 좋아진다는 말이다. 따라서 눈을 좋게 하려면 심장과 간에 있는 열을 내리고 혈을 조화시키며 기를 돌아가게 해야 한다.

세부적으로 무엇을 조심해야 할까?《동의보감》을 정리하면, 첫째 매운 것이나 뜨거운 음식을 줄일 것, 둘째 술을 한정없이 마시지 말 것, 셋째 작은 글자를 보거나 작은 조각을 하지 말 것, 넷째 장기나 바둑을 쉬지 않고 하지 말 것, 다섯째 연기 나는 곳에 오래 있지 말 것, 여섯째 성생활을 지나치게 하지 말고 눈물을 지나치게 흘리지 말 것, 일곱째 해와 달을 자주 쳐다보지 말 것 등을 꼽을 수 있다.

눈 건강을 돕는 5가지 음식

첫째, 간이 허하면 눈앞에 꽃무늬 같은 것이 아롱거리고, 간에 있는 혈에 열이 있으면 눈에 핏발이 서고 붓는데, 이럴 때는 지황죽이 좋다. 생지황 적당량을 짓찧어 즙을 낸 후 여기에 멥쌀 반 되를 담가서 푹 불려 햇볕에 바싹 말리기를 세 번 한다. 이렇게 마련해 둔 것으로 죽을 쑤어 끼니 사이에 먹는다.

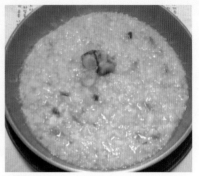
지황죽

둘째, 바람을 맞으면 눈물이 나오는 경우가 있다. 간허하면 찬 눈물이 흐르고, 간열하면 뜨거운 눈물이 흘러 양 눈꺼풀이 다 벌겋게 된다. 바람을 맞으면 눈물이 나오는 데는 감국차가 좋다. 눈을 밝게 하고 내장(內障)에도 도움이 된다.

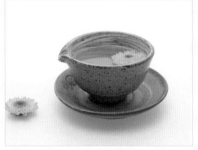
감국차

셋째, 밤눈이 어둔 것을 야맹증이라고 한다. 이럴 때는 창출가루 12g을 쓰는데, 돼지의 간 80g을 쪼갠 속에 뿌린 다음 동여매어 좁쌀 1홉과 물 1사발을 넣고 삶아 익힌 다음 먹는다. 돼지의 간은 눈에 핏발이 서 깔깔하면서 아픈 것도 치료하는데, 돼지의

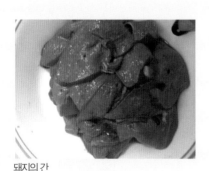
돼지의 간

간만 쌀뜨물에 삶아서 먹어도 되고, 돼지의 간을 얇게 썰어서 양념하여 간장과 식초를 쳐서 먹어도 좋다.

넷째, 냉이도 좋다. 뿌리도 좋고 씨도 좋다. 냉이국도 좋고 생절이를 만들어 먹어도 좋다. 특히 씨는 '제채자', 또는 '석명자'라 하는데, 가루 내어 먹거나 알약을 만들어 먹는다.

다섯째, 당근·고구마·시금치·호박·브로콜리 등이 좋다. 특히 브로콜리에는 눈을 맑고 밝게 하는 성분인 루테인(lutein)이 엄청나게 많이 함유되어 있다.

전복이나 굴도 좋고, 오미자·구기자·결명자로 차를 끓여 마셔도 좋다. 물론 비타민 A 등이 포함된 영양제를 복용하는 것도 좋다.

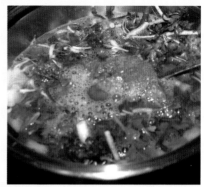
냉이국

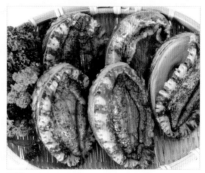
전복

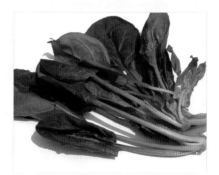
시금치

이아손(Iason)과
메데이아(Medeia)와
회춘의 비결

 사랑과 배신의 슬픈 종말

첫 번째 이야기.

아타마스(Athamas) 왕은 이웃나라인 테베(Thebes)의 공주에 반해
서 사랑하던 아내를 내쫓는 배신을 한다. 테베 공주는 새 왕비가 되
자 신탁을 빙자한 음모를 꾸미며 눈엣가시로 여기던 의붓자식인 왕자
와 공주를 신의 제물로 희생시키려고 한다.

바야흐로 죽임을 당할 찰나에 황금빛 양 한 마리가 구름을 뚫고
나타나 왕자와 공주를 구한다. 황금빛 양이 왕자와 공주를 등에 태
워 하늘을 내지르며 바다 위를 날 때 아찔해진 공주는 바다에 빠진
다. 훗날 공주의 이름을 따서 '헬레스폰토스(Hellespontus ; 헬레의
바다)'라고 불리는 곳이다.

왕자는 흑해를 건너 코르키스(Colchis) 나라에 이르자 황금빛 양
을 제우스(Zeus) 신에게 바치고, 황금양털은 코르키스 왕에게 바친
다. 그리고 이 나라의 첫째공주와 혼인한다. 그러나 왕자는 코르키
스 왕에 의해 훗날 죽임을 당한다.

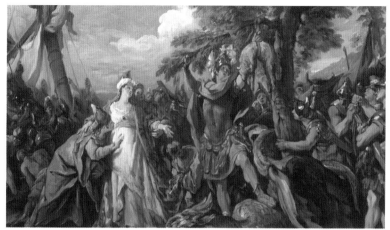

「황금양털을 손에 넣은 이아손」(장 프랑수아 드 트루아, 캔버스에 유채, 런던 내셔널 갤러리)

두 번째 이야기.

이올코스(Iolkos)의 왕자 이아손은 황금양털을 찾으러 아르고 (Argo) 원정대를 이끌고 '헬레스폰토스' 해협을 거쳐 코르키스에 다다른다. 그리고는 시뻘건 입에서 독을 뿜는 용이 지키고 있는 황금양털을 이 나라 둘째공주인 메데이아의 도움으로 손에 넣는다.

이아손에게 첫눈에 반한 메데이아는 이아손의 배에 남동생까지 데리고 올라 함께 도망친다. 이를 알게 된 코르키스 왕이 추격한다. 메데이아는 남동생을 칼로 찔러 바다에 던지

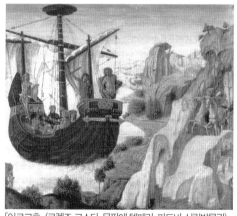

「아르고호」(로렌조 코스타, 목판에 템페라, 파도바 시립박물관)

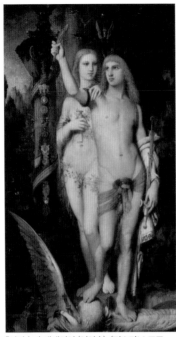

「이아손과 메데이아 (이아손)」(귀스타브 모로, 캔버스에 유채, 오르세 미술관)

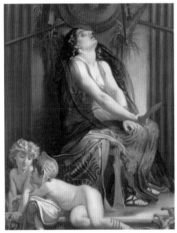

「메데이아」
(빅토르 모테, 캔버스에 유채, 블루아 성 미술관)

고, 아버지가 아들의 시체를 찾는 동안 도주한다.

그런데 이아손과 메데이아의 사랑은 오래 가지 못한다. 훗날의 이야기이지만 이아손이 코린토스 (Corinth) 공주를 사랑하여 메데이아를 배반했기 때문이다. 화가 난 메데이아는 독액을 뿌린 예쁜 드레스를 공주에게 축하선물로 준다. 공주가 이 드레스를 걸치는 순간 화염에 휩싸인다. 불을 끄려던 왕까지 타 죽고 궁전마저 화마에 재가 된다.

메데이아는 이아손과의 사이에서 낳은 두 아이까지 죽이고 사라진다. 절망한 이아손은 바닷가에 주저앉는데, 아르고 원정 때 나섰던 배의 썩어가는 뱃머리가 부서지면서 이아손의 머리에 떨어진다. 이아손은 이렇게 죽는다. 사랑의 배신, 그래서 슬프고도 무서운 종말을 불러온 이야기들이다.

첫 번째 회춘의 비결 '회진법'

이아손이 황금양털을 갖고 코르키스에서 도망쳐 고국인 이올코스에 도착한 때의 이야기이다. 메데이아는 이아손의 왕위를 찬탈한 이아손의 숙부인 이올코스의 왕을 죽이고자 한다. 메데이아는 우선 왕의 두 딸을 불러 회춘의 마법을 보여준다. 끓는 솥에 늙은 양을 넣고 빨간 약을 몇 방울 떨어뜨린다. 잠시 후 솥뚜껑을 열자 젊은 양이 튀어나온다.

이 놀라운 회춘의 마법을 눈으로 본 왕의 두 딸은 아버지를 회춘시키려고, 마다하는 아버지를 실신시켜 끓는 솥에 넣고 메데이아로부터 받은 빨간 약을 떨어뜨린다. 잠시 후 솥뚜껑을 열자 두 딸은 경악한다. 아버지가 끓는 물에 튀겨져 죽은 것이다.

그렇다면 메데이아의 빨간 약병 속의 액 같은 회춘의 약액은 없을까? 《동의보감》은 이런 회춘의 약액이 바로 타액이라고 한다. "사람이 언제나 옥천(玉泉)을 삼키면 장수하고, 얼굴에 광택이 생긴다."고 하면서 침을 뱉지 않고 되돌려 체내에 재순환시키는 '회진법(廻津法)'을 권한다. '옥천'은 타액이며 그만큼 귀중한 진액이라고 했다.

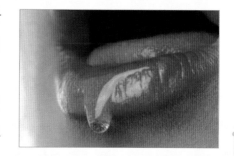

《수진연의》는 한 술 더 떠서 여성의 타액이 더 좋다고

한다. "(여성의 타액을) 남성이 삼키면 오장이 윤택해지고 명문단전이 강화되어 정기와 피를 생기게 한다."고 했다.

《광이기》에는 옥영(玉英) 가루로 만든 떡을 먹은 중국 기주 땅의 한 도사가 점차 몸이 가벼워지고 치아와 머리카락이 새로 나면서 젊은 모습으로 변해가더니 신선이 되어 승천했다고 적고 있다. '옥영'은 남녀의 교접 때 흘러나온 체액과 입에서 나온 타액을 모아 특별히 정제한 분말이다. 엽기적인 이야기이지만 아무튼 타액이 그만큼 귀하다는 이야기들이다.

두 번째 회춘의 비결 '고체법'

《동의보감》에는 배꼽뜸을 '양기를 고정시키는 법', 또 '꼭지를 견고히 하는 법'이라고 했다. 즉 고체법(固蔕法)이다.

꽃봉오리의 꼭지를 사람의 배꼽에 비유해서 그 꼭지가 견고해야 꽃이 무성해지듯 사람은 배꼽이 보호되어야 인체가 건강하여 오래 살 수 있다는 것이다. 이것을 비유하면 "흙에 물을 대주면 풀과 나무가 스스로 우거지는 것과 같은 이치이다. 항상 법에 따라 배꼽을 따뜻하게 하면 온몸이 조화되고 정신이 안정되며 추위와 더위가 들어오지 못하고 신체가 가볍고도 건강해지니 신묘한 이치가 이 속에 있다."고 했다. 《동의보감》에는 장수한 신선 팽조가 창안했다는 「장생연수단」을 비롯하여 여러 처방을 소개하고 있다.

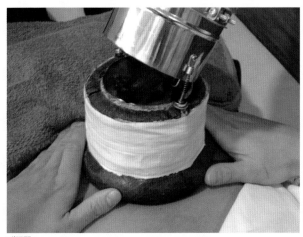
배꼽뜸

　그러나 꼭 이런 처방대로 배꼽뜸을 해야만 효과를 보는 것이 아니다. 그저 뜸쑥으로 배꼽 주위를 따뜻하게 해주는 것만으로도 충분히 효과를 볼 수 있다. 특히 부인이 복부가 냉하고 아이를 낳지 못할 때, 술만 마셨다 하면 다음날 어김없이 설사를 할 때 배꼽뜸처럼 신기한 것도 없다.

　배꼽뜸의 놀라운 일화 한 가지를 들어본다.
　옛날 시랑 벼슬의 한옹이 산적을 토벌하다가 한 산적을 포로로 잡았는데 나이 100세가 넘었는데도 아주 건강하므로 그 이유를 물으니 "젊었을 때 병이 많았는데 한 기인을 만나 배운 다음 해마다 배꼽을 뜸질했더니 자연히 건강해졌다."고 말하더란다. 그만큼 배꼽뜸의 효능이 신비롭다는 이야기이다.

이오(Io)와 소의 약용 가치

소가 된 여인, 신이 된 여인

바람둥이 제우스(Zeus ; 주피터)가 또 일을 저지른다. 이오라는 여인을 사랑하다가 마누라 헤라(Hera ; 주노)에게 들킬 찰나에 이오를 하얀 암소로 변신시켜 버린 것이다. 그런데 일은 여기서 그치지 않는다. 낌새를 챈 헤라가 천연덕스럽게 농친다. 암소가 귀여우니 갖고 싶다고. 제우스는 어쩔 수 없이 헤라에게 그러라고 한다.

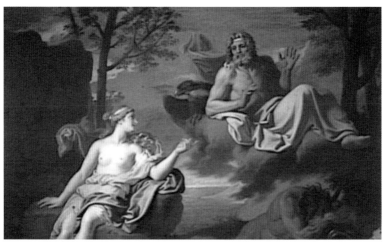

「제우스와 이오」 (프랑수아 베르디에, 캔버스에 유채, 베르사이유와 트리아농 궁)

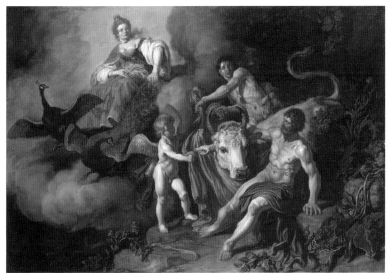

「이오와 함께 있는 주피터를 발견하는 주노」(피터르츠 피터르 라스트만, 목판에 유채, 런던 내셔널 갤러리)

이것이 불행의 발단이 되고 만 것이다.

헤라는, 눈이 100개나 되어 잠을 잘 때도 50개의 눈을 번갈아 뜨고 잔다는 아르고스(Argos)에게 암소를 지키라고 한다. 눈물을 흘리며 슬픔의 고통에 울음 우는 암소 이오, 이를 보는 헤라는 만면의 미소를 지으며 고소해 한다.

한편 올림포스(Olympos) 산정에서 이를 내려다보며 제우스는 가슴아파한다.

견디다 못한 제우스는 헤르메스(Hermes)에게 밀명을 내린다. 아르고스를 죽이고 이오를 풀어주라고. 하지만 쉽지 않은 터이다. 눈이 100개이면서 자면서도 50개의 눈을 뜨고 감시하는 아르고스의 눈을 어떻게 피할 수 있을까? 그러나 헤르메스가 누구인가? 속임수

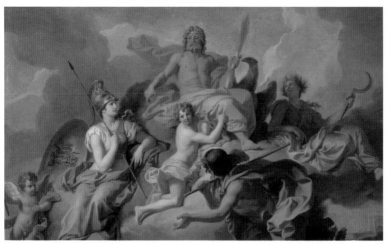

「헤르메스에게 이오를 구하러 가라는 명령을 내리는 제우스」
(프랑수아 베르디에, 캔버스에 유채, 베르사이유와 트리아농 궁)

의 명수가 아닌가. 헤르메스는 보기 좋게 아르고스를 속인 후 죽이고는 암소 이오를 풀어준다.

헤라는 아르고스의 죽음을 슬퍼하며, 그의 눈 하나하나를 빼내어 공작새의 꼬리 깃털에 매단다. 이렇게 해서 공작새의 꼬리 깃털에 화려한 문양이 생겼고, 아르고스는 비록 죽었지만 그의 눈만은 살아나게 된다. 그렇다고 헤라의 슬픔과 분노가 가라앉을 리 만무다. 오히려 헤라는 분기탱천한다.

이번에는 헤라가 등에에게 암소 이오의 피를 빨며 영원히 괴롭히라고 명령한다. 괴로워 피하려 해도 날랜 등에의 등쌀을 피할 수 없는 암소 이오는 비명을 지르며 마구 달린다. 그래도 등에는 달려든다. 암소 이오는 또 도망친다. 그래도 등에는 쫓아와 피를 빤다. 이오는 들을 달리고, 보스포루스(Bosporus) 해협을 헤엄치고, 산을

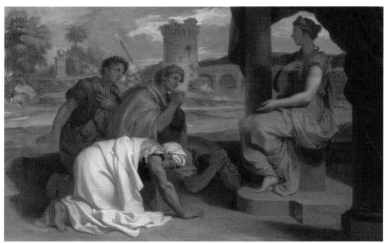

「이시스라는 이름으로 프리지아 사람들에게 존경 받는 요정 이오」
(프랑수아 베르디에, 캔버스에 유채, 베르사이유와 트리아농 궁)

넘고, 이오니아(Ionia) 바다를 건너 도망친다. 그리고 마침내 불쌍한 암소 이오는 지칠 대로 지친 몸으로 이집트 나일(Nile) 강가에 이른다.

이쯤 되자 제우스는 항복한다. 이오의 고통을 보다 못한 제우스가 헤라에게 이실직고한다. 헤라는 제우스로부터 다시는 바람을 피우지 않을 것을 다짐 받는다. 이런 후에야 이오는 흰 암소에서 원래의 모습으로 돌아올 수 있게 된다.

이 얼마나 놀라운 순간이 아니겠는가! 바다를 건너 나일 강가 뭍에 오른 흰 암소가 어여쁜 여인으로 변신하다니! 이를 목도한 뭍의 뭇사람들은 경악을 금치 못하고, 이들은 나일 강의 여신이 현신한 것으로 믿을 수밖에 없다. 암소가 되었던 이오는 졸지에 나일 강의 여신이 된 것이다.

소고기와 소의 고환

이집트에는 여러 신들이 있다. 그런데 아누비스(Anubis)는 '개', 바스테트(Bastet)는 '고양이', 토트(Thot)는 '새'인 것처럼 신들의 거의가 동물의 머리로 표현되어 있다. 토테미즘(totemism)의 경향이 그리스 등 주변 지역에 비해서 훨씬 강한 것이 특징이다. 마찬가지로 이오를 여신으로 받들었듯이 이집트에서는 '소'를 신으로 모셨다. 그러나 소를 마냥 신성시한 것만은 아니다. 소를 키워 식용도 했다.

"파라오(Pharaoh)가 꿈을 꾸었다. 그가 나일 강가에 서 있는데, 잘생기고 살찐 암소 일곱 마리가 나일 강가에서 올라와 갈대밭에서 풀을 뜯었다. 그런데 그 뒤를 이어, 또 다른 못생기고 야윈 암소 일곱 마리가 나일 강에서 올라와, 강가에 있는 그 암소들 곁으로 가서 섰다."(창세 41, 1-3)는 성구처럼 나일 강 유역에서 소를 많이 키웠던 모양이다.

이집트의 메림데(Merimde), 파이움(Fayoum), 타사(Tasa) 등을 비롯해 이라크의 핫수나(Hassuna)나 시리아의 아미크(Amik) 등 오리엔트의 신석기 초기의 유적에서 모두 소의 뼈가 출토되었을 정도로 소는 가축 중에서 가장 옛날부터 사육되어 온 동물로 알려져 있다. 현재 가축으로 기른 소의 뼈 중 가장 오랜 것은 약 5,000년 전의 것이라고 한다.

소의 사육으로 얻어지는 소고기는 식용뿐 아니라 약용으로서도 훌륭한 가치가 있다. 그 가치를 한마디로 말할 수 없지만《동의보감》의 표현을 빌리면 "비위를 보하고 토하거나 설사하는 것을 멈추며, 소갈증과 부종을 낫게 하며, 힘줄과 뼈를 강하게 하고, 허리와 다리를 튼튼하게 한다."고 했다. 질 좋은 단백질뿐 아니라 여러 영양성분을 골고루 갖추고 있다. 라이신(lysine) 등을 함유하고 있어 어린이의 성장발육에 도움이 되고, 특히 머리고기의 결합조직은 콜라겐(collagen)이 풍부해서 피부에 탄력을 주고 근육을 탄탄하게 한다.

소 고환의 약용 가치 또한 빼놓을 수 없다. 최음·정력제로 정평이 나 있는데, 영국에서도 소의 고환을 '초원의 굴'이라 하여 귀히 여겼다고 한다. 소회향·소금과 함께 삶아 먹으면 정자결핍증 내지 남성불임증에 효과가 있다고 한다.

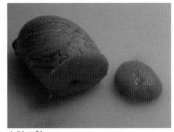

소의 고환

이상한 비방들

소의 고환이 정력제라 하지만 정작 기막힌 효과는 고질적인 만성 기침을 다스린다는 것이다. 호흡이 곤란할 정도로 숨이 차고, 잠을 편히 자지 못할 정도로 기침이 잦고, 끈적끈적한 가래가 쉽게 떨어지지 않아 애써 뱉으려 하니 구역질까지 나서 견디기 어려울 때, 소의 고환을 참기름에 볶아 우러난 기름을 모아두었다가 따끈하게 데워 1~2작은술씩 먹으면 말 그대로 기효(奇效)하다.

정약용의 《다산방》에는 "종기가 아물지 않는 데에 소뼈를 태워 가루 내어 참기름에 개어 붙인다."고 했는데, 소뼈뿐 아니라 소뿔도 약으로 쓴다. 지혈작용과 수렴작용을 하기 때문에 뱃속이 냉하면서 걸핏하면 설사할 때, 또는 냉한 것을 잘못 먹고 설사할 때 소뿔을 태워 가루 내어 미음에 1큰술씩 섞어 먹는다. 물론 소뿔은 썩은 계란 냄새 같은 구취가 심할 때도 좋은데, 소뿔의 강심작용은 실험으로 입증된 바 있다. 《천금방》에는 "사마귀에 소의 침을 자주 바르면 스스로 떨어진다."고 했다. 늙은 소의 입을 물로 씻고 소금을 바르면 침이 흘러내리는데, 이렇게 해서 채집한다. 또는 연잎으로 소의 입을 싸고 움직이지 못하게 하면 침이 흘러내리는데, 그때 채집해도 된다.

소의 담낭과 담관에 생긴 결석도 약이 된다. 이것이 우황이다. 신경안정·해열·혈압강하·혈전용해·담즙분비·간 보호작용 등이 있으며, 소아경기도 다스린다. 그래서 우황청심원에 우황이 빠질 수 없는 것이다.

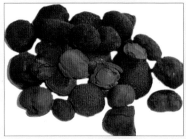

우황

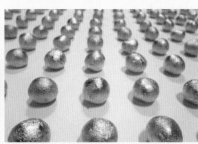

우황청심환

제우스(Zeus)와 두통의 치료

제우스의 두통

제우스는 올림포스(Olympos)의 열두 신 중에서 우두머리다. 크로노스(Kronos)가 낫을 휘둘러 아버지 우라노스(Ouranos)의 음경을 잘라 거세시키고 권력을 장악했듯이, 제우스도 아버지 크로노스를 몰아내고 권좌에 앉는다. 제우스가 아버지를 몰아낸 것은 아버지 크로노스가 자식이 태어나면 태어나는 족족 잡아먹어 버렸기 때문이다. 크로노스가 자식을 잡아먹은 것은 자식에게 쫓겨난다는 신탁 때문이다. 그래서 제우스 위로 다섯

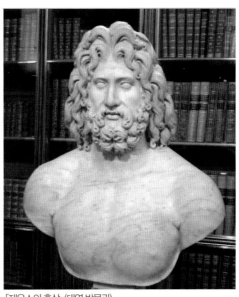

「제우스의 흉상」(대영 박물관)

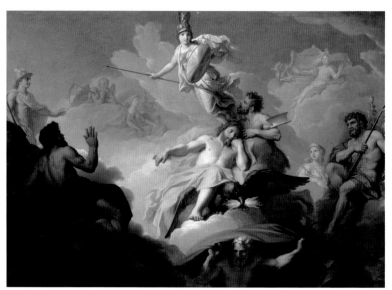

「제우스의 머리 속에서 무장한 채 태어난 미네르바」
(르네 앙투안 우아스, 캔버스에 유채, 베르사이유와 트리아농 궁)

형제자매는 태어나자마자 크로노스에 의해 잡아먹히고 여섯째로 태어난 제우스 역시 피할 수 없는 운명이었다.

그런데 제우스는 어머니의 기지로 살아남는다. 어머니가 제우스를 낳자마자 이 아이마저 잡아먹히게 해서는 안 된다고 해서 갓 태어난 제우스를 동굴에 감추고는 아기만한 돌을 포대기에 싸서 남편에게 준 것이다. 남편인 크로노스는 그것이 갓난아기인 줄 알고 삼켜 버린다. 다행히 목숨을 건진 제우스는 외딴 섬 동굴에서 키워지고 성장한다. 이렇게 해서 장성한 제우스는 어느 날 아버지 크로노스를 쫓아낸다. 그리고 올림포스의 우두머리가 된다.

제우스는 많은 자식을 낳는다. 이들 자식 중에서 제우스가 가장 사랑한 자식은 아테나(Athena ; 미네르바)이다. 아테나는 제우스의 머릿속에서 완전히 성장한 모습, 그것도 완전히 무장한 모습으로 태어난다. 그 사연은 이렇다.

제우스가 아버지를 쫓아냈듯이, 제우스의 첫사랑인 메티스(Metis)가 낳은 아들이 아버지를 몰아낼 것이라는 저주가 있었기 때문에 제우스는 임신한 메티스를 통째로 삼켜 버린다. 그래서 메티스는 제우스의 머릿속에 들어앉아 태어날 아기를 위해 투구와 갑옷을 비롯해서 창과 방패 등을 준비한다. 때가 이르자 메티스는 출산한다. 아테나이다.

이제 아테나가 아버지 제우스의 머릿속에서부터 세상으로 태어날 차례다. 완전 성숙하고 완전 무장한 아테나는 태어나기 위해 아버지 제우스의 두개골을 뚫으려 마구 쑤셔대며 애를 쓴다. 그러자니 제우스의 고통이 말이 아니다. 제우스는 머리가 쪼개지는 고통으로 비명을 질러댄다. 보다 못한 제우스의 아들인 헤파이스토스(Hephaistos)가 도끼로 아버지의 머리를 쪼갠다. 그 순간 아테나가 툭 튀어나온다. 아테나는 어머니 메티스가 준비해 둔 투구와 갑옷을 걸치고 창과 방패를 들고 완전 무장한 채 태어나게 된 것이다.

결국 아테나는 아버지인 제우스의 두통 속에서 탄생한 것이다.

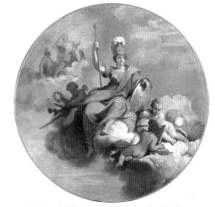

「미네르바 (팔라스 아테나)」(구스타프 클림트, 캔버스에 유채, 빈 미술관 카를스플라츠)

두통의 종류

두통의 부위가 어디인가에 따라 원인이 다를 수 있다.

예를 들어 앞머리가 아프면 이비인후 질환이나 빈혈일 수 있으며, 양명두통·담궐두통일 때가 많다. 옆머리가 아프면 고혈압이나 편두통과 귀의 질환일 수 있으며, 소양두통·혈허두통일 수 있다. 뒷머리가 아프면 고혈압이나 뇌 질환을, 정수리가 아프면 신경증이나 축농증을, 머리 전체가 아프면 긴장성 두통이나 육음두통일 수 있다.

두통이 언제 오는가에 따라 원인이 다를 수 있다.

예를 들어 오전 두통은 고혈압·축농증·양허 및 기혈부족일 수 있다. 오후나 밤의 두통은 혈관성·긴장성 및 음허두통일 수 있다. 하루 종일 아프면 뇌종양·근수축성 및 혈허나 어혈두통일 수 있으

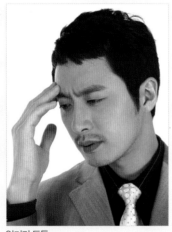
앞머리 두통

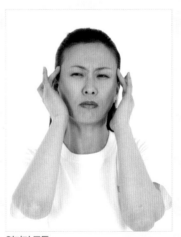
옆머리 두통

며, 간헐적으로 아프면 편두통·삼차신경통 및 내풍두통일 수 있다.

또 더우면 두통이 심해지고 차게 하면 통증이 사라지는 경우라면 열궐두통이라 하며, 시력장애나 현기증을 동반하면 안과 질환·뇌종양·뇌혈류 장애 등을 의심해 볼 수 있다.

대개의 두통은 일시적으로 왔다가 시간이 조금 경과하면 사라지기 마련이지만 그렇지 않은 경우도 있으며, 또 두통의 원인 질환을 치료하면 거의 낫기 마련인데 그렇지 않은 경우도 있다. 그래서 두통이 오래 지속되거나 통증의 형태가 심한 경우에는 유의해야 한다. 특히 갑자기 발작적으로 아프거나 고열을 동반할 때, 또는 누워서 머리를 들어 올리면 목이 뻣뻣하게 따라 올라올 때, 인지능력에 장애가 있을 때, 마비 등 감각이상이 있을 때, 그리고 50세 이상에서 처음 두통이 극심하게 발생할 때는 심각한 질환에 의한 두통을 암시하는 경고 징후일 수 있으니 진찰을 받아야 한다.

《동의보감》에는 머릿속까지 아프고 손발이 차거나, 머리 뿐 아니라 눈도 몹시 아파 오랫동안 보지 못하거나 머리를 들지 못하고 눈이 꺼져 들어가면서 정신이 없을 때, 또는 속골이 아프면서 머리가 흔들릴 때는 중한 병이라고 했으니, 이때는 정밀검사를 받아보는 것이 좋다.

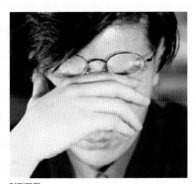

열궐두통

두통의 식이요법

고등어는 급성으로 일어나는 알레르기성 뇌혈관장애에 의한 편두통에 도움이 된다고 외신이 전해오는 식품이다. 무즙이나 녹차가 머리를 맑게 하며, 레몬은 편두통으로 구토까지 동반하면서 참을 수 없을 때 좋고, 메밀은 덥게 하면 더 심해지는 두통에 좋으며, 새우는 저혈압에 의한 두통에, 그리고 다시마나 셀러리는 고혈압에 의한 두통에 도움이 된다.

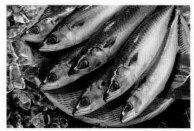
고등어

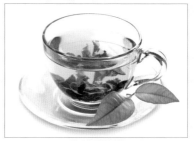
녹차

파의 흰 뿌리를 달여 마시면 감기 두통을 다스리며, 신경성 두통에는 호두나 양파 등이 좋다. 숙취에 의한 두통에는 칡즙이 좋다. 칡즙은 또한 감기로 눈이 빠질 듯 아프고 열이 있을 때도 좋다. 두통과 함께 눈의 피로가 심할 때는 결명자로 차를 끓여 마신다. 간 기능도 강화하고 변통도 원활하게 해주기 때문에 평소에 변비가 있으면서 자주 머리가 아프면 결명자 차를 상복하는 것이 도움이 된다.

그러나 뭐니뭐니 해도 국화만한 것이 없다. 혈압을 떨어뜨리는

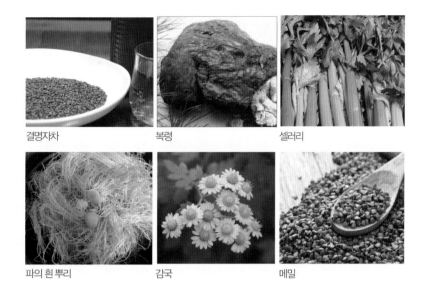

결명자차　　　　　복령　　　　　셀러리

파의 흰 뿌리　　　감국　　　　　메밀

작용이 있어 고혈압으로 인한 두통에 좋으며, 히스테리성 두통이나 어지러움을 동반하는 두통에도 좋다. 한방에서는 국화를 '감국'이라고 하는데, 1일 10g을 물 500cc로 끓여 반으로 줄여 하루 동안 여러 차례 차처럼 수시로 마시면 된다.

　물론 히스테리성 두통에는 복령도 좋다. 소나무뿌리에 기생하는 버섯류가 복령인데, 신경안정 효과가 있으며 항스트레스 작용을 하고 울화증에 특효다.

　잠을 못 이루고 잘 붓고 뱃속에서 자주 꼬르륵거리는 소리가 날 때는 잉여수분의 축적에 의해 두통이 더 심해질 수 있는데, 이럴 때 복령이 좋다. 쌀과 복령 가루를 5 : 5의 비율로 섞어 죽을 쑤어 먹으면 두통을 예방할 수 있다.

카드모스(Kadmos)와 용(龍) 자 이름의 약재들

카드모스의 불행과 행복

카드모스는 인간으로 여신과 혼인한 첫 남성이다. 그의 아내인 하르모니아(Harmonia)에 대해서는 p.388의 내용 〈하르모니아와 늙지 않는 약〉을 참고하기 바란다.

여신과 혼인한 카드모스, 그것도 어머니인 아프로디테(Aphrodite)를 빼닮아 그지없이 아름다운 아내를 얻고 올림포스(Olympus) 열두 신의 축복을 받은 카드모스이다.

그러나 그의 한평생은 참으로 불행하다. 카드모스는 제우스(Zeus)가 황소로 변신하여 납치했던 페니키아(Phoenicia) 시돈(Sidon) 왕국의 공주 에우로페(Europa)의 오빠이다. 누이를 찾아나섰다가 온갖 역경을 겪은 끝에 테베(Thebes) 왕국을 세우고, 나라를 날로 번창시켜 그리스에서 가장 위대한 국가로 키운 위대한 지도자이다. 그러나 자손들이 모두 잘못되는 것을 지켜볼 수밖에 없었던 참으로 불행했던 가장이기도 하다.

큰딸의 아들은 목욕하는 아르테미스(Artemis) 여신의 벌거벗은 모

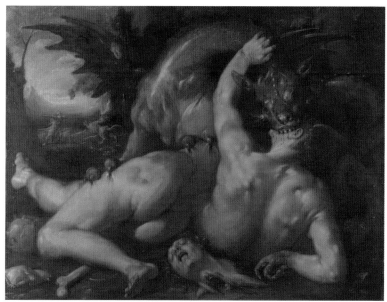

「용에게 잡아먹히는 카드모스의 두 종자」
(코르넬리스 반 하를렘, 오크 패널에 붙인 캔버스에 유채, 런던 내셔널 갤러리)

습을 본 죄로 저주를 받아 사슴으로 변신되어 사냥개에 물려 죽고, 둘째딸의 아들은 미친 어머니의 손에 끌려서 솥 속의 끓는 물에 쳐 넣어져 죽고, 셋째딸은 제우스의 사랑을 받다가 제우스의 벼락에 맞아 까맣게 타 죽고, 넷째딸의 아들은 술의 신 디오니소스(Dionysos) 신앙에 빠진 어머니의 손에 갈갈이 찢겨 죽는다.

카드모스는 딸 세멜레(Semele)와 이노(Ino)가 비참하게 죽자, 그가 세우고 그가 번성시켰던 테베 왕국을 손자에게 맡기고 길을 떠난다. 그리고는 크게 낙심한 채 스스로 아레스(Ares) 신의 벌을 받겠다고 각오한다. 그 벌이란 오래 전에 카드모스가 전쟁의 신 아레스의 아들인 용을 죽인 데에 대한 벌이다.

그 이야기의 자초지종은 이렇다.

누이동생인 에우로페가 하얀 황소로 변한 제우스에게 납치되자 시돈의 왕 아케노르(Agenor)는 왕자 카드모스에게 공주 에우로페를 찾아오라고 이른다.

카드모스는 병사들과 배를 타고 동생을 찾아나섰다가 온몸이 금빛 비늘에 뒤덮인 용에게 병사들을 다 잃는다. 그러나 카드모

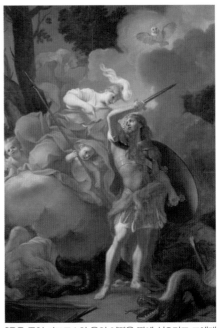

「용을 죽인 카드모스와 용의 이빨을 땅에 심으라고 그에게 명령하는 미네르바」
(토마 블랑쉐, 유화, 스뮈르 앙 오주아 미술관)

스는 홀로 남아서 용과 처절히 싸운 끝에 용을 죽이게 된다.

그런데 그 용이 바로 아레스의 아들이었다. 그래서 카드모스는 아레스의 벌로 엄청난 불행을 겪게 되며, 결국 카드모스는 아레스의 벌을 스스로 받겠다고 각오하게 된 것이다.

후일담이지만 결국 카드모스는 한 마리의 용이 되고, 놀란 아내 하르모니아도 용이 되기를 기원해서 부부는 두 마리 용이 되어 깊은 숲속에 숨어 살게 되었다고 한다.

용골(龍骨), 희한한 약재

옛날 중국 어떤 마을의 한 노인이 명의 소리를 듣고 있었다. 동네 여느 의원들이 다 못 고치는 병도 그 노인은 거뜬히 고쳤다. 도대체 그 비약(秘藥)이 무엇일까? 궁금했던 동네 의원들이 노인을 감시했고, 어

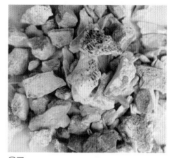

용골

느 야밤에 집을 나선 그 노인을 쫓아갔다. 산속에 다다른 노인이 땅을 파자 의원들이 덮쳤고, 그 비약의 실체가 드러났다.

더더욱 기막힌 것은 이 사건으로 비로소 갑골문자의 실체까지 역사상 밝혀지는 계기가 되었다는 것이다.

이 비약이 '용골'이다. 동물의 뼈 화석이다. 신경안정제로 그만이다. 수렴작용이 강해 땀이 많거나 정액을 저절로 흘리거나 출혈이나 설사, 야뇨증 등에도 효과가 있다. 만성의 궤양도 치료한다. 탄산칼슘·인산칼슘이 주성분이고, 그 외에 철·칼륨·나트륨·염소·유산 등이 들어 있다.

용담(龍膽), 기막힌 건위제(健胃劑)

모파상(Guy de Maupassant), 보들레르(Charles Baudelaire) 등이 즐

겨 마셨다는 술이 바로 용담으
로 담은 술이었단다. 매우 쓴 술
이다. 여러해살이풀인 용담의
뿌리와 뿌리줄기는 '용의 쓸개'
만큼 맛이 매우 쓰기 때문이다.

바로 이 쓴맛이 건위작용을
한다. 그래서 가루 낸 것을 '건
말'이라 하여 건위제(健胃劑)로
쓰기도 했다. 음식물을 위에서
장으로 신속히 운반하므로 소
화불량·식욕부진·소화액 결핍

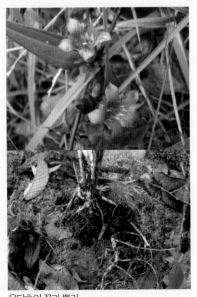
용담초의 꽃과 뿌리

등에 효과가 있다고 보고되고 있다. 담즙 분비를 촉진하는 이담작
용도 한다. 특히 입이 마르고 혀가 벗겨져 태가 없고, 식욕이 없으며
식후에 배가 팽만한 증세가 있을 때 효과가 더 좋다.

한방에서는 간과 담낭에 열
이 있어 눈이 충혈되고 입이 쓰
며 배뇨곤란이나 배뇨통 등이
있을 때도 좋다고 하는데, 용담
의 성질이 차기 때문이다.

그래서 속이 냉하거나 비위

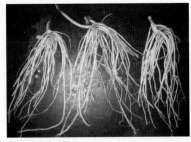
용담 뿌리의 채취

가 약하거나 설사가 잦은 때는 쓰지 않는다.

용설(龍舌), 호흡기 질환의 가정상비약

용의 혀를 닮은 듯 살이 두툼한 잎이 뿌리에서 모여 1~2m 길이까지 자라는 늘푸른여러해살이풀이 '용설란'이다. 10년 이상 묵은 포기에서는 사람 키의 2~5배나 되는 꽃줄기가 뻗어 나와 그 끝에 담황색 꽃이 핀다.

신선한 즙액을 뽑아 술의 원료로 쓰기도 하는데, 이 즙액이 이뇨작용과 사

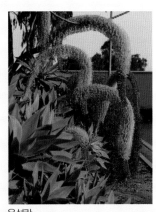

용설란

하작용을 한다. 잎을 말려 먹으면 맛이 단데, 가래를 없애고 기침과 천식을 멎게 한다. 그래서 민간에서는 호흡기 질환에 용설란을 많이 사용하기도 한다.

용의 혀를 닮은 또 다른 식물이 있다. 담수나 늪에서 자라는 한해살이풀인 '용설초'이다. 뿌리는 물 밑에서 자라고 줄기는 물 위에 나와 흰 꽃이 피는데, 맛이 달고 열을 내리며 이뇨작용을 하고 기침과 천식에도 도움이 된다.

용수(龍鬚), 잠자는 묘약

옛날 옛적 중국 삼황오제 때, 헌원이라는 사람이 황제(黃帝)로 나

라를 다스리다가 백 살 되던 해에 수양산에서 제를 올린 후 70여 명
의 후궁들과 함께 용을 타고 승천했다고 한다. 이때 미처 용에 올라
타지 못한 사람들이 용의 턱수염을 붙들고 하늘에 오르려다가 용의
턱수염이 빠지는 바람에 우르르 떨어져 죽었고, 이때 용의 턱수염이
떨어진 자리에서 자란 풀이 '용의 턱수염 풀'이라 불리는 '용수초'라
고 한다. 우리말로는 '골풀'이요, 약명은 '등심'이다.

맛은 덤덤한 단맛
으로 심장의 열을 내
린다. 그래서 울화증
으로 깊은 잠을 자지
못하고 불안하면서
짜증이 나며 초조한
마음을 편안하게 가
라앉힌다. 12g을 물

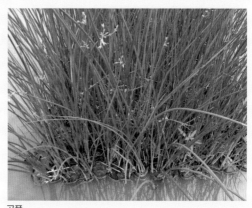
골풀

300cc로 끓여 반으로 줄여 조금씩 나누어 마시면 얼굴이 벌겋게 상
기되거나 가슴이 답답한 때에도 도움이 된다.

소변이 방울방울 떨어지며 아랫배가 그득하고 짓누르는 듯 뻐근
하기도 할 때도 좋다. 대단한 이뇨작용도 하기 때문이다. 그래서 신
장염에 의한 부종이나 출산 후 어혈이 배출되지 못해 생기는 산후
부종도 다스린다.

케팔로스(Kephalos)와 질투망상증

사랑, 의혹의 비극

장밋빛 손가락으로 밤의 장막을 거두며 맑디맑은 새벽을 여는 여신 에오스(Eos ; 아우로라), 그녀는 같은 티탄(Titan) 족인 남편과의 사이에서 바람들과 별들을 낳는다. 아프로디테(Aphrodite)가 탄 조가비를 뭍에 오르게 바람을 불어주던 서풍의 신인 제피로스(Zephyros)를 비롯해서 남풍의 여신인 노토스(Notos), 아테네(Athens)의 공주 오레이티아(Orithyia)를 유괴한 사납고도 거친 북풍의 신인 보레아스(Boreas) 등이 그녀가 낳은 바람들이다.

에오스는 영원히 사랑을 갈구할 수밖에 없는 운명을 지닌 여신이다. 그렇기 때문에 그녀의 사랑은 이뤄지지 못한다. 전쟁의 신인 아레스(Ares)와의 사랑이 그랬듯, 그리고 영원

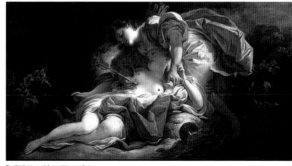

「케팔로스와 프로크리스」
(장 오노레 프라고나르, 캔버스에 유채, 앙제 미술관)

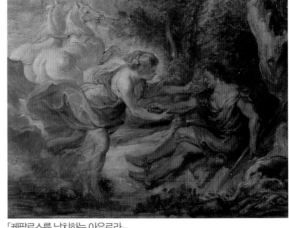

「케팔로스를 납치하는 아우로라」
(페테르 파울 루벤스, 오크 패널에 유채, 런던 내셔널 갤러리)

한 생명을 약속 받았지만 영원한 젊음을 약속받지 못해 늙어가고 추해가면서도 죽지 못하는 티토노스(Tithonos)와의 사랑이 또한 그랬듯, 에오스의 사랑은 이뤄지지 못하고 또다시 영원히 사랑을 갈구하면서 그녀는 새로운 사랑을 찾아나서야 한다.

그렇게 새로운 사랑을 찾아나선 것이 케팔로스다. 케팔로스는 유부남이다. 그의 아내는 프로크리스(Procris)이다. 프로크리스는 북풍의 신에게 유괴 당했던 아테네의 공주 오레이티아와 자매지간이다. 에오스는 케팔로스를 사랑한 나머지 납치한다. 아, 얼마나 얄궂은 사랑인가! 한 자매는 에오스의 아들인 북풍의 신에게 납치당하고 한 자매는 에오스에게 남편을 납치당한 것이다.

그러나 이 사랑은 이루어지지 못한다. 에오스는 영원히 사랑을 갈구할 수밖에 없는 운명을 지닌 여신이기 때문에 케팔로스와의 사랑 역시 그럴 수밖에 없다. 케팔로스가 아내를 사랑하고 잊지 못해 여신의 곁을 떠남으로써 이 사랑 역시 이루어지지 못한 것이다.

그런데 비극은 이제부터 시작된다. 여신의 곁을 떠나는 케팔로스에게 여신이 아내에게 돌아간 걸 후회할 날이 반드시 올 것이라고 분노에 차 저주한 것이 현실로 이뤄지기 때문이다. 그 내용은 이렇다.

케팔로스는 사랑하는 아내 프로크리스 곁으로 돌아오면서 아내의 사랑이 진실한지 확인해 보려고 어리석게도 아내를 시험한다. 불행하게도 그 시험 결과 케팔로스는 아내를 의심하게 된다. 아내는 아내대로 자신을 시험했다는 것에 상처를 받고 남편을 의심하게 된다. 남편을 의심하게 된 아내는 어느 날 사냥을 나가는 남편의 뒤를 밟는다. 숲속에서의 어떤 움직임을 포착한 케팔로스는 짐승으로 알고 창을 날린다.

이 창은 사냥의 여신인 아르테미스(Artemis)가 프로크리스에게 선물한 창이며, 프로크리스가 남편 케팔로스에게 준 창인데, 한 치의 빗나감도 없이 명중시킨다는 창이다. 그러니 창 끝은 한 치의 빗나감도 없이 아내 프로크리스에게 꽂힌다. 케팔로스는 아내의 시신을 부둥켜 안고 오열한다.

이렇게 해서 에오스의 분노의 저주는 현실이 되고, 케팔로스와 프로크리스의 사랑은 의혹의 저주로 비극적 파탄을 맞는다.

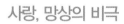 사랑, 망상의 비극

"사랑은 믿음과 더불어 할 수는 있어도 사랑은 의혹과 더불어 할 수는 없다."

이 말은 에로스(Eros)와 프시케(Psyche)의 신화에 나오는 말이다. 에로스는 프시케를 사랑하여 깊은 산속 호화로운 대궐 같은 곳에 프시케를 데려다 놓고 밤이면 밤마다 찾아와 사랑을 나눈다. 그러나 에로스는 정체를 드러내지 않는다.

그런 어느 날 프시케는 깜깜한 어둠 속에서 촛불을 켜고 잠든 에로스를 본다. 촛불에 비춰진 에로스의 모습이 너무 황홀하여 넋을 놓고 쳐다보다가 촛농이 뚝 떨어진다. 그 순간 잠에서 깬 에로스가 "사랑은 믿음과 더불어 할 수는 있어도 사랑은 의혹과 더불어 할 수는 없다."고 말하고는 프시케의 곁을 떠난다.

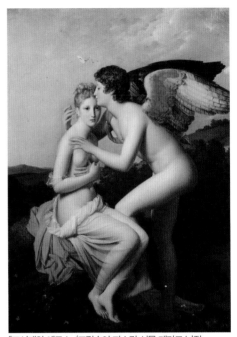

「프시케와 에로스」(프랑수아 파스칼 시몽 제라르 남작, 캔버스에 유채, 루브르 박물관)

그렇다. 사랑은 믿음과 더불어 하는 것이다. 의혹과 더불어 하는 것은 '사랑'이 아니라 '애착'에 불과한 것이다. 그런데 연인지간이나 부부지간에 의혹하며 질투하는 경우가 있다. 그리고 이들은 사랑하기 때문에 의혹하는 것이며 사랑이 너무너무 절절하기에 질투하는 것이라고 말한다. 그러나 의혹이나 질투는 앞에서 말했듯 사랑이 아니라 애착에 불과할 뿐이다.

그리고 의혹할 수밖에 없고 질투할 수밖에 없다고 판단하고, 그 판단에 확신성을 가지며, 그래서 그 판단을 도저히 정정할 수 없고 비판할 수도 없다고 하나, 그 내용이 합리적이지도 않고 가능성도 없다면, 그것은 애착마저도 아니라 병이다. 야스퍼스(Karl Jaspers)의 표현대로 이 병을 '망상'이라고 한다.

망상은 다양한 형태로 나타난다. 지나치게 잘난 체하는 과대망상처럼 자기의 과대평가 타입, 지나치게 죄과가 많다고 생각하는 죄업망상이나 불치병에 걸렸다고 생각하는 심기망상처럼 자기의 과소평가 타입, 빙의망상 등 자기의 주체성을 잃은 타입이 있는가 하면, 둘레에서 이러쿵저러쿵 풍설을 퍼뜨리고 있다고 생각하는 관계망상도 있고, 또 대인관계에서 자기의 피해의식을 느끼는 망상도 있다. 피해의식을 느끼는 망상 중 가장 흔한 것이 피해망상이다. 성적인 장난을 당한다고 느끼는 색정적 피해망상, 그리고 배우자가 성적으로 이상하다고 느끼는 질투망상이 모두 피해의식을 느끼는 망상에 속한다.

그러니까 연인지간이나 부부지간에 의혹하거나 질투하는 병은 '망상'이라는 병 중에서도 대인관계에서 자기의 피해의식을 느끼는 망상 타입의 병인 것이다.

이 병은 혼자만 앓는 병이 아니다. 상대의 마음을 아프게 하고 상대의 인격과 삶 자체를 피폐하게 하는 병이다. 심지어 극도에 이르면 상대를 가해 또는 살해까지 한다. 셰익스피어(William Shakespeare)의 오셀로(Othello)만 그런 것이 아니다. 사랑하는 사람이 부정(不貞)하다는 확신성에 빠진 병적 사람들에 의해 선량한 사람들이 고통 받는 실례들이 너무 많다.

병전 성격, 병전 예방

《동의보감》에는 '장조증'이라는 병증이 기재되어 있다. 이 병은 발병하기 전에 우울하고 환각이 일어나며 시기와 질투 또는 의심이 많고, 정서가 불안정하여 감정이 격동하기 쉬우며 지각이 예민해지거나 아예 무뎌지기도 하는 등 여러 전조 증세를 보인다고 했다. 그러니까 병전 성격이 있다는 것이다.

그렇다면 질투망상의 병자는 어떤 병전 성격을 소유하고 있을까? 지나치게 꼼꼼하고 까다롭고 빈틈없는 성격, 지나치게 타인을 의식하고 비교하고 예민하게 반응하는 성격, 지나치게 불평이 많고 고집 세고 샘이 많은 성격, 지나치게 의존적이고 자기 비하가 심하고 조바심이 심한 성격, 지나치게 의심이 많고 큰 병에 걸릴까 죽을까

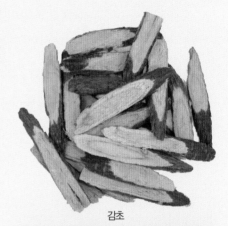

감초

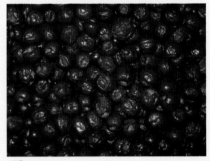

대추

벌벌 떠는 성격 등을 소유하고 있는 경우가 많다고 본다.

이런 병전 성격을 소유하고 있다면 평소에 마음의 수양과 함께 마음을 안정시키는 차를 마시는 것도 필요하다. 《동의보감》에는 장조증에 「감맥대조탕」이 좋다고 했는데 감초·통밀·대추를 끓여 마시는 처방이다. 마음을 느긋하게 해주는 처방이다. 이외에 우울증에 효과가 있다는 연꽃씨나 억울형 신경증에 좋다는 음양곽이라는 약재를 차로 마셔도 좋다.

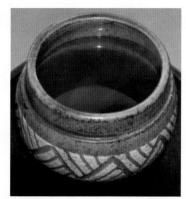
감맥대조탕

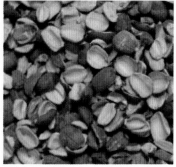
연자육

그러나 병적 상태일 때는 전문 의료인의 치료를 반드시 받아야 한다.

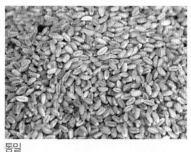
통밀

음양곽(삼지구엽초)

코로니스(Coronis)와
기억력을 좋게 하는 음식

 ### 치정살인 사건, 배신과 의혹

치정살인 사건이 일어난다. 사건의 발단은 코로니스의 배신이다.

코로니스는 오르코메노스(Orchomenos) 나라의 공주다. 예쁘기로 소문이 난 여자다. 태양신 아폴론(Apollon)이 한눈에 반해 사랑한다. 코로니스도 아폴론을 사랑하여 아폴론의 아기까지 임신한다. 그런데 코로니스는 외롭고 괴롭다. 아폴론이 자주 찾아주지 않으니 외롭고, 불로불사의 신을 사랑하는 인간적 고뇌로 괴롭다. 인간의 숙명은 늙어야 하고 죽어야 하는데, 예쁜 모습이 사그라진 채 늙어가는 자신을 아폴론이 그래도 사랑해 줄지 생각하면 너무 괴롭다. 그래서 마침내 인간인 이스키스(Ischys)를 사랑하게 된다. 머잖아 아폴론의 아기를 출산할 몸인데도 코로니스는 이 남자와 혼인한다. 결국 아폴론의 사랑을 배신한 것이다. 분노한 아폴론이 화살을 날려 코로니스를 죽인다. 치정살인 사건은 이렇게 일어난 것이다.

그러나 이 사건에는 아폴론의 치사한 의혹이 숨겨져 있다. 아폴

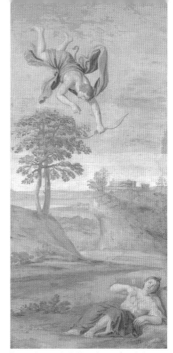

「코로니스를 살해하는 아폴론」(도메니코 잠피에리, 프레스코화, 런던 내셔널 갤러리)

론은 코로니스가 외로워할까 봐 동무삼아 지내라고 까마귀 한 마리를 준 적이 있는데, 실은 까마귀로 하여금 코로니스를 감시케 한 것이다. 사랑하는 여자를 믿지 못한 치사한 수작이다. 그러니 원초적 사건의 발단은 여기에 있다고 할 수도 있다. 여하간 감시자 까마귀는 아폴론에게 날아가 코로니스의 혼인 사실을 발설하고, 이렇게 해서 치정살인 사건이 일어난 것이다.

흰 까마귀, 세 발 까마귀

아폴론은 분풀이를 한다. 사랑하는 여인을 죽게 만든 것은 너의 고자질 탓이었다며 까마귀에게 화를 낸다. 그 화가 얼마나 컸던지 아폴론의 입에서 뻗친 열에 까마귀의 털이 까맣게 타 버린다. 아폴론이 태양신이니 그 열기가 대단했던 모양이다. 까마귀는 원래 흰색이었는데 이때부터 까맣게 되었다고 한다.

동양의 신화에는 태양 속에 까마귀가 산다고 한다. 까만 까마귀인데, 발이 세 개란다. 이른바 삼족오(三足烏)다. 금오(金烏)라고도 한다. 이 까마귀는 종종 땅에 내려와 지일초(地日草)나 춘생초(春生草)라는 약초를 먹고 불로장생한다는데, 태양을 부리는 마부인 희화

(羲和)가 그러면 안 된다며 태양의 고삐를 잔뜩 죄고 손으로 까마귀의 눈을 가리지만, 듣지도 않고 이 풀을 먹으려고 종종 땅에 내려온다고 한다. 그러면 온누리가 한발에

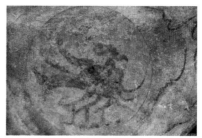

「삼족오」(쌍영총 널방 삼각고임 1층 밑면 동쪽, 국립민속박물관)

타들어간다고 한다. 대지는 갈라지고 강물은 마르고 농작물은 시든다고 한다.

까마귀는 익조라고 하지만 삼족오처럼 농작물에 피해를 주는 경우도 있다. 그래서 까마귀 떼로 큰 피해를 본 일본의 한 고장에서는 까마귀요리를 개발했다고 한다. 물론 까마귀요리는 예전부터 있어왔다. 또 예로부터 두통·어지럼증·해수 등을 다스리는 약으로도 써왔다.

오징어는 죽은 척 물에 떠 있다가 까마귀가 달려들면 덥석 끌어안고 바닷속으로 들어가 먹어치운다고 한다. 그래서 오징어를 '까마귀의 적'이라 해서 오적어(烏賊魚)라고 부른다. 그만큼 까마귀가 맛있을까? 아니다. 시고 떫고 짜다.

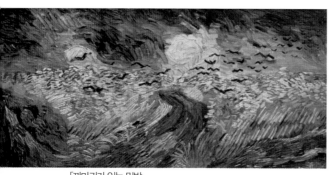

「까마귀가 있는 밀밭」
(빈센트 반 고흐, 캔버스에 유채, 암스테르담 시립박물관)

건망증에 좋은 식품

"까마귀고기를 먹었느냐?"는 말이 있다. 까마귀처럼 잘 잊어버리는 경우를 빗대서 쓰는 속담이다. 실제로 까마귀는 기억력이 나쁘지 않은 영물인데, 억울하게 생긴 속담이다. 그런데 까마귀고기를 먹지 않았으면서도 기억력이 안 좋은 경우가 있다.

건망증이나 치매가 그런 경우다. 이런 경우에 좋은 식품에는 어떤 것이 있을까? 다섯 가지만 추려보기로 한다.

첫째는 인삼차다. 정신을 안정시키며 신경을 가라앉히고 건망증을 없애준다. 오미자를 가미하면 더 좋다. 또 인삼가루 40g을 돼지기름 4g과 같이 술에 타서 복용하기를 100일만 계속하면 하루에 천 마디 글귀를 암송할 수 있게 되며, 피부가 윤택해진다고 《동의보감》에 설명되어 있다.

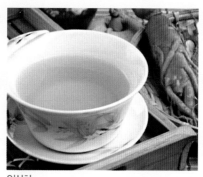
인삼차

둘째는 잇꽃(홍화)차다. 셀레늄(selenium)이 많이 들어 있다. 뇌의 노화를 예방하고

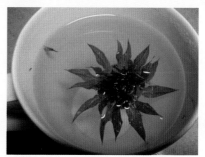
잇꽃(홍화)차

뇌를 건강하게 해준다고 알려진 성분이다. 잇꽃을 소쿠리에 담아 흐르는 물에 흔들흔들 씻어 잘 말려 보관해 두고 1회에 2g씩을 거름통 있는 찻잔에 넣고 뜨거운 물을 부은 다음 뚜껑을 닫아 5분 정도 우려내어 마신다. 물론 잇꽃유도 좋다. 잇꽃의 씨에서 뽑아낸 기름이다. 리놀산(linolic acid)을 많이 함유하고 있다. 뇌혈류의 양을 늘리고 뇌혈류의 상태를 원활하게 해준다는 성분이다.

셋째는 참깨다. 불로장수의 식품, 신선의 식품으로 알려진 참깨에는 '젊음의 비타민'이라 불리는 비타민 E가 풍부하다. 건뇌작용에서 빼놓을 수 없는 성분이다. 물론 건뇌작용에 필요한 비타민 B_1·철분·칼슘 등도 많다. 참고로 비타민 E와 함께 섭취하면 셀레늄의 섭취를 강화할 수 있으므로 셀레늄이 풍부한 콩 요리에 참깨를 곁들여 먹으면 좋다.

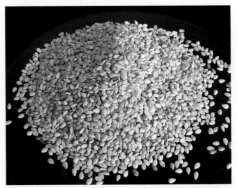
참깨

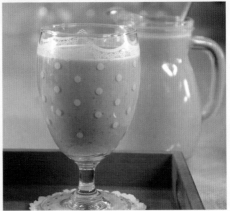
두유

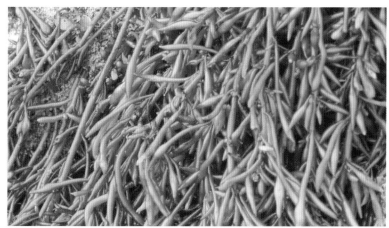
해조류-녹미채-톳

　넷째는 두유다. 두유의 비타민 B₁은 뇌세포를 활성화시키고, 사포닌(saponin)은 뇌를 건강하게 하고 머리를 맑게 해준다. 레시틴(lecithin) 성분까지 있다. 뇌의 전중량의 20~30%가 레시틴 성분으로 이루어져 있다고 하니까 뇌의 건강을 위해서는 꼭 필요한 성분이다. 이 성분이 부족하면 세포 자체의 부활작용·재생작용·소생작용이 거의 기능을 하지 못한다고 한다.

　다섯째는 요소가 풍부한 해초류다. 특히 녹미채를 권하고 싶다. 녹미채는 갈조류 모자반과에 속하는 해조류다. 건뇌작용을 하려면 요소·철분·칼슘이 필요한데, 녹미채에는 이 세 가지 성분이 다 풍부하다. 녹미채 100g 중에는 55mg이나 되는 철분이 함유되어 있다.

크로노스(Kronos)와 구토시키는 치료법

크로노스, 아기들을 토해내다

크로노스는 낫으로 아버지인 우라노스(Ouranos)의 성기를 자르고 권좌에 오른다. 그리고 어머니의 청에 따라 타르타로스(Tartaros ; 지옥)에 갇힌 동생들을 구해준다. 그런데 이들이 그에게 여러 가지 불평을 하며 대든다. 이들은 아버지 우라노스에 의해 타르타로스에 갇혔던 것인데, 오히려 이들을 구해준 크로노스에게 대들었으니 그가 화나지 않을 수 없다. 그는 다시 동생들을 타르타로스에 가두어 버린다. 그러자 어머니도 화가 나서 크로노스에게 저주를 내린다. "네 자식들 가운데 하나가 네가 네 아버지에게 했던 것처럼 너를 몰아낼 것이다."고 말이다.

걱정이 된 크로노스는 아내가 아이를 낳으면 낳는 대로

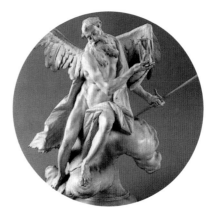

「크로노스」(쿤데르)

잡아먹어 버린다. 아들 둘, 딸 셋을 이렇게 잃게 된 크로노스의 아내 레아(Rhea)는 여섯째 출산으로 아들을 낳자마자 크레타(Creta) 섬의 깊은 동굴에 숨기고 대신 포대기에 돌덩이를 싸서 크로노스에게 새 아이를 낳았다면서 준다. 물론 크로

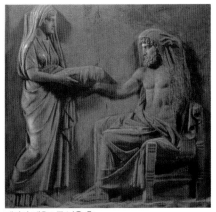

레아가 제우스를 낳은 후 크로노스에게 돌을 대신 싸서 주고 있다.

노스는 이것도 아이인 줄 알고 삼켜 버린다.

한편 크레타 섬에 숨겨졌던 사내아이는 이름이 제우스(Zeus)인데, 요정들의 보살핌으로 잘 자라 청년이 되고, 지혜의 여신인 메티스(Metis)를 만나 사랑하게 된다. 제우스는 아버지를 무찌르고 뱃속으로 삼켜진 형들과 누나들을 구해야겠다고 결심한다. 메티스는 지혜의 여신답게 작전계획을 세워주며, 마법의 풀을 뜯어 즙을 내어 제우스에게 준다. 제우스는 이를 어머니 레아에게 갖다 주고, 레아는 이 즙을 술에 타 남편 크로노스에게 권한다. 마시면 뱃속의 모든 것을 토하게 될 것을 알 리 없는 크로노스는 이 술을 받아 마신다.

과연 마법의 풀즙이 섞인 술을 마시자마자 구토가 일어난다. 포대기에 싼 돌덩이를 비롯해서 그동안 삼켜졌던 다섯 자식 모두가 토해진다. 결국 제우스는 아버지의 뱃속에서 토해진 형제자매들과 함께 아버지인 크로노스를 몰아낸다.

최토제의 여러 가지

그렇다면 크로노스가 마시고 그토록 구토를 일으켰다는 마법의 풀즙은 무엇이었을까? 구체적으로 이 마법의 식물성 약재가 무엇이었는지 알 길은 없다.

다만 이렇게 구토를 일으키게 하는 약물을 최토제라고 한다. 한의에서는 '용제(涌劑)'라 한다. 대표적인 식물성 약재로 꼭두서니과에 딸린 늘푸른떨기나무의 뿌리인 '토근'을 비롯해서 상록교목인 야라보의 수지가 흘러내려 땅속에서 단단한 덩어리로 굳은 '호동루'나, 여러해살이풀인 여로의 뿌리줄기인 '여로'나, 또는 바곳의 뿌리인 '초오' 등이 있다.

그러나 가장 널리 쓰이는 것은 참외꼭지다. 이를 '첨과체' 또는 '과체'라 한다. 에라테린(elaterin) 성분을 함유하고 있는데 맛이 쓰고 성질은 차다. 대단한 구토제다. 그러나 독이 있다. 그래서 때로 토하는 것이 멎지 않을 때가 있다. 이때는 사향을 먹으면 구토가 곧 멈추고 참외꼭지의 독도 풀린다.

이런 옛날 이야기가 있다. 당나라 때 회창 절도사였던 왕탁이란 자는 애첩이 수백 명이었다. 그녀들은 모두 난초와 사향을 넣은 주머니를 차고 다녔다고 하는데, 그녀들이 지나는 곳마다 10리 밖에 있는 오이까지 다 열매를 맺지 못했다고 한다. 다시 말해서 사향이 오이의 독이나 참외꼭지의 독을 풀어준다는 말이다.

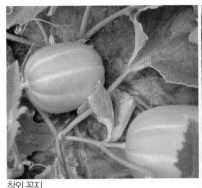
참외 꼭지

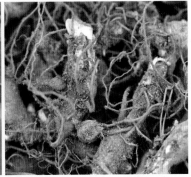
초오

《동의보감》에는 "참외는 푸른 것과 흰 것 2가지가 있는데, 반드시 푸른 참외꼭지를 써야 한다. 음력 7월에 참외가 익어서 저절로 떨어진 꼭지를 쓰는데, 덩굴에서부터 약 반 치 정도 되게 잘라서 그늘에 말려 밀기울과 함께 누렇게 되도록 볶아 쓴다."고 했다.

구토시키는 방법

한의에서는 여러 가지 식물성 구토제는 물론 '담반'이라 불리는 황산구리 등도 구토제로 써왔다. 왜 이렇게 구토제에 대해 많은 경험을 쌓아왔을까?

한의에서는 크게 8가지 치료법이 중요하다고 보고 있다. 즉 토법을 비롯해서 땀을 내게 하는 한법, 대소변을 배출시키는 하법, 조화시키는 화법, 따뜻하게 하는 온법, 열화를 떨어뜨리는 청법, 삭히고 흐트러지게 하는 소법, 허한 것을 도와주는 보법 등이 바로 치료의

8법이다. 그래서 토법은 주요한 치료법이며, 까닭에 오랜 동안 구토제에 대해 많은 경험을 쌓아왔던 것이다.

음식물이 위장에 정체되어 있거나, 독극물을 잘못 섭취한 경우는 물론이고 가래가 인후를 막고 있거나, 흉격에 고질적인 가래가 정체되어 있을 때도 토법을 써야 한다. 그러니까 토법은 위급 상황이나 급성 질환에도 쓸 수 있지만 고질적이거나 만성 질환에도 쓸 수 있는 치료법이다. 전자처럼 병이 급할 때는 서둘러 토법을 써야 마땅하겠는데, 후자처럼 고질적이거나 만성 질환에는 어떻게 토법을 써야 할까?

《동의보감》을 정리해 5가지 항목으로 요약해 보자.

첫째, 날씨가 맑을 때가 좋고 오전 7~9시 혹은 새벽 5~7시에 하는 것이 좋다. 둘째, 토하게 하려는 전날 저녁부터 음식을 먹지 않게 한다. 셋째, 토하게 할 때는 긴 천으로 허리와 배를 둘러매 준다. 넷째, 토할 때는 눈을 치뜨기 쉬우므로 반드시 양쪽 눈을 다 감는 것이 좋다. 다섯째, 허약하면 적게 토하게 하는 것이 좋다.

그렇다면 가정에서 부작용이 없이 토하게 하는 방법에는 어떤 것이 있을까? 제일 흔히 쓰이는 것이 소금 끓인 물이다. 또 펄펄 끓는 물에 찬물을 절반씩 섞어 마신다. 이것을 '반생반숙탕', 혹은 '음양탕'이라고 한다. 차를 달여서 많이 마시거나 팥가루를 좁쌀미음에 타 마신다. 혹은 껍질을 벗기지 않은 새우 300g에 간장·생강·파 등을 넣고 달여서 먼저 새우를 먹은 다음 국물을 마신다.

키마이라(Khimaera)와
유방암에 도움이 되는 식품

신들의 전쟁과 키마이라의 탄생

제우스(Zeus)는 아버지인 크로노스(Kronos)를 쫓아내고 새 지배자가 된다. 그러나 권력을 빼앗긴 무리들이 반격한다. 이런 반격은 당연히 사생결단일 수밖에 없기 때문에 치열한 싸움으로 제우스는 혼쭐이 난다.

제우스는 티탄(Titan) 무리와의 싸움이 그랬고, 기가스(Gigas)나 티폰(Typhon)과의 싸움에서도 곤혹을 치른다. 힘이 딸린 제우스는 티탄과의 싸움 때에는 외눈박이 키클롭스(Cyclops)들과 손이 100개나 되는 헤카톤케이르(Hekatoncheir)들의 힘을 빌리고, 기가스와의 싸움 때에는 신인 주제에 심지어 인간인 헤라클레스(Hercules)의 힘을 빌리기까지 한다. 그리고 티폰과의 싸움 때에는 제우스를 비롯한 올림포스(Olympos) 신들이 몽땅 이집트까지 도망쳐서 몸을 숨기기까지 한다.

티폰은 엄청 거대하고 무서운 괴물로, 눈에서 번갯불과 불꽃을 내뿜는 100개의 용의 머리가 돋아나 있고 다리는 똬리를 튼 거대한 뱀

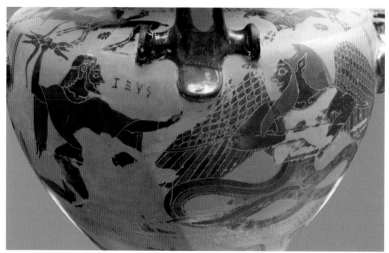

「티폰에게 벼락을 날리는 제우스」(그리스 흑화식 항아리, 독일 국립고대미술박물관)

의 모습이었는데, 수세에 몰리던 제우스가 시칠리아(Sicilia) 섬의 활화산인 에트나(Etna) 산을 번쩍 들어 던짐으로서 마침내 티폰이 산에 깔려 갇히게 된다.

이렇게 해서 겨우 싸움이 끝나고 제우스의 권좌는 공고해진다. 그러나 신화는 여기에서 끝나지 않는다. 티폰이 산에 깔려 갇혀 있을 때 그의 아내인 에키드나(Echidna)가 숨어들어가 그와의 사이에서 키마이라, 케르베로스(Kerberos), 히드라(Hydra), 오르토스(Orthus)를 낳는다. 또 그녀는 오르토스와의 사이에서 네메아의 사자(Lion of Nemea)와 스핑크스(Sphinx) 등을 낳는다. 그리고 신화는 흥미진진하게 이어진다.

그렇다면 티폰과 에키드나의 자식 중 하나라는 키마이라(키메라)는 어떤 존재였을까?

마이크로키메리즘과 유방암

키마이라는 머리는 사자, 몸통은 양, 꼬리는 뱀 또는 용의 모습이다. 세 개의 머리 중 가운데 머리가 불을 내뿜어 사람과 가축을 죽이고 농작물과 숲을 태운다. 그러나 이 암컷 괴물은 젊은 용사인 벨레로폰(Bellerophon)에 의해 죽임을 당한다. 벨레로폰이 천마 페가수스(Pegasus)의 도움으로 키마이라를 활로 쏘아 죽인 것이다.

'키마이라(Khimaera)'의 영어 이름은 '키메라(chimera)'이다. 그리고 이 이름에서 유래한 단어가 '마이크로키메리즘(microchimerism)'이다. 사전적 해석에 따르면 "한 개체 내에 서로 다른 유전적 성질을 가지는 동종의 조직이 함께 존재하는 현상"이라고 한다. 마치 머리는 사자, 몸통은 염소, 꼬리는 뱀으로 이루어진 괴물 키마이라와 같다고 해서 독일의 생물학자 한스 빙클러(Hans Winkler)가 명명한 것이라고 한다.

모든 포유동물은 임신을 하면 태아와 모체가 상호 유전자와 세포를 교환하기 때문에 태아세포

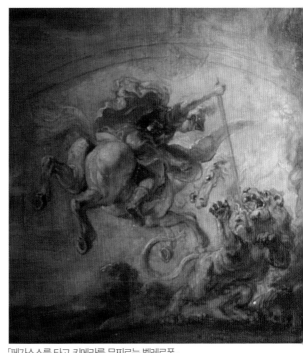

「페가소스를 타고 키메라를 무찌르는 벨레로폰」
(페테르 파울 루벤스, 패널에 유채, 보나 미술관)

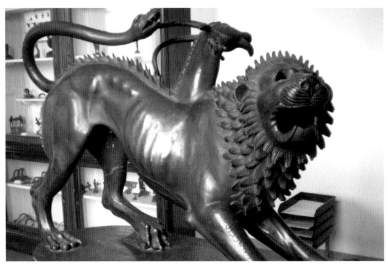

「키메라」(청동, 이탈리아의 아레초)

가 모체에, 그리고 모체세포가 아이에서 뿌리를 내리는 경우도 있는데, 이러한 공존 현상을 마이크로키메리즘이라 한다. 학자들은 이것이 '양날의 칼' 같아서 해롭기도 하고 도움이 되기도 한다고 한다.

　예를 들어 긍정적인 면은 특히 모체에 존재하는 태아세포의 경우를 중심으로 볼 때, 어머니가 치매에 덜 걸리게 하거나 어머니의 심장 손상을 복원하는 데 도움을 준다고 한다. 물론 자식의 세포를 간직한 어머니는 유방암에도 덜 걸린다고 한다. 모 신문기사에 의하면, 한 연구 결과 어머니의 혈액에서 아들의 Y염색체가 발견된 여성은 그렇지 않은 여성보다 유방암의 발병률이 낮게 나왔다는 것이다. 다시 말해서 자식을 낳은 여성, 그것도 아들을 낳은 여성이 유방암에 덜 걸린다는 말이다.

유방암에 취약한 여성과 예방식품

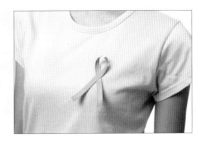

　자식을 낳은 여성, 그것도 아들을 낳은 여성이 유방암에 덜 걸린다는데, 그렇다면 어떤 여성이 유방암에 취약할까?

　독신녀나 임신을 못한 여성이 그렇지 않은 여성보다 많게는 5배 이상 유방암에 잘 걸린다. 초산이 늦을수록 그렇지 않은 여성에 비해 4배 이상 취약하고, 모유로 양육하지 않으면 그 위험도가 높아진다. 또 초경이 12세 이전, 폐경이 50세 이후이면 그렇지 않은 여성보다 유방암의 발생 확률이 1.5배가 높다. 비만하면 2배 위험하고, 가족력이 있는 경우에는 위험도가 3~9배에 이른다. 또 한쪽 유방암을 앓았거나 자궁암 병력이 있는 경우, 피임약을 비롯한 호르몬 약재를 과용한 경우, 그리고 배변이 1주에

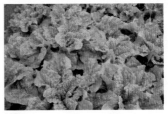

상추

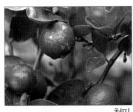

청피

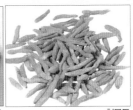

맥아　　　　　　천문동

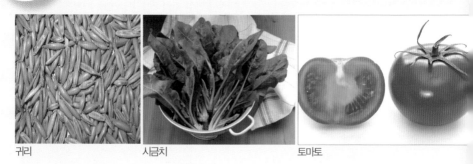

귀리　　　　　　　　　시금치　　　　　　　　　토마토

2회 이하인 경우, 식습관이 안 좋았던 경우에 유방암의 발병 확률이
증가한다.

　그렇다면 유방암의 예방 혹은 치료에 도움이 되는 식품에는 어떤
것이 있을까?

　《동의보감》의 〈내암(嬭巖)〉, 〈유암(乳巖)〉 항목을 보면 상추(혹
은 상추씨)와 선귤껍질(청피)·보리길금(맥아)·천문동 등이 도움이
될 수 있다. 상추는 상습적으로 변비가 있으면서 여드름이 심한 여
성의, 선귤껍질은 신경이 예민하거나 소위 '화병'이 있는 여성의, 보
리길금은 평소 무기력하고 소화 기능이 약한 여성의 유방암 예방에
도움이 될 수 있다. 천문동은 유방 소엽이 증식된 때에는 종양의 크
기에 관계없이 효과가 있다는 보고가 있다.

　채소 중에는 시금치나 토마토가 좋다. 한 연구에 의하면, 가족
력이 있는 폐경기 전 여성의 유방암 발생 위험을 시금치는 60%
낮추고 토마토는 50% 낮춘다고 한다. 고구마는 베타카로틴(beta-
carotene)과 비타민 C 보유량이 높고, 무는 식물성 섬유와 비타민 C

가 많기 때문에 좋다. 과일 중에는 사과와 포도가 특히 유방암의 발생을 억제한다고 알려져 있다.

곡류 중에는 콩과 귀리가 단연 으뜸이다. 콩이 분해되면서 생성된 생리활성물질이 유방암에 특히 도움이 된다고 한다. 두부·된장도 좋고 청국장과 요구르트를 배합해 먹어도 좋다. 귀리는 멜라토닌(melatonin)이 다량 함유되어 있어 도움이 된다. 귀리의 멜라토닌은 항암식품으로 잘 알려진 생강·토마토·바나나의 3.5배 내지 4배가량이다.

그밖에 카레의 주성분인 울금·우유·녹차·마늘 등이 유방암의 발생을 억제한다고 알려져 있다.

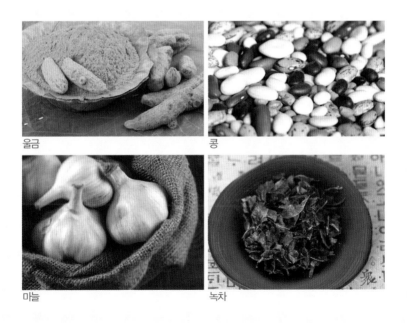

울금

콩

마늘

녹차

테세우스(Theseus)와
창포의 진정작용

 ## 테세우스, 천하장사의 여정

테세우스는 그의 아버지인 아테네(Athens)의 왕 아이게우스(Aigeus)가 장사였듯이 천하장사다.

'테세우스' 라는 이름의 뜻은 '묻혀 있는 보물'이다. 그렇다면 묻혀 있는 보물이란 어떤 것일까? 다름 아니라 칼과 신발이다. 여기에는 이런 사연이 있다.

그의 아버지인 아이게우스는 아들이 없어 신탁을 받는다. 그리고는 친구인 트로이젠(Troezen)의 왕 피테우스(Pitteus)를 찾아간다. 피테우스는 아이게우스가 받은 신탁이 의미심장함을 눈치채고 그의 딸인 아이트라(Aithra)를 술에 취한 아이게우스의 방에 들여보내 동침하게 한다.

다음날, 간밤의 사정을 안 아이게우스가 아테네로 떠나기에 앞서 구덩이를 파고 그 안에 자기의 칼과 신발을 넣고 큰 바위를 들어 그 위에 올려놓는다. 그리고는 아이트라에게 말한다. 만약 아들을 낳아 그 아들이 장성하면 바위를 들어올리고 구덩이에 감춰둔 칼과

신발을 가지고 아버지를
찾아오게 하라고. 그 후
아이트라는 아들을 낳고,
아들의 이름을 '묻혀 있는
보물'이라는 뜻으로 '테세
우스'라고 부른다.

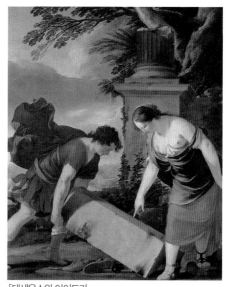

테세우스가 얼마나 힘
이 세고 얼마나 담대했는
지는 아버지가 숨겨두었
던 '묻혀 있는 보물'인 칼
과 신발을 찾아 들고 아버

「테세우스와 아이트라」
(로랑 드 라 이르, 유화, 부다페스트 미술관)

지가 계신 아테네로 가는 그의 여정을 보면 알 수 있다.

이 여정 중에 테세우스는 쇠몽둥이 강도를 만나 해치운다.

두 그루의 나무를 휘어 그 가지에 잡아온 행인을 묶고는 휜 나무
를 탁! 놓아서 묶인 사람이 공중으로 튕겨오르면서 갈가리 찢겨 죽
게 하는 악당도 만나 해치운다. 행인에게 발을 씻게 한 후 절벽 아
래 바다로 밀쳐 빠져 죽게 하는 악당도 해치운다. 행인을 침대에 뉘
여 침대보다 크면 잘라 죽이고, 침대보다 작으면 늘려 죽이는 악당
도 처치한다.

 ## 테세우스와 아리아드네(Ariadne)의 비련

장사 테세우스의 용감무쌍한 이야기는 끝이 없다. 그 중의

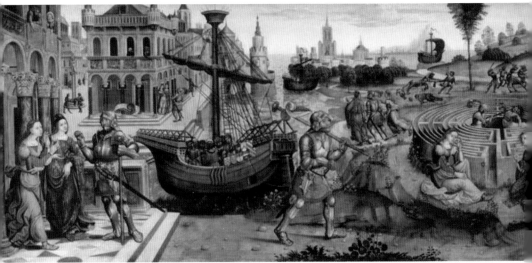

「테세우스와 미노타우로스」(유화, 아비뇽 프티팔레 미술관)

백미는 괴물 미노타우로스(Minotaur)를 해치운 일이다.

테세우스가 아버지를 만난 후의 일인데, 그동안 아버지는 크레타(Creta)의 미노스(Minos) 왕에게 괴물 미노타우로스의 먹잇감으로 아테네의 젊은이들을 바쳐왔던 터였다. 그런데 테세우스가 먹잇감으로 자처하고 크레타의 미궁 안으로 들어가서 이 괴물을 처치한 것이다. 이 미궁은 이름 그대로 도저히 빠져나올 수 없다는 미로로 된 구조인데, 이 미궁에서 무적의 괴물 미노타우로스까지 처치하고 살아서 빠져나왔다는 이 무용담에는 크레타의 공주 아리아드네의 공로가 빠질 수 없다.

테세우스에게 한눈에 반한 공주가 미궁에서 빠져나올 수 있도록 한 뭉치의 실과 괴물을 죽일 한 자루의 칼을 테세우스에게 준 덕택이다. 테세우스는 실타래를 풀며 미궁에 들어가 칼로 괴물을 죽인

후 다시 실타래를 따라 미로를 헤쳐 나온 것이다.

테세우스는 생명의 은인인 아리아드네를 데리고, 아리아드네는 아버지를 배반할 만큼 사랑하는 테세우스를 좇아, 두 사람은 배를 타고 크레타를 탈출한다. 그러다가 낙소스(Naxos) 섬에 이르러 뭍에 올라 잠시 쉰다.

긴장이 풀린 탓일까. 둘은 깜박 잠이 든다. 이때 술의 신인 디오니소스(Dionysos)가 테세우스의 꿈에 나타난다. 그리고는 아리아드네를 이 섬에 놔두고 테세우스 홀로 떠나라고 말한다. 테세우스는 이 말대로 홀로 떠난다. 뒤늦게 잠에서 깬 아리아드네는 멀어져 가는 테세우스의 배를 보며 눈물을 떨군다. 슬픔으로 오열한다. 이때 디오니소스가 나타나 아리아드네에게 약을 먹인다. 그러자 테세우스에 관한 사랑과 온갖 기억들이 아리아드네로부터 모두 사라져 없어진다.

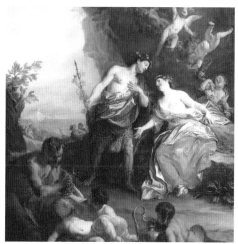

「낙소스 섬의 아리아드네」(장 프랑수아 드 트루아, 캔버스에 유채, 파브르 미술관)

디오니소스의 약과 창포(菖蒲)

아리아드네를 진정시킨 약은 무엇이었을까? 디오니소스가 준 약이니까 혹시 포도주는 아니었을까? 그렇다면 한의사가 아리아드네에게 약을 준다면 어떤 약을 주게 될까?

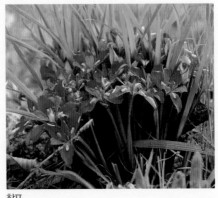
창포

창포가 가장 효과 있을 것이다. 창포는 진정작용을 하기 때문이다. 공격적 행위를 억제시키며 분방하고 부산한 행위를 진정시킬 수 있는 것이 창포다.

걱정하고 슬퍼하고 기뻐하다가 갑자기 즐거움을 잊은 듯한 상태가 아침에는 나았다가 저녁 때 발병하고, 또는 저녁에 나았다가 아침이면 발병하는 증세를 다스리는 것도 창포다. 창포는 우울증을 치료한다. 잊으면 안 될 것을 잊지 않게 하는 효능도 있다. 그래서 머리를 총명하게 하는 약으로도 많이 쓴다.

창포는 사철 내내 푸른 상록의 다년생초본이다. 창포의 '창'은 '창성'하다는 뜻이고, '포'는 창성한 모양이 '향포'와 같다는 뜻이다. 주로 산의 계곡 사이 계류의 주변 또는 계류의 수석 틈에 난다. 그래서 '석창포' 또는 '계창'이라 부른다. 잎은 칼 모양으로 뭉쳐난다. 그래서

'검초'라 부르기도 한다.

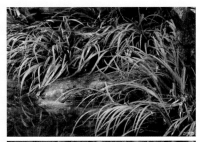

뿌리줄기를 약으로 쓴다. 성질은 따뜻하고 맛은 맵다. 의서에는 "반드시 돌 위에서 생장하는 것이 좋고 그렇지 않은 것은 효과가 없다."고 했다. 그러니까 '석창포'만이 효과가 있다는 말이다.

창포의 효능은 다양하다. 우선 소화액의 분비를 촉진하고, 식욕을 돋운다. 위장의 이상

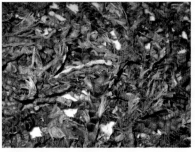

석창포

발효를 억제하며, 장관 평활근의 경련을 완화한다. 식체, 복부 팽만 또는 더위를 먹고 배가 아프거나 토사곽란이 심한 것을 다스린다. 또 청력장애를 치료한다. 바람이나 물소리와 같이 들리는 이명도 다스린다.

창포를 쌀뜨물에 하룻밤 담갔다가 구운 것을 끓인 물에 돼지 콩팥, 파 흰 뿌리, 쌀 등을 넣어 국처럼 만들어 늘 빈 속에 먹는다.

또 풍기와 습기를 없앤다. 신경성 두통이나 눈물이 저절로 흐르는 데 좋다. 이외에 소변을 하룻밤에 수십 번 보는 증세를 완화시키고 사타구니에 땀이 많을 때나 여성의 냉이 많이 흐를 때도 효과가 있다.

티토노스(Tithonos)와
죽지 않기, 늙지 않기

죽지 않는 늙은이

하늘과 땅 사이에 죽지 않는 존재가 있을 수 있는가! 한때
를 풍미하던 영웅호걸, 절세가인들도 백골이 진토되었으니 인간이
라면 죽음을 피할 수 없음을 어찌 모르겠냐마는, 죽음을 피해보려는

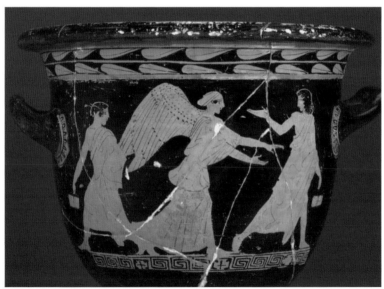

「적회식 크라테르 : 에오스와 티토노스 (추격 장면)」
(고대 그리스/로마/에트루리아 유물, 세라믹, 루브르 박물관)

헛된 욕망을 버리지 못
하는 것이 또한 인간임을
어찌하겠는가.

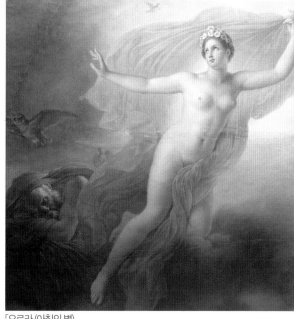

여기 이룰 수 없는 어
리석은 꿈, 그 욕망이 얼
마나 헛된지를 가르쳐 주
는 신화 한 토막이 있다.
에오스(Eos ; 오로라)와
티토노스의 애달픈, 그러

「오로라 (아침의 별)」
(안 루이 지로데 드 루시 트리오종, 유화, 콩피에뉴 성)

면서도 참으로 비정한 사랑 이야기이다.

에오스는 매일 아침 두 마리의 말이 끄는 마차를 타고 달리면서
장밋빛 손가락으로 밤의 장막을 거두는 '새벽의 여신'이다. 이 새벽
의 여신인 에오스가 그만 미남 티토노스에게 반함으로써 애달픈 사
랑 이야기는 시작된다.

에오스는 제우스(Zeus) 신에게 간청한다. 티토노스는 트로이
(Troy)의 왕 라오메돈(Laomedon)의 아들, 즉 죽음을 피할 수 없는
인간의 몸에 불과하니, 사랑하는 이 남자가 영원한 생명을 누릴 수
있도록 해달라고 간청한 것이다. 제우스 신은 에오스의 간청을 들
어준다. 그래서 불멸의 여신과 불사의 몸이 된 인간의 사랑은 이루
어지고, 둘은 더없이 달콤한 사랑을 나누며, 자식도 낳는다.

그러나 이를 어쩌랴! 영생을 간청했을 뿐 영원히 젊음을 유지해
달라는 것이 아니었으니, 젊고 잘 생겼던 티토노스는 늙기 시작한

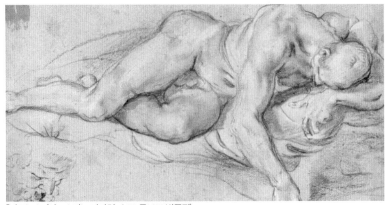

「티토노스」(아고스티노 카라치, 소묘, 루브르 박물관)

다. 추해지기 시작한다. 늙음에 지치고 손발을 움직일 수조차 없게 된다. 몸은 메말라 매미허물처럼 껍데기만 남게 된다. 티토노스는 차라리 죽음을 달라고, 죽음을 소원한다. 그렇지만 제우스 신은 영원한 생명을 약속한 이상 안식을 줄 수 없다고 말한다. 에오스의 마음도 변한다. 사랑도 식는다. 보기에도 끔찍스럽다. 에오스는 티토노스를 매미로 만들어 버린다. 이렇게 애달픈 사랑 이야기는 비정한 사랑 이야기로 끝이 난다.

영원한 노쇠의 저주

인간의 영생불멸의 꿈은 많은 신화를 만들어 냈다. 죽지 않는 영약을 찾아 떠나는 길가메시(Gilgamesh)의 신화가 생겨났고, 영생할 수 없다면 죽은 자를 이승으로 데려오려는 꿈으로 저승을 찾아가는 오르페우스(Orpheus)의 신화가 생겨났으며, 불사의 몸이 되어 불멸의 여신과 사랑을 나누는 티토노스의 애달픈 사랑의 신화가 생겨났다.

　그러나 신화의 결말은 어떠한가. 온갖 시련 끝에 현인 우트나피슈팀(Utnapishtim)을 만나 영원히 살 수 있다는 생명의 풀을 손에 넣었건만 뱀에게 빼앗겨 죽음을 피할 수 없게 된 길가메시의 결말도 그렇고, 또 사랑하던 에우리디케(Eurydice)를 겨우 저승에서 데리고 나오기는 했으나 지상에 다다를 때까지는 뒤를 돌아봐서는 안 된다는 계명을 지키지 못해 에우리디케가 돌로 변해 버렸다는 오르페우스의 결말이 그렇고, 영생을 약속했기에 거동조차 못하게 추하게 늙었건만 죽음의 안식마저 허락되지 못한 채 고통 속에 연명해야 했던 티토노스의 결말이 그렇듯이, 모든 신화는 인간의 영생과 환생의 꿈은 이룰 수 없는 어리석은 것일 뿐임을 분명히 하고 있다.

　죽음보다 더 큰 불행은 무엇일까?

　영원한 생명, 그러나 늙어도 지쳐도 죽지 않는 생명, 바로 '영원한 노쇠의 저주'에 걸린 것이 아닐까?

　그래서 《열자(列子)》에는 이런 말이 있다.

　"세상에 태어나 산다는 것 자체가 큰 복이요, 죽을 때가 되어 죽는 것 자체가 큰 복이다. 살 수 있음에도 살지 않는 것은 천벌이요, 죽어야 할 때 죽지 않음도 천벌이다."

　분명 옳은 말이다. 영생의 몸이건만 사는 게 사는 것이 아니었던 티토노스의 신화를 통해 죽어야 할 때 죽지 못하는, 영원한 노쇠의 저주야말로 정말 죽음보다 더 큰 불행이기 때문이다. 그래서 죽을 때가 되어 죽는 것 자체가 큰 복이라는 말은 분명 옳은 말이다.

불로불사의 길

《노자(老子)》의 말을 빌리지 않아도 삶이니 죽음이니 하는 것은 '몽환포말(夢幻泡沫)'에 지나지 않는다. 생명을 가지고 있는 것들, 형체를 지니고 있는 것들, 어느 하나인들 환상과 거품이 아닌 것이 어디 있겠는가.

꿈속에서도 아주 긴 세월을 꿈꾸기도 하고 아주 짧은 꿈을 꾸기도 하지만, 깨고 나면 그 긴 세월과 짧은 순간이 한낱 환각일 뿐이듯, 인생 또한 꿈을 깨고 나면 환각에 지나지 않는 것일 뿐이다.

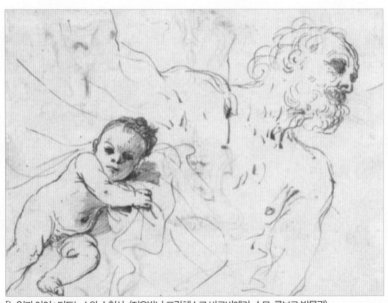

「노인과 아이 : 티토노스와 소천사」(지오반니 프란체스코 바르비에리, 소묘, 루브르 박물관)

그러니 살고 죽는 데 연연할 것이 아니다. 초췌하게 늙어가는 데 연연할 것이 아니다. 죽음을 피할 수 있는 인간이 없듯이 늙음을 피할 수 있는 인간 또한 없다. 젊음이 언제까지 갈 것이며, 미려한 모습이 언제까지 갈 것인가.

〈100세 장수〉의 시대가 열릴 것이라고 호들갑을 떨고 있지만 젊고 미남자였던 티토노스 역시 매미 허물처럼 초췌해졌듯이, 한낱 환상과 환영의 허물에 불과한 체구의 인간이기에 늙고 병들면 초췌해진 환구(幻軀)의 몸이 될 수밖에 없고, 그런 허물에 불과한 몸이기에 환형(幻形)의 스산함을 짊어질 수밖에 없다.

티토노스의 고통스럽고도 비참한 길은 인간이라면 누구나 겪어야 할 길, 피할 수 없는 길인 것이다.

그래서 《동의보감》에는 이런 말이 있다.

"세간만사가 모두 공허하고, 종일토록 이룩하는 것이 모두가 다 망상이요, 나의 몸 역시 헛된 환영이요, 화와 복 모두가 '무유(無有)'에 돌아가고, 생사가 모두 꿈과 같은 것이다. 이것을 깨달으면 마음이 스스로 청청해지고 병이 생기지 않는다." 라고.

그렇다. 진정 불사불로의 길은 모든 것이 환상이요 환영임을 깨닫는 길 뿐이리라. 그런데 이것이 쉽지 않으니 인간은 죽고, 인간은 늙어가고, 인간은 병들기 마련인가 보다.

파리스(Paris)와
아킬레스건 강화법

헥토르(Hektor), 아킬레우스(Achilleus)에게 죽다

트로이 전쟁은 끝날 줄 모르고 수많은 장졸들이 죽어가면서 10년 동안 계속된다. 파리스가 헬레네(Helene)를 꾀어 트로이로 오는 바람에 그리스연합군과 트로이가 맞붙은 전쟁이 바로 트로이 전쟁이다.

이 전쟁에서 단연 돋보인 영웅은 트로이의 헥토르와 그리스연합군의 아킬레우스다. 그러나 전쟁은 죽고 죽이는 싸움이다. 영웅 헥토르는 아킬레우스의 사랑하는 부하 파트로클로스(Patroklos)를 죽이고, 이에 슬픔과 분노로 탱천한 아킬레우스가 전장에 나서고, 끝내 아킬레우스의 창에 헥토르는 목이 찔려 죽는다.

아킬레우스는 헥토르의 두 발목을 밧줄로 묶고 전차에 맨 채 질주하면서 트로이 성을 맴돌며 끌고 다닌다. 참으로 눈을 뜨고 볼 수 없는 참혹한 광경에 온 성 안이 울음바다가 된다. 아킬레우스는 헥토르의 시체를 자신이 사랑했던 부하, 자신을 대신해서 죽었던 부하 파트로클로스의 시체 옆에 놓고 저주한다. 헥토르의 시체를 들개들

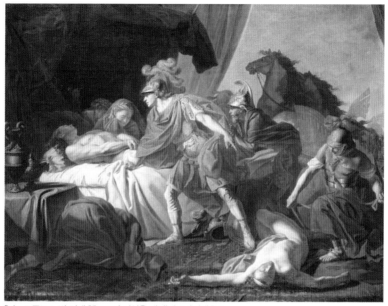

「파트로클로스 발 밑에 헥토르의 시신을 내려놓는 아킬레우스」
(조제프 브누아 쉬베, 캔버스에 유채, 루브르 박물관)

이 물어뜯어 먹게 하겠다고 말이다.

　그러나 헥토르의 시체는 아킬레우스의 바람대로 되지 않는다. 아프로디테(Aphrodite) 여신이 향기로운 기름을 발라 헥토르의 시체가 상처 나지 않게 해주고 들개들이 덤벼들지 못하게 해준다.

　아폴론(Apollon)도 구름으로 헥토르의 시체를 감싸주어 마르지 않게 해준다. 헥토르의 아버지인 트로이의 왕 프리아모스(Priamos)가 죽음을 무릅쓰고 적진 속 아킬레우스 막사를 찾아가 무릎을 꿇고 눈물을 흘리며 애원한 끝에 헥토르의 시체는 트로이로 돌아오게 된다. 그래서 화장되고, 그 유골은 황금상자에 담겨 다행히 성 밖에 묻힌다.

폴릭세네(Polyxene), 아킬레우스를 사랑하다

헥토르의 유골이 황금상자에 담겨 묻히는 날, 그 장례날에 또 하나의 운명이 싹튼다. 평복차림으로 몰래 장례에 참여한 아킬레우스는 뜻밖에 너무나 아름다운 여인을 본다. 눈물을 흘리는 그 여인의 아름다움에 아킬레우스는 넋을 잃는다.

이 여인이 누구인지 잠시 후에 알아보기로 하고 전쟁이 어떻게 되어가는지 살펴보자.

전쟁은 이어진다. 끝을 봐야 끝나는 것이 전쟁이기에 또 싸워야 한다. 열하루 동안의 헥토르 장례가 끝나자마자 전쟁은 다시 시작된다. 헥토르 대신 트로이의 총사령관이 된 동생 파리스가 선두에 나서지만 아킬레우스를 당해낼 재간이 없다. 트로이를 도우러 온 아마존의 여왕 펜테실레이아(Penthesileia)의 여전사들도, 그리고 에티오피아 왕 멤논(Memnon)의 원정군도 모두 죽는다. 사기가 떨어진 트로이 군은 성문을 닫고 꼼짝도 하지 않는다. 도저히 어쩔 수 없는 상황이다.

아킬레우스는 오디세우스(Odysseus)와 아이아스(Aias) 장군을 데리고 트로이 성을 정탐하러 나선다. 이때 아킬레우스는 헥토르의 무덤가에 앉아 있는 한 여자를 본다. 바로 헥토르의 장례날 보았던 그 여인이다. 아킬레우스가 넋을 잃고 바라보던 바로 그 여인이다.

아킬레우스는 여인에게 자신의 신분을 밝힌다. 여인도 자신의 신분을 밝힌다. 여인은 헥토르의 여동생이자 트로이의 공주 폴릭세네다. 둘은 원수지간이다. 더구나 폴릭세네로서는 오빠 헥토르를 죽

인, 그것도 모자라 전차에
매단 채 시체를 끌고 다니
며 모욕한 아킬레우스를
용서할 수 없다. 그러나
아킬레우스는 둘이 혼인
하면 10년을 끌던 전쟁을
마감할 수 있다고 말하면

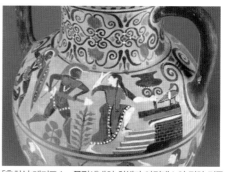

「흑회식 레키토스 : 폴릭세네의 희생과 아킬레스의 전차 경주」
(고대 그리스/로마/에트루리아 유물, 세라믹 루브르 박물관)

서 폴릭세네에게 청혼한다. 그래서 빨리 평화를 되찾자고도 한다.

폴릭세네는 그만 사랑에 빠진다. 그런데 폴릭세네는 아킬레우스
에게 트로이 근처 팀블레(Timble)의 아폴론 신전에서 사랑을 맹세해
줄 수 있느냐고 묻는다. 아킬레우스는 다음날 팀블레의 아폴론 신
전에서 사랑을 맹세하겠다고 약속한다.

파리스, 아킬레우스를 죽이다

파리스는 동생 폴릭세네로부터 그녀가 아킬레우스를 사랑
하며, 그 역시 자기를 사랑하여 내일 팀블레의 아폴론 신전에서 사
랑을 맹세하며 혼인할 것이라는 말을 듣는다. 형 헥토르를 죽인 원
수인 아킬레우스를 사랑하다니 그건 안 될 말이다.

아니 그보다 더 크나큰 걱정으로 눈앞이 캄캄해진다. 만약 동생
폴릭세네와 아킬레우스가 혼인하고, 그로써 전쟁이 끝나고 평화가
찾아온다면 헬레네는 어떻게 되는 걸까? 당연히 헬레네를 남편에게
돌려보내야 하는 것이 아니겠는가. 오, 사랑하는 헬레네를 빼앗긴다

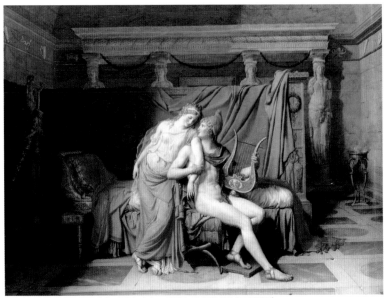

「파리스와 헬레네의 사랑」 (자크 루이 다비드, 캔버스에 유채, 루브르 박물관)

니, 이건 도저히 안 될 말이다. 마땅히 막아야 한다. 파리스는 이런 급박한 마음에 아폴론 신전에 가서 기도한다. 원수인 아킬레우스를 죽일 수 있게 해달라고 말이다.

한편 아킬레우스는 오디세우스와 아이아스 장군에게 폴릭세네와의 약속을 이야기한다. 그리고 그들의 반대에도 불구하고 팀블레의 아폴론 신전에 나타난다. 아킬레우스와 폴릭세네는 신전에서 만나 부둥켜안은 채 사랑을 맹세한다. 그리고 바야흐로 혼인을 서약하려고 하는 그 순간에 독화살 하나가 날아온다. 아폴론 신상에 숨어 있던 파리스가 날린 독화살이다.

독화살에 맞은 아킬레우스는 쓰러진다. 폴릭세네가 아킬레우스를 끌어안는다. 이때 파리스가 나타나 폴릭세네를 낚아챈다. 아킬레우스는 숨어서 활을 쏜 파리스를 비겁하다고 비웃으면서, 폴릭세네에게는 파리스와 짜고 자신을 속인 배신자라고 원망하며 죽는다.

그렇다면 영웅 중의 영웅인 아킬레우스가 어떻게 해서 이토록 허망하게 죽을 수 있을까? 아무리 독화살이라지만 단 한방의 독화살에 죽다니!

그렇다. 아킬레우스에게는 약점이 있다. 바로 발뒤꿈치다. 파리스가 이 발뒤꿈치를 노리고 독화살을 날린 것이다. 어찌하여 아킬레우스에게 이토록 '치명적인 약점'이 생기게 된 것인지는 p.141 〈아킬레우스와 만병통치약〉의 내용을 참고하기 바란다.

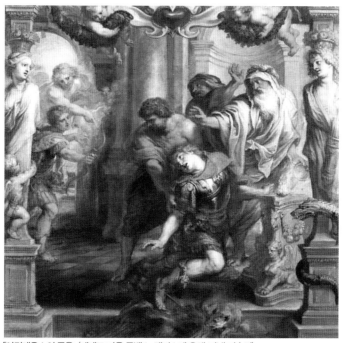

「아킬레우스의 죽음」 (페테르 파울 루벤스, 캔버스에 유채, 마냉 미술관)

아킬레스건 단련법

지금도 인간사 가장 '치명적인 약점'을 아킬레우스의 이름을 따서 '아킬레스건'이라고 한다.

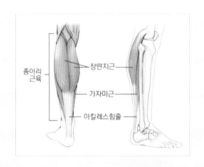

의학적으로는, 발뒤꿈치에 붙어서 장딴지근육을 발뒤꿈치에 부착해 주는 힘줄을 '아킬레스건(腱)'이라 부른다. 인체에서 가장 튼튼한 힘줄이다. 그런데 발뒤꿈치로 부착되는 부위에서 조금 위가 무혈관성 부위로 인체에서 가장 취약한 곳이다. 그래서 쉽게 염증을 일으키거나 파열된다.

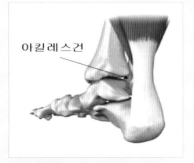

따라서 아킬레스건의 손상이 일어나지 않게 최대한 예방하는 것이 우선이다.

첫째, 아킬레스건 마사지를 해준다. 중국의 강장보건체조에 아킬레스건 마사지가 있을 정도다. 로션을 바르고 아킬레스건부터

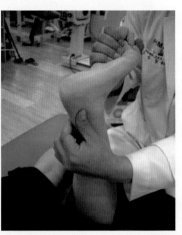

발뒤꿈치까지 부드럽게, 꼼꼼하게 마사지한다. 그런 후 족욕으로 마감한다.

둘째, 발을 앞뒤로 벌린 상태로 앞쪽 무릎을 구부렸다 폈다 한다. 양발의 세로 폭은 어깨넓이의 두 배, 가로 폭은 어깨넓이의 2/3 정도로 벌린다. 이 상태로 앞무릎을 구부린다. 좌우교대로 한다. 단, 이때 양발의 발꿈치는 바닥에 닿아야 한다. 이 방법은 일본에서 소개한 아킬레스건을 강하게 하는 체조법이다.

최근 일본에서는 장딴지 단련법이 유행이란다. 이것을 서술한 책이 베스트셀러란다. 도대체 어떤 내용일까? 요약하면 "우리 하체에 70% 이상 모인 혈액이 심장으로 돌아가지 못하고 쌓이기만 하면 병이 된다. 혈액을 심장으로 다시 밀어올리는 종아리는 그래서 '제2의 심장'이다. 매일 5분씩 피를 심장으로 돌려보내듯 아킬레스건에서 무릎 뒤쪽까지 종아리를 쓸어주면 효과가 좋다. 종아리를 누를 때는 숨을 내뱉고, 손에 힘을 뺄 때 숨을 들이마시며 복식호흡을 하라."는 것이다.

장딴지와 발 마사지

이것을 한의학적으로 설명해 보자.

먼저 엄지발가락 밑을 문지르는 것부터 시작해야 한다. 그리고 족심에 '사람 人'자 모양의 주름진 곳을 누른다. 생명의 원천이라 불리는 '용천(湧泉)'이 있는 부위다. 신장과 심장 기능까지 강화된다.

이어 발바닥 전체를 엄지로 꼭
꼭 눌렀다 떼었다 하면서 지압
한 다음 발뒤꿈치는 주먹으로
친다. 혈액순환이 원활해지고
요통·방광기능 쇠약·정력 감퇴
에도 효과적이다.

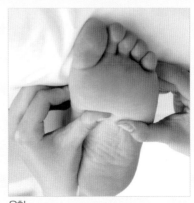

용천

이제 발목을 빙글빙글 돌린
다. 발목은 소위 '삐다' 혹은 '접
질리다(겹질리다)'로 불리는 '염좌(좌섬)'가 많이 일어나는 부위다.
이것이 반복되면 '만성 발목불안정증'으로 이어진다. 다리를 뻗은
채 앉아서 발목과 발가락을 잡고 발목을 앞뒤로 당기고, 또 천천히
돌려준다. 또 안쪽과 바깥쪽 복사뼈의 융기된 뼈 주위로 움푹한 곳
은 물론, 이곳에서부터 발뒤꿈치까지 연결되는 곳을 지압한다. 특
히 전립선·자궁 등이 강화된다.

그런 후 발뒤꿈치부터 무릎
아래까지를 거슬러 올라가면서
지압한다.

첫째, '삼음교(三陰交)'다. 비
장·간장·신장의 3경락이 교차
하는 곳이다. 엄지를 제외한 네
손가락을 가지런히 가로로 펴서

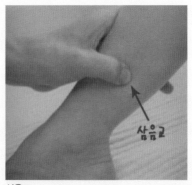

삼음교

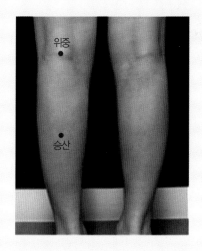

새끼손가락을 안쪽 복사뼈 윗선에 갖다 대고 안쪽 복사뼈에서 정중앙으로 직선을 그어 둘째손가락이 닿는 부위에 있다.

엄지로 강하게 누르는데 허벅지 쪽을 향하듯 누르며, 3분 이상 자극한다.

둘째, '승산(承山)'이다. 바깥 복사뼈와 같은 높이의 발뒤꿈치 부분과 오금 중앙을 직선으로 잇고 1/2 되는 점을 정한 후 여기에서 2cm 아래에 있다.

지압 후, 양손으로 이 부위 근육을 감싸 쥐고 위로 밀어올린다. 또 누운 채 다리를 90°로 들어올리고, 이 부위를 지압한다.

셋째, '위중(委中)'이다. 오금의 가로주름 가운데다.

전기가 오른 듯 짜릿하고 저린 느낌이 발바닥까지 확산되도록 지압한다.

그런 다음 무릎 관절과 대퇴부를 빙빙 돌린다. 아울러 물구나무서기를 해서 이제까지 하체에 몰려 있던 혈액을 몸의 상체로 올려 혈액순환을 원활하게 해준다.

여하간 장딴지와 발은 '제2의 심장'이다. 이 부위를 단련하면 반드시 건강해진다.

파에톤(Phaethon)과
호박(琥珀)의 약효

태양의 신 헬리오스

헬리오스(Helios ; 아폴론)는 태양을 맡은 신이다. 아침이면 바다에서 솟아오른다. 헤파이스토스(Hephaistos)가 만들어 준 황금마차에 오르면 계절의 여신들인 호라이(Horai)들이 말을 달아준다. 눈부시게 흰 백마, 저마다 콧구멍에서 불길을 내뿜는 백마들이다. 이제 헬리오스는 말고삐를 잡고 중천으로 내달린다. 머리에 쓴 투구는 눈부시게 빛나고 불길 같은 안광이 황금투구를 꿰뚫고 빛난다. 이제 서쪽 끝 헤스페리데스(Hesperides)의 나라에 도착, 바닷속으로 첨벙 뛰어든다. 여기에서 황금사발에 올라탄다.

헤파이스토스가 만들었다는 이 황금사발에는 그의 어머니와 아내와 자식들이 기다린다. 헬리오스는 이 황금사발 속에서 가족과 상봉하고 밤새 가족과 지내면서 동쪽 바다까지 바닷속을 거슬러 간다. 그리고 다시 아침에 동쪽 바다에서 솟아오른다.

헬리오스는 이토록 바쁜 중에도 사랑을 많이 한다. 어떤 사랑은 끝내 이루지 못한 애절한 사랑이었지만, 사랑의 결실로 많은 자녀를

두기도 한다. '인간을 타
락시키는 사랑'의 여신으
로 불리는 키르케(Kirke)
도 헬리오스의 딸이며, 비
운의 파에톤도 그의 아들
이다.

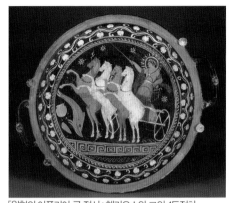

「원형의 아풀리아 큰 접시 : 헬리오스와 그의 4두전차」
(고대 그리스/로마/에트루리아 유물, 세라믹, 루브르 박물관)

파에톤의 이야기를 해
보자.

파에톤은 헬리오스가
에티오피아 왕의 아내 클리메네(Clymene)와 통정하여 낳은 아들이
다. 헬리오스는 이 왕비와의 사이에 1남7녀를 두었는데, 그 외아들
이 바로 파에톤이다.

파에톤은 어느 날 친구가 "너는 신의 아들이 아니다."고 한 말을
듣고 싸우게 되는데, 약이 오른 파에톤은 아버지라고 믿고 있던 헬
리오스를 찾아가 자기가 정말 아들임을 증명해 달라고 한다. 그러
자 헬리오스는 "증거가 필요하면 무슨 소원이든 말해 보아라, 스틱
스(Styx) 강에 맹세코 그 소원을 들어주겠다."고 한다.

파에톤은 아버지의 불(태양) 마차를 한 번만 타게 해달라고 한다.
그러면 자기가 헬리오스의 아들임이 증명될 것이라고 한다.

 비운의 파에톤

파에톤의 소원은 정녕 안 되는 소원이다. 절대 들어줄 수

없는 소원이다. 그러나 이미 스틱스 강에 맹세했으니 이를 어찌하겠는가!

스틱스 강은 망령세계를 아홉 겹으로 둘러싸고 있는 강으로, 이 강의 여신의 이름으로 맹세한 것은 기필코 지켜야 한다. 어기면 신들이 먹고 마시는 암브로시아(ambrosia)와 넥타르(nektar)도 없고 공기도 없이 지내야 하며, 아홉 해를 신들의 모임에 참가할 수 없다.

아니, 그보다 더 중요한 것은 아버지와 아들 사이의 약속이 아니던가!

한사코 말리던 헬리오스도 스틱스 강에 맹세한 바, 그리고 부자간에 약속한 바를 어길 도리가 없어 하루만 파에톤에게 말고삐를 맡긴다.

파에톤은 아버지의 불(태양) 마차를 타고 하늘로 날아오른다. 그런데 말들이 말을 듣지 않는다. 망나니처럼 날뛴다. 아니나 다를까. 강물이 끓어 말라붙고, 물이 타고 아프리카의 넓은 땅은 아예 사막

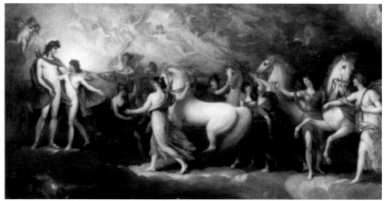

「아폴론에게 태양 마차의 지휘권을 간청하는 파에톤」 (벤자민 웨스트, 캔버스에 유채, 루브르 박물관)

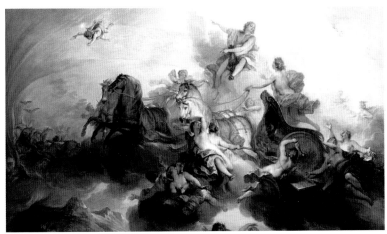

「아폴론과 파에톤, 태양의 마차를 몰고 있는 파에톤」(니콜라 베르탱, 캔버스에 유채, 루브르 박물관)

이 되어 버린다.

　마냥 놔둘 수 없는 지경이 되자 제우스(Zeus)가 파에톤에게 벼락을 날린다. 벼락을 맞은 파에톤은 에리다누스(Eridanus) 강으로 곤두박질하며 떨어져 죽는다.

　강의 요정들이 파에톤의 시체를 묻어주고, 파에톤의 일곱 누이들인 헬리아데스(Heliades)들이 무덤을 찾아와 슬피 운다. 누이들이 하염없이 흘린 눈물은 강물 바닥에 고이고, 강물 바닥에

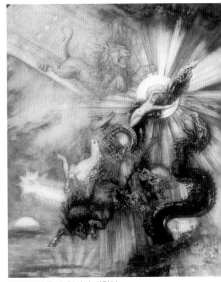

「파에톤의 추락, 천장화 계획안」
(귀스타브 모로, 소묘, 루브르 박물관)

고인 눈물은 보석이 된다. 바로 호박(琥珀)이다. 그리고 울고 불던 누이들은 슬픔에 지쳐 마침내 포플러나무로 변한다.

호박의 약효

호박(琥珀)을 일명 '호백(虎魄)'이라고 한다. 호랑이의 혼백이 엉기어 생긴 것이라 하여 이렇게 부르는데, 호랑이의 혼백이 악령으로부터 지켜준다 하여 예로부터 귀한 보석으로 여겨왔다. 호박을 일명

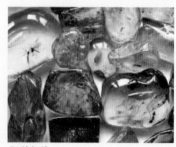

호박(琥珀)

'강주(江珠)', 즉 '강의 진주'라 하였지만, 호박은 실은 지하에 매몰되어 있다. 즉 고대 소나무과 식물의 수지가 장기간 지하에 매몰되어 응결한 탄화수소 화합물이 호박이다.

호박 안에 식물이나 곤충의 화석이 들어 있는 경우도 있는데, 색깔은 황색 또는 황갈색 및 적황색이다. 투명하거나 불투명하며, 성질은 아주 취약하여, 씹으면 쉽게 깨져 부서지고, 마찰하면 전기를 띤다. 불에 쉽게 녹으며 소리를 내면서 작열하고 흰 연기가 나며 송진 냄새가 약간 난다.

짙은 홍색이고 맑고 투명하며 질이 취약한 것이 '혈박(血珀)'으로 최

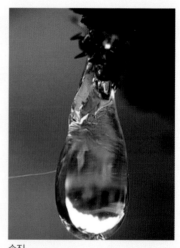

송진

상품이다. 주로 수지·정유를 함유하고 있으며 맛은 달고 성질은 뜨겁지도 차지도 않다. 독은 없다.

호박은 혼백을 진정시킨다. 잘 놀라거나 심장이 벌렁거리거나 잠을 잘 이루지 못할 때 마음을 가라앉히고 숙면을 취하게 한다. 호박은 오장을 안정시키고 어혈을 없애며 지혈도 시킨다. 산후 어혈로 아랫배가 아파 견딜 수 없을 때, 부인의 아랫배에 응어리가 단단히 뭉칠 때, 출혈이 있을 때, 칼 따위에 베어 상처가 났을 때에 두루 좋다. 새살도 돋아나게 한다. 태를 매끄럽게 하여 출산을 수월하게 하며, 생리불순이나 사태(死胎)가 내리지 않을 때도 좋다.

호박은 소변을 잘 나오게 한다. 소변이 찔끔거릴 때도 좋지만 소변에 피가 섞여 나올 때도 좋다. 소변이 쌀뜨물처럼 뿌옇거나 소변에 정액이 섞여 나올 때도 좋다.

호박을 약으로 쓸 때는, 측백의 씨를 가루 낸 것을 물로 개어 도자기 냄비에 넣고 거기에 호박을 넣어 불을 지펴 6시간 정도 지나 호박이 특이한 빛을 발하기 시작할 때 찧어서 가루로 내어 체로 쳐 고운 가루를 얻어 복용한다.

한때 중년남성들이 호박으로 만든 액세서리를 넥타이 대신하여 멋을 냈었는데, 여성들의 진주목걸이가 엄청난 약재임을 막상 여성들이 모르는 것처럼, 호박의 약효를 이들 남성들도 몰랐을 것이다.

호박보석

판(Pan)과 인삼 체질

반인반수의 신, 판

프리아포스(Priapos)는 디오니소스(Dionysos)와 아프로디테(Aphrodite) 사이에서 태어났다는 신으로 커다란 성기를 지닌 호색(好色)의 신이다. 그래서 음경이 지속적으로 발기 상태에 있는 병증 프리아피즘(priapism)은 이 신의 이름을 따서 명명한 것이다. 또 사티로스(Satyr) 라는 신이 있는데, 이 신 역시 커다란 성기를 지닌 호색의 신이다. 남성음란증(satyriasis)이라는 병명은 이 신의 이름을 따서 명명한 것이다.

판이라는 신도 프리아포스나 사티로스처럼 커다란 성기를 지닌 호색의 신이다. 판 역시 사티로스와 같아서 반인반수다. 즉 상체는 사람의 모습을 하고 있고, 하체는 염소의 모

「조형 램프 : 발기한 음경을 한 프리아포스 (생식의 신)」 (고대 그리스/로마/에트루리아 유물, 구운 진흙, 루브르 박물관)

습을 하고 있다. 그러나 머리카락과 코와 얼굴의 윤곽은 염소를 닮았으며 머리에는 두 개의 뿔까지 돋아 있다.

그리스 신화의 판은 로마 신화의 파우누스(Faunus)에 해당하는데, 도둑놈의 수호신인 헤르메스(Hermes)가 페넬로페(Penelope)와의 사이에서 판을 낳았다고도 하고, 헤르메스가 드리옵스(Dryops)의 딸 드리오페

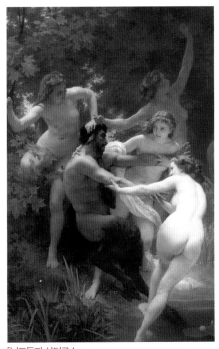

「님프들과 사티로스」
(윌리앙 아돌프 부그로, 캔버스에 유채, 클라크 미술관)

(Dryope)와 야통하여 낳았다고도 하며, 혹은 한 목동이 암염소와 수간하여 판을 낳았다고도 한다.

판이 원래는 아르카디아(Arcadia) 지방에서 신앙되었던 점으로 미루어 본다면 아마도 판의 탄생의 비밀은 목동과 암염소 사이의 관계에서 풀어지리라 생각된다.

판은 호색가요, 춤과 음악을 좋아하며, 늦잠을 즐기는 게으름뱅이요, 아울러 잠들어 있는 인간에게 악몽을 꾸게 하는 짓궂은 자요, 나그네나 목동에게 갑자기 고함을 질러 공포를 주거나 양떼들에게 돌을 던져 뿔뿔이 흩어지게 하는 괴팍한 신이다.

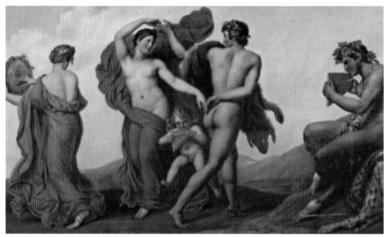

「목신의 피리 소리에 춤추는 요정들」(안 루이 지로데 드 루시 트리오종, 유화, 콩피에뉴 성)

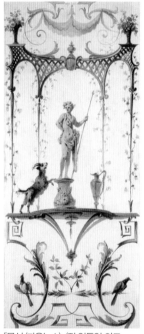

「목신 (파우누스)」(장 앙투안 와토,
캔버스에 유채, 발랑시엔 미술관)

판은 여러 요정을 사랑했으나 번번이 실패한다. 그 요정 중 에코(Echo)는 '메아리'가 되고, 피티스(Pitys)는 '소나무'가 되고, 시링크스(Syrinx)는 '갈대'가 된다.

그러자 불쌍한 판은 시링크스가 변신한 갈대로 피리를 만들어 불기를 즐긴다. 이렇게 피리를 불다가 잠이 들곤 하는데, 판이 낮잠을 자는 동안에 누군가 피리를 불면 당장 동굴에서 뛰쳐나와 고함을 치고 돌을 던지며 공포를 조성하곤 한다.

전능의 통치약, 인삼

판은 목신(牧神)이다. 가축을 지키는 신이다. 그러나 페르시아 전쟁 때는 그리스 군대를 돕는 신이라 생각되어, 아테네(Athens)의 아크로폴리스(acropolis)에도 모셔졌고 각지의 동굴에도 판을 모시는 사당이 많았다.

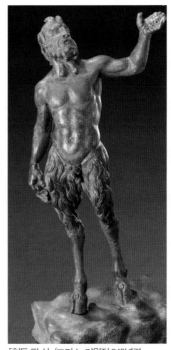

「청동 판 상」(그리스, 기원전 540년경, 이탈리아 불치 출토, 대영 박물관)

훗날 전원을 무대로 한 목가적인 예술이 유행할 때에는 판을 소재로 즐겨 다룸으로써 인간과 친근한 신이 되었다.

판을 다룬 대표적인 예술작품으로 말라르메(Stéphane Mallarmé)의 시 〈목신의 오후〉와 이 시에서 영감을 얻어 작곡한 드뷔시(Claude Achille Debussy)의 〈목신의 오후에의 전주곡〉을 들 수 있으며, 전설적인 스타 니진스키(Vaslav Nizinskii)의 발레는 지금도 우리의 뇌리에 깊이 박혀 있다.

판은 몽환적이며 남성적인 의미를 갖는다. 그러면서 쾌활함과 두려움을 동시에 준다. 공황(panic)이라는 말은 바로 이 신에서 유래

한다. 아울러 전능이니 전부니 하
는 단어도 이 신에게서 유래한다.
예를 들어 전신발한(pan-hidrosis),
전신빈혈(pan-hematopenia) 같은
말이 다 판의 이름에서 비롯된 것
이다. 췌장(pan-creas)이라는 단어

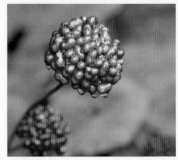
인삼 열매

도 '전부(pan)가 살덩어리(creas)'
라는 뜻이며, 판의 이름에서 비롯된 것이다.

인삼의 학명은 'panax'다. 이것 역시 '전부(pan)'를 '치료(axos)'한다
는 두 단어가 합성된 것이다. 그러니까 인삼은 전능한 치료제, 즉 만
병통치약이라는 학명을 갖고 있는 것이다.

실제로 인삼은 '파낙스' 라는 학명이 결코 부끄럽지 않은 약이다.
대뇌피질의 흥분 과정과 동시에 억제 과정을 강화시키고 신경활동
의 기민성을 개선시킨다는 동물 실험 결과가 있다. 또한 생체가 가

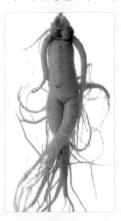

지고 있는 각종 해로운 자극에 대한 방어 능
력을 높이고, 성선자극 호르몬의 분비를 촉
진시켜 성의 성숙을 촉진시키거나 발정 기
간을 연장시키는 것으로 알려져 있다.

특히 산성 체질로 얼굴이 검어지고 기미
나 주근깨가 잘 생기며, 감기에 잘 걸리고,
무기력증이나 어지럼증 혹은 어깨결림 등이

있으며 귀가 울고, 괜히 화를 잘 내고, 낮에도 정신이 멍하여 졸리기만 할 때 인삼은 근본적으로 산성 체질을 개선시킨다.

그야말로 인삼은 전능의 통치약이다.

인삼의 공과

그러나 어떤 경우, 어떤 체질이든 모두 다 인삼을 쓸 수 있는 것은 아니다.

《본초정의》라는 의서에는 인삼을 잘못 쓰면 "이는 섶을 지고 불 속에 들어가는 것과 다를 바

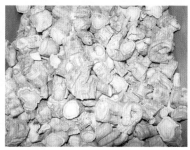
인삼 절편

없고, 마른 못의 붕어를 살리려고 불에 굽는 것과 같다."고 하였고, 《본초집요》에도 인삼을 함부로 쓰면 "병세가 점점 더 심해지고 많이 먹으면 낫기는커녕 오히려 죽을 수 있다."고 하였다.

특히 "독삼탕(인삼 한 가지만 끓인 것)은 위급할 때 일시적으로 쓰는 것이지 늘 복용하는 것이 아니다." 라고 《본초신편》에 기록되어 있다.

인삼은 진액을 생성하여 입마름을 없애주는데, 인삼을 먹은 후 오히려 입마름이 심해진다면 인삼이 덜 맞는 체질이다. 인삼은 강심 작용을 하는데, 인삼을 먹은 후 오히려 심장이 심하게 팔딱거리면

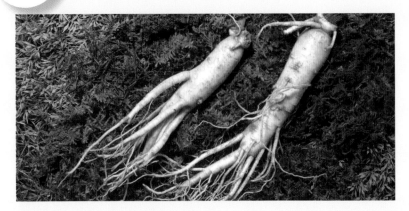

인삼이 덜 맞는 체질이다.

인삼을 먹고 가래가 더 많아지거나 변비가 심해지거나 가슴이 답답해지는 경우, 혹은 오히려 더 불안해지고 흥분이 잘 될 경우, 어지럽거나 머리가 아프고 열감이 있는 경우, 또는 얼굴이 화끈거리고 얼굴을 비롯해서 목이나 가슴 같이 부드러운 피부에 장밋빛 발진이 돋는 경우라면 인삼이 덜 맞는 체질이다.

또한 인삼은 혈압 조절작용이 있어 고혈압이나 저혈압에 다 유효하다고 하지만 혈압이 지나치게 높은 경우, 특히 아래 혈압이 110 이상일 때는 복용하지 않는 것이 좋다. 얼굴색이 붉거나 검은 경우, 원기가 왕성한 경우, 맥이 긴장되어 있고 빠른 경우에도 인삼을 쓰지 말아야 하며, 또 어린이일 경우에는 지나치게 먹이지 않는 것이 바람직하다.

소음인을 제외한 산모가 수유중일 때는 복용하지 않는 것이 좋다. 그러니까 인삼은 소음인 체질에 잘 맞는 약재다.

판도라(Pandora)와
여자의 속성

여자, 판도라의 후예

인간이 사라진다. 제우스(Zeus)가 바람과 구름을 일으켜 폭우를 쏟아내고 포세이돈(Poseidon)이 성난 파도를 일으켜 땅을 할퀴어 대며 인간을 깡그리 휩쓸어 버린다. 오로지 한 쌍의 부부만이 방주에 몸을 실어 대홍수 속에서 겨우 살아남는다.

대홍수가 끝나자 부부는 황량한 대지에 내린다. 인간의 씨가 사라진 황량한 대지다. 부부는 돌을 주워 어깨 너머로 던진다. 그러자

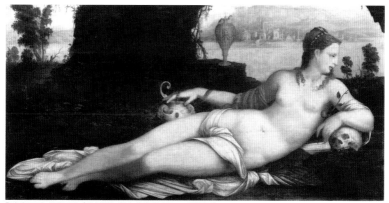

「에바 프리마 판도라」(장 쿠쟁, 패널에 유채, 루브르 박물관)

던져진 돌마다에서 인간이 태어난다. 남편이 던진 돌에서는 남자가 태어나고, 아내가 던진 돌에서는 여자가 태어난다. 이렇게 해서 인간이 다시 번성하게 된다. 부부의 이름은 데우칼리온(Deucalion)과 피라(Pyrrha)다. 프로메테우스(Prometheus)의 아들과 에피메테우스(Epimetheus)의 딸로 사촌지간이다.

그렇다면 대홍수 전 최초의 인간을 누가 만들었을까? 최초의 인간 남자는 프로메테우스가 남신의 모습을 본떠 진흙으로 만들었고, 최초의 인간 여자는 대장장이 헤파이스토스(Hephaistos)가 아프로디테(Aphrodite) 여신의 모습을 본떠 진흙으로 만들었다. 여자는 왜 만들어진 것일까? 프로메테우스가 인간을 위해 천상의 불을 훔친 것에 화가 난 제우스가 프로메테우스뿐 아니라 인간인 남자에게도 벌을 줄 요량으로 헤파이스토스를 시켜 여자를 만들게 한 것이다. 그래서 남자에게 있어서 여자는 신이 준 영겁의 벌이다.

이 최초의 인간 여자, 그러니까 헤파이스토스가 인간 남자에게 벌을 줄 요량으로 만든 이 여자가 바로 판도라다. '판도라'라는 이름은 '모두의 선물을 받은 여자'라는 뜻이다. 도대체 이 여자는 어떤 선물을 받은 것일까? 제우스가 생명의 숨을 불어넣어 비로소 인간이 된 이 여자에게 여러 신들이 다투어 준 선물이 무엇일까?

바느질의 신인 아테나는 화려한 옷을, 아폴론은 감미로운 음악을, 아프로디테는 교태와 애타는 그리움과 몸이 나른해지는 시름을, 헤르메스는 염치없는 마음씨와 교활한 성미와 재잘재잘대며 말을 잘하는 재주를 선물한다.

여자의 성욕

판도라는 신들로부터 겉치레를 비롯해 재주와 여성적인 감성까지 선물을 받는데, 마지막 선물은 제우스가 준 호기심이다.

이렇게 해서 판도라는 남자에게 벌을 주려는 제우스의 의도대로 만들어진다. 그녀 속에는 여자의 특성이 고스란히 담겨진다. 그래서 모든 여자란 아름다움 속에 교태를 띠며, 감미로움 속에 사치가

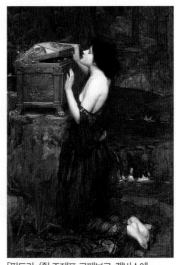

「판도라」(쥘 조제프 르페브르, 캔버스에 유채, 개인 소장)

흐르고, 그리움에 떨면서도 염치가 없고, 시름에 빠지면서도 교활한 속성을 지니게 되었다는 것이다.

그렇다면《동의보감》은 여자의 속성을 어떻게 보고 있을까?

"부인은 남자보다 성욕이 강하고, 병이 남자보다 배나 더 많은 데다가, 질투하고 걱정하며 성내고, 자식들을 돌보고 사랑하고 미워하는 등의 생각이 지나칠 뿐 아니라, 고집이 많아 제 마음을 자신이 억제하지 못하기 때문에 병의 근원이 깊은 것이다." 라고 하였다. 그래서 "부인병은 남자보다 10배나 더 치료하기 어렵다."고 했다.

여자는 정말 남자보다 성욕이 강할까?《동의보감》에 "여자가 성

욕에 치우치면 욕심을 막을 길이 없다."고 했듯이 보편적으로 성욕
이 강한 편이며, 이것은 임신과 출산이라는 여자 본연의 갈망이 강
한 까닭이 크다. "대체로 남자에게는 정(精)이 위주가 되고 여자에
게는 혈(血)이 위주가 되는데, 남자는 정기가 왕성하면 여자를 생각
하게 되고 여자는 혈이 왕성하게 되면 임신을 하게 된다."고 밝힌 것
이 그 까닭이다.

그렇다면 성욕이 해소가 안 될 때 여성의 병적 반응은 어떠할까?
《동의보감》의 설명이다. "성욕은 있으나 흔히 소원을 이루지 못하
면 몸에 있는 음기와 양기가 서로 상박되기 때문에 잠깐 추웠다 잠
깐 열이 났다 하며, 허리와 잔등이 아파지며, 바람을 싫어하고 몸이
나른하며, 얼굴이 붉으며 가슴이 답답하다. 혹 때로 저절로 땀이 나
며……." 등등의 증세가 나타난다고 했다.

여자의 마음의 병

따지 말라, 뜯지 말라, 열지 말라고 하면 꼭 따고 싶고 뜯고 싶고
열고 싶어진다. 그래서 인간의 재앙이 비롯되고 쌓여간다. 금단의
열매를 따면서 인간은 에덴(Eden)에서 쫓겨나고, 봉함을 뜯는 순간
108 혼령이 뛰쳐나와 양산박 무리를 이루듯, 판도라는 제우스가 준
항아리의 뚜껑을 열어서 인간사에 욕심·시기·질투·원한·복수·질
병 등 온갖 재앙을 퍼뜨린다.

여자는 따지 말 것을 따고, 뜯지 말 것을 뜯고, 열지 말 것을 열어 스스로 병을 자초하는 속성이 있다. 그래서 《동의보감》에는 "제 마음을 자신이 억제하지 못하기 때문에 병의 근원이 깊은 것."이라고 했다. 그러면서 한편으로 "풀 것을 풀지 못하고 버릴 것을 버리지 못하고 잊을 것을 잊지 못하여 스스로 병을 자초하는 속성 또한 있다."고 했다. 그래서 《동의보감》에는 "여러 가지 생각을 오랫동안 마음에 품고 있으면 속으로 오장을 상하고, 겉으로는 얼굴이 축나고 월경이 있었다가 없었다 하거나 앞당겨졌다가 늦어졌다 하면서 어혈이 생겨 뭉치기도 하는 등 이루 다 말할 수 없는 증세가 나타난다."고 했다.

　　까닭에 여자는 마음의 병, 즉 '기병'이 잘 생긴다. "여러 가지 병은 모두 기에서 생기고 모든 통증도 기에서 생긴다."고 했듯이 마음의 병은 온갖 잡스런 병을 일으키고 온통 통증에 시달리게 한다. 뭔가 뭉친 것이 목구멍을 막아서 뱉으려고 해도 나오지 않고 삼키려고 해도 넘어가지 않으며 혹은 속이 그득하면서 음식을 먹지 못하거나 기가 치밀면서 숨이 몹시 차게 된다. '적취(積聚)'라 불리는 응어리가 생겨서 아프다. 살이 빠지며 머리카락이 까슬까슬하고 얼굴빛이 나빠진다. 뿐만 아니다. 기와 혈은 짝이 되어 혈이 물 같다면 기는 바람 같아서 바람이 물 위를 스쳐 지나가듯이 기가 혈을 이끌기 때문에 '기병'이 생기면 혈도 또한 병들기 마련이다. 그래서 여자는 마음의 병 때문에 '혈병'까지 앓는다.

페가소스(Pegasos)와
말[馬]의 약용

천상의 말, 지상의 말

인간에게 처음 말을 준 신은 포세이돈(Poseidon)이다. 이 때부터 인간은 말을 길들이고 번식시킨다. 아프로디테(Aphrodite) 축제날에 말들을 짝짓기 시키면 좋은 새끼를 낳는다는 것도 알게 된다. 이렇게 하여 말들이 인간생활에 유용하게 공존한다.

그리스 신화 속의 말들은 공간을 초월하는 존재다. 태양의 신인 헬리오스(Helios)를 태우고 아침 동쪽하늘에서 저녁 서쪽하늘까지 날기도 하고, 바다의 신인 포세이돈이 탄 마차를 끌고 파도를 헤치

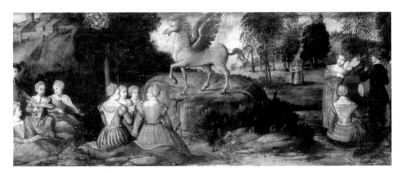

「페가소스와 뮤즈들」(지롤라모 디 로마니노, 목판에 유채, 런던 내셔널 갤러리)

며 질주하기도 하며, 지하세계의
신인 하데스(Hades)를 태우고 지
상과 지하를 넘나들기도 한다.

그리스 신화 중에는 천상의
말과 지상의 말에 얽힌 신화도
있다.

신화 속 천상의 말로는 페르세우
스(Perseus)가 죽인 메두사(Medusa)
의 목에서 솟구친 피에서 태어난

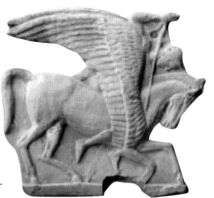

「밀로의 판 : 벨레로폰과 페가소스」
(고대 그리스/로마/에트루리아 유물, 구운 진흙,
루브르 박물관)

날개 달린 페가소스가 있다. 벨레로폰(Bellerophon)이 불을 뿜는 괴
물을 처치해야 할 과업을 받았을 때, 아테나(Athena) 여신은 페가
소스를 잡아 옭아맬 황금굴레와 페가소스를 올라타고 조정할 황금
고삐를 그에게 주어 무사히 괴물을 죽이게끔 도와준다. 그런데 그
는 그만 기고만장하여 올림포스(Olympos)까지 올라가다가 제우스
(Zeus) 신의 노여움을 사서 말 등에서 떨어진다. 가시나무 덤불에
곤두박질하여 눈이 멀고 다리를 절룩거리는 신세가 되어 결국 방황
생활 끝에 죽는다. 인간의 오만을 경계하는 신화다.

지상의 말로는 그리스 원정군의 영웅인 오디세우스(Odysseus)가
만들어 트로이를 멸망시킨 목마가 있다. 10년 전쟁으로도 트로이를
함락시킬 수 없자 그리스군은 이 목마를 만들어 해변에 놔둔 채 진
지를 태우고는 군선을 타고 물러난 척 꾸민다. 이를 눈치채지 못한
트로이는 목마를 성내로 끌어들여 놓고 평화를 되찾은 양 들떠 술

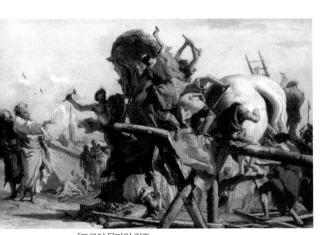

「트로이 목마의 건조」
(지안 도메니코 티에폴로, 캔버스에 유채, 런던 내셔널 갤러리)

에 꽂아떨어지고, 결국 목마에 숨어 있던 그리스군에 의해 멸망한다. 아폴론(Apollon) 신전의 사제인 라오콘(Laocoon)이 해변에서 목마에 창을 찌르며 무서운 계략이 숨어 있다고 말하며 깨우치려 했고, 또 예언의 능력을 지닌 트로이 공주 카산드라(Cassandra)가 성 안으로 끌어온 목마를 보고 불태우라고 하면서 깨우치려 했지만 끝내 뜻을 이루지 못하고, 트로이는 불길에 싸인 채 나라가 무너진다. 인간의 아집을 경계하는 신화다.

난폭한 반인반마, 재능 있는 반인반마

하체는 말이고 상체는 사람인, 반인반마인 족속이 그리스 신화에 나온다. 켄타우로스(Kentauros) 족속이다. 술을 좋아하고 여자를 좋아하는 난폭한 족속이다. 테세우스(Theseus)의 친구인 페이리토오스(Peirithous)의 결혼식에 나타나 술에 취해 여자들에게 난폭한 짓을 하고 신부마저 납치하려던 족속들이다.

이 종족의 하나인 네소스(Nessus)는 헤라클레스(Hercules)의 아내 데자니르를 등에 태우고 강을 건너던 중 음심을 품고 납치하려다가 헤라클레스가 쏜 화살에 맞아 죽는다. 죽으면서 헤라클레스의 아내에게 이렇게 일러준다. 자기의 피를 받아두었다가 헤라클레스가 다른 여자를 사랑하면 자기의 피를 묻힌 옷을 입히라고 말이다. 결국 훗날 이 피를 묻힌 옷을 입은 헤라클레스는 극심한 고통을 견디지 못하고 불길에 싸여 죽음을 택한다.

그렇다고 반인반마의 켄타우로스 족속이 다 난폭하고 음흉한 족속이었던 것은 아니다. 그 족속 중의 하나인 케이론(Chiron)은 선량한 데다가 의술·음악·무술 등 다양한 학식과 재능을 겸비하고 있다. 트로이전쟁 때 그리스 제일의 용장이었던 아킬레우스(Achilleus)도 케이론으로부터 음악과 무술을 배운 제자였고, 최초의 의사였으며 죽은 자도 살렸다던 아스클레피오스(Asklepios)도 케이론으로부터 의술을 배운다.

이런 신화를 통해 유추해 보면 말은 용맹하다. 그러나 자기중심적이며 오만해지기 쉽다. 말은 기백이 있다. 하지만 아집에 빠지기 쉽다. 말은 진취적이며 기민하고 재주가 있다. 그러나 조급하고 변덕스러운 편이다.

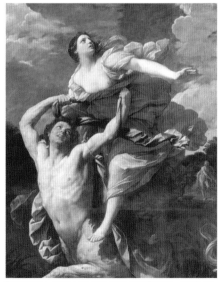

「켄타우로스 족의 네소스에 의해 들어올려지는 데자니르」
(귀도 레니, 캔버스에 유채, 루브르 박물관)

말고기와 말뼈의 약효

말고기는 예로부터 식용
해왔다. 맛이 맵고 쓰다. 성
질이 차서 열을 내린다. 근
육을 기르고 허리와 등을 강
하게 한다고 알려져 온다.

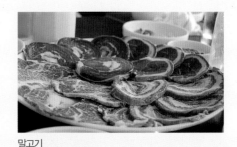

말고기

말뼈는 민간에서 신경통이
나 관절통 등에 많이 사용하
고 있다. 그러나 의서에는 이
런 효과가 기재되어 있지 않
다. 다만 두피가 헌 데, 귀가
헌 데, 음부가 헌 데에 말의
머리뼈를 태운 재를 식초에
개어 바른다고 했고, 잠이
너무 쏟아지는 기면증에 머
리뼈를 내복하는 방법이 있
을 뿐이다.

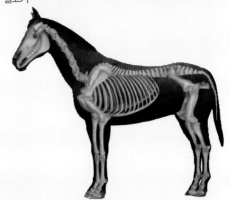

말젖은 효능이 우유와 같

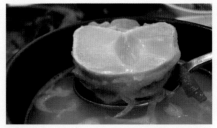

말뼈

아서 우유처럼 마시기도 하고, 몽고에서는 술을 담가 마시기도 한
다. 피를 보하고 열을 내리며 건조한 것을 촉촉하게 적셔주고 갈증

을 해소한다. 특히 몸이 너무 허해서 나는 열을 내리고 담낭과 위장의 열을 내리며, 머리와 눈을 맑게 하고, 인후와 구강의 병을 치료한다.

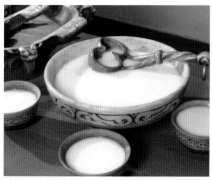
말젖

말의 위장에 생긴 결석도 약에 쓴다. '마보' 라고 한다. 귀한 약재이기 때문에 가짜가 많아 감별법까지 전해온다. 마보의 가루를 은종이 위에 조금 뿌리고 뒷면으로부터 불을 가하면 가루가 바로 한 곳에 모이고 말오줌 냄새를 풍기는 것이 진짜라는 것이다.

크기는 둥글거나 둥글납작하며 작은 것은 콩알만 한 것도 있지만, 일반적으로 지름이 8~20cm, 무게가 250~2500g이다. 색은 표면이 옥색 또는 회백색 또는 번들번들한 갈색 등이다. 절단면은 회백색이며 소용돌이 무늬가 있으며 약간 유리 같은 광택이 있다. 모양은 매끄럽거나 광택이 나며, 혹은 무질서하게 난 가는 풀 무늬가 있으며 울퉁불퉁한 것도 있다.

경련을 진정시키는 묘약으로 알려져 있어 마보와 우황을 배합해서 소아의 경기에 사용한다. 또 가래를 삭이며 경련성 해수, 폐결핵 등에 효과가 있다고 알려져 있다. 열을 내리고 해독하며 신경성 불면증, 히스테리 등에도 효과가 있다는 약이다.

페르세포네(Persephone)와 겨울철 건강식품

 비운의 여신 페르세포네

페르세포네는 비운의 여신이다. 얼마나 비참한 운명인지 살펴보자.

페르세포네는 출생부터 비극으로 시작한다. 제우스(Zeus)가 황소로 변신하여 누나인 데메테르(Demeter)를 겁탈해, 그 사이에서 태어났기 때문이다. 그러나 다행히도 엄마 데메테르의 지극한 사랑 아래 잘 자란다.

그런데 어느 날, 들판을 뛰놀며 꽃을 꺾던 중에 페르세포네는 감쪽같이 사라진다. 도대체 어디로 사라진 것일까? 페르세포네의 두 번째 비극은 여기서 시작된다. 지하세계의 왕인 하데스(Hades) 신에게 끌려간 것이다. 딸의 납치 사실을 알게 된 엄마 데메테르는 제우스에게 항의한다. 그리고 하데스는 제우스의 권고로 할 수 없이 페르세포네를 지상으로 돌려보내기로 한다.

그런데 이때 하데스는 페르세포네에게 석류의 알갱이를 먹게 한다. 페르세포네는 단지 네 알갱이만을 먹었는데도, 1년 12달을 셋

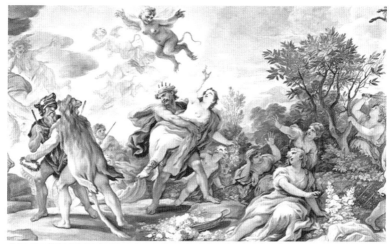

「페르세포네의 납치」(루카 지오르다노, 프레스코화, 팔라초 메디치 리카르디)

으로 나누어 1년의 1/3은 지하세계에서 하데스와 함께 지내라는 제우스의 판결을 받는다. 이렇게 해서 페르세포네는 지상으로 완전히 돌아오지 못하고 지상과 지하를 오가야만 하는 처지가 된다.

페르세포네의 세 번째 비극은 세상에 둘도 없을 미청년 아도니스(Adonis)를 사랑한 것이다. 그런데 아프로디테(Aphrodite) 여신도 아도니스를 사랑하고 있다. 이를 질투한 아프로디테의 정부 아레스(Ares)는 멧돼지로 변신해 아도니스를 물어 죽이고 만다. 아도니스의 선혈 속에서 한 송이의 붉은 아

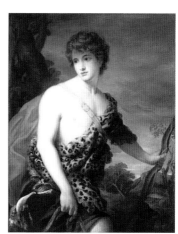

「사냥가는 아도니스」
(제임스 노스코트, 캔버스에 유채)

네모네(Anemone) 꽃이 피어나
고, 페르세포네의 사랑도 바람꽃
처럼 흩어져 버린다.

　그런데 비극은 여기서 끝나지
않는다. 페르세포네는 아버지인
제우스와의 사이에서 아이를 낳
는다. 거절하며 도망치는데 아버
지 제우스가 뱀으로 둔갑하여 겁
탈한 것이다. 이 아들이 자그레
우스(Zagreus)인데, 헤라(Hera)
여신의 질투로 해코지를 당해 티
탄(Titan) 족들의 손에 아들을 잃
는다. 아들은 처참히 찢겨져 죽
임을 당하다 못해 그 시신마저
티탄 족의 먹이가 된다.

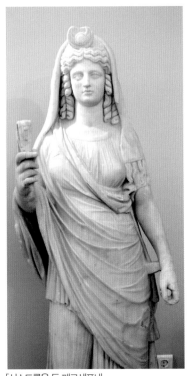

「시스트룸을 든 페르세포네」
(조각, 크레타의 헤라클리온 고고학 박물관)

　이렇게 페르세포네는 이어지는 비운을 겪지만 이겨내야 한다. 물
론 페르세포네의 엄마 데메테르도 마찬가지다. 데메테르는 1년의
1/3을 지하세계에 딸을 보내어 딸과 떨어져 있는 동안 시름에 잠겨
농작물을 보살피지도 않는다. 앞서 밝힌 바 있듯이 데메테르는 농
업의 여신이기 때문에 이 여신이 일손을 놓으면 곡물이 자라지 않
게 되고 인간세계는 극도로 황폐해진다. 인간세계가 겨울을 맞는
것이다.

겨울을 이겨내는 음식

페르세포네가 지하세계로부터 지상의 엄마 곁으로 돌아와야 엄마 데메테르는 농작물을 보살피게 되고, 그래서 꽃피는 봄이 온다. 페르세포네가 지하세계에 있는 한 인간세계는 황폐한 겨울을 면할 수 없다. 그래서 인간은 추위에 떨어야 하고 체력이 떨어져 여러 질병을 앓게 된다.

그렇다면 겨울 추위를 이기는 체력을 회복시키는 데 좋은 약차는 없을까?

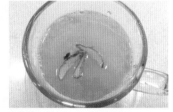

유자차가 좋다. 비타민 C가 귤보다 3배나 많이 들어 있다는 유자는 피로를 풀고, 소화액의 분비도 촉진하여 식욕을 돋우고 소화가 잘 되게

유자차

한다. 모세혈관의 저항력도 강하게 해준다.

겨울은 감기의 계절이다. 겨울철 감기에 좋은 약차는 없을까?

가래·기침이 심한 감기에는 무차가 좋고, 온몸이 쑤시는 감기에

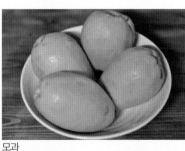

모과

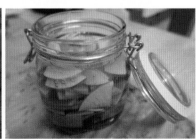

무시럽

는 모과차가 좋다. 무차는 무를 껍질째 얇게 썰어 꿀이나 누런 설탕에 켜켜이 재워 무가 쪼글쪼글해졌을 때 우러난 끈적거리는 시럽을 물에 타 마신다. 모과차도 시럽을 물에 타 마신다. 건더기는 버리지 말고 목면주머니에 넣어 욕탕에 담가 우러나면 목욕한다.

한편 천식 경향이 있을 때는 오과차가 좋다. 은행 15알, 호도 10 알, 대추 7알, 생강 1덩어리, 밤(속껍질이 있는 생밤) 7알 등 5가지를 함께 끓여 꿀을 타서 마신다. 호흡기 보강작용이 뛰어나며 소변이 잦은 데나 정력이 떨어진 데도 좋은 약차다.

또 겨울에는 피부가 약해지고 건조해지면서 가려움증이 극성을 부리는 경우가 많은데, 이때 좋은 약차는 없을까?

참깨가 좋다. 검은 참깨를 잘 씻어 물에 담갔다가 햇볕에 말려 약간 볶고, 쌀도 잘 씻어 물에 한 시간 가량 담갔다가 햇볕에 말린 후 1 : 1 의 비율로 합쳐 가루 내어 끓여서 설탕으로 맛을 내어 차로 마신다.

겨울 냉증에 좋은 음식

겨울이면 손발이 더 냉하고, 허리와 엉덩이마저 얼음장처럼 차디차다. 양기(열에너지)가 허약하거나 비위가 약하거나 혈허하거나 혈액순환이 원활하지 못할 때, 호르몬의 변동이나 스트레스에 의해 자율신경실조증이 일어났을 때, 저혈압으로 말초까지 충분한 혈액을 공급할 수 없을 때, 갑상선기능저하증 등 어떤 질병이 있을 때,

또는 과음·과색·흡연·과로 등에서 잘 일어난다.

이런 경우에 좋은 음식은 없을까?

우선 마늘·생강·쑥·인삼 등이 좋다. 이것들은 모두 강력한 열성 식품이다. 차로 마시거나 술을 담가 먹거나 한다. 특히 파가 아주 좋다.《동의보감》에 "파 끓인 물은 신진대사를 촉진하고 보온 효과 가 크다."고 했을 정도로 냉증을 개선 하는 데 큰 도움이 되는 식품이다. 스 태미나(stamina)도 강화하며, 비타민 B_1의 흡수를 높이기도 한다. 파전· 파국·파김치도 좋고 끓여서 차로 마 셔도 좋다. 또 파 끓인 물로 목욕해 도 좋다. 음양곽차도 좋다. 말초혈관 을 확장해서 혈액순환을 윤활케 해주 며 혈액을 맑게 해준다. 스트레스성 냉증에도 좋으며 강력한 정력제이기 도 하다. 1일 20g씩 끓여 분복하여 차 로 마시는데, 10분 이상 끓이면 유효 성분이 모두 파괴되므로 주의해야 한 다. 이외에 콩비지 같은 음식이 좋다. 겨울철 별미이면서 혈액순환을 촉진 한다.

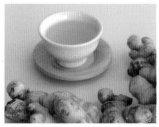

생강차

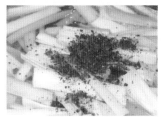

파국

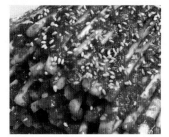

파김치

포세이돈(Poseidon)과 해마의 약효

말의 수호신, 포세이돈

포세이돈은 그리스 신화에 나오는 바다의 신이다. 제우스 (Zeus)가 아버지 크로노스(Kronos)를 쫓아내고 대권을 잡으면서 형들과 권력을 나누는데, 자신은 하늘과 땅을 지배하기로 하고 첫째형 하데스(Hades)에게는 지하세계의 지배권을 주고, 둘째형 포세이돈에게는 바다를 지배하게 했기 때문에 포세이돈이 바다의 신이 된 것이다. 그러니까 제우스 다음가는 유력한 권력자가 된 것이다.

포세이돈의 상징은 삼지창이다. 세 갈래로 나눠진 이 작살은 천재적인 대장장이인 외눈박이 키클롭스(Cyclops)들이 만들어준 것인데, 포세이돈이 이것으로 땅을 치면 온 땅이 흔들리며 갈라지고, 바다를 치면 바

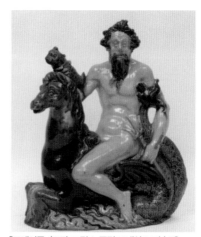

「포세이돈」 (조각, 프랑스 국립 르네상스 미술관)

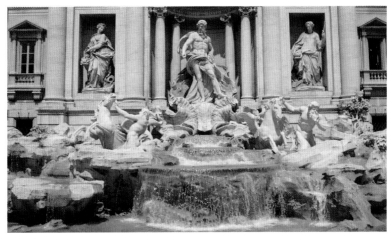

「트래비 분수」(N.살비, 이탈리아 로마 폴리 대공의 궁전 정면)

다가 뒤집히며 산더미 같은 파도가 하늘로 솟는다. 그러니까 포세이돈의 삼지창 하나로 지진이 일어나고 쓰나미가 휩쓰는 것이다. 그래서 포세이돈을 지진의 신이라고도 부른다.

로마 콜로세움(Colosseum) 북쪽의 명소인 트래비(Trevi) 샘에는 흘러넘치는 분수 속에 거대한, 그러면서도 정교한 조각이 서 있다. 갈기를 흩날리는 흰 말과 나부(裸夫)들 가운데 삼지창을 든 넵튠(Neptune ; 포세이돈의 로마 이름)의 조각이 매우 인상적이다.

포세이돈은 이 조각에서처럼 청동의 발굽과 황금의 갈기가 있는 말들이 끄는 전차를 타고 바다 위를 질주하기를 즐긴다. 그때만은 파도도 잠잠해진다고 한다. 포세이돈은 말과 인연이 깊다. 인간에게 처음으로 말을 선물해서 사람들이 말을 키우고 말을 활용할 수 있게 도와준 신이기도 하다. 그래서 말의 수호신으로 여겨져 포세이돈의 제전 때에는 경마나 전차 경주가 행해졌다고 한다.

해마의 별난 생김, 별난 출생

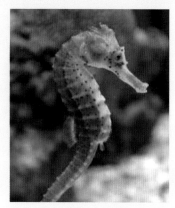

포세이돈은 많은 여인을 사랑한 바람둥이인데, 그럴 때면 때때로 그 자신이 말의 모습으로 둔갑하기도 한다. 누나인 데메테르(Demeter) 여신에게 접근하기 위해 말로 둔갑하기도 하고, 앞서 전개했던 내용에서 포세이돈과 메두사(Medusa)의 사랑 이야기를 한 바 있지만 사실은 포세이돈이 메두사를 겁탈했던 것이고, 메두사를 겁탈할 때도 포세이돈은 흰 말로 둔갑한다.

그런데 전해져 오는 또 다른 이야기에 의하면 포세이돈이 타고 다니던 말은 우리가 아는 진짜 말이 아니라고 한다. 몸은 말과 같은데 꼬리는 물고기와 같은 괴물로, 이름은 히포캄퍼스(Hippocampus)였다고 한다.

실제로 히포캄퍼스라는 학명으로 불리는 바닷물고기가 있다. 바로 해마(海馬)라는 실고기과에 딸린 진기한 바닷물고기다. 인체의 뇌에도 히포캄퍼스, 즉 해마라는 구조가 있듯이, 이 물고기의 머리 위에는 특이하게도 모자 모양의 돌기가 불쑥 튀어나와 있다. 얼굴 옆모습은 말대가리와 비슷하며 주둥이는 대롱 모양으로 길면서 밑으로 처져 있다. 몸은 골판으로 덮여 있는데, 몸빛이 갈색이라지만 암컷은 누런색이고 수컷은 푸른색이다. 해마를 약용할 때는 해마의 딱딱한 골판 껍질을 벗겨 쓰기 때문에 몸빛이 희다.

수컷이 뱃속에 있는 알집주머니(육아낭)에 암컷이 까는 알을 받아들인 후, 수컷의 뱃속에서 수정, 부화시키는 애처가 노릇을 한다. 20여 일 정도 품고 있다가 출산한다. 그러나 출산에 혼쭐이 났는지 새끼를 낳자마자 줄행랑을 친다. 이렇게 해서 탄생과 동시에 고아가 된 새끼 해마는 적으로부터 생명을 스스로 지켜야 하고 스스로 먹이를 찾아야 하기 때문에 본능적으로 교묘한 위장술을 쓴다.

해마의 기이한 약효

해마는 실로 진기한 바닷물고기다. 그래서 그런지 항간에 알려진 약효도 믿기지 않을 만큼 진기한, 그야말로 황당무계한 것들이 많다. 그러다 보니 해마의 강정효과마저 황당한 것이려니 일축하는 경향도 있다.

《본초강목》에는 해마를 "양허(陽虛)에 많이 쓴다."고 했고, 《본초신편》에는 "그 효능은 온눌제(해구신)보다 뒤지지 않는다."고 했다. 그러면서 "해마는 암수를 불문하고 모두 음경을 발기

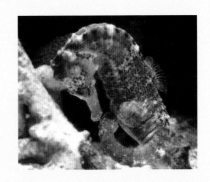

시킬 수 있다는 것을 아무도 알지 못하고 있다. 온눌제는 수컷을 쓰지 않으면 효과가 나타나지 않고 값이 비싸며 가짜가 많은데, 왜 해마를 쓰지 않는지 모르겠다.”고 했다.

그렇다면 해마가 정말 강정작용을 할까, 아니면 옛 책의 허황된 표현일 뿐일까? 동물 실험 결과로 이 궁금증을 풀어보기로 하자.

해마의 에틸알코올(Ethyl Alcohol) 추출물을 거세한 쥐에게 투여하면 발정기가 나타났다고 한다. 실험쥐의 전립선·정낭·항문거근의 무게를 지표로 하면 해마의 추출액은 남성호르몬과 같은 작용을 나타낸다고 한다. 그래서 임상에서는 남성의 유정(몽정·활정 등)이나 음위(impotence) 등에 약으로 쓴다. 수컷동물을 이용한 실험 결과만 그런 것이 아니라 암컷동물의 실험 결과도 같았다고 한다. 암컷 실험쥐에 해마의 에틸알코올 추출물을 투여하면 발정기가 연장되었고, 자궁과 난소의 중량이 증가되었다고 한다.

그렇다면 어떻게 먹으면 좋을까?

달여서 먹어도 되고 가루 내어 먹어도 된다. 달여 먹을 때는 솔을 이용해 물로 깨끗이 씻고 큼직하게 썰거나 잘게 부수어 하루 12g을 끓여 분복하고, 가루 내어 먹을 때는 구워서 가루 낸 것을 한번에 1.2~4g을 먹는다. 조껍데기술에 담갔다가 부드럽고 누렇게 무를 때까지 약한 불에 볶은 후 달이거나 가루 내어 먹어도 좋다.

해마는 독이 없다. 평이하지만 따뜻한 성질을 갖고 있다. 그래서 어느 누구나 먹기에 좋다. 다만 임신중에 먹어선 안 된다.

프릭소스(Phrixos)와
용(龍) 자 이름의 약재들

용이 지키는 황금빛 양털

　용이 큰 나무의 밑둥을 서리서리 감고 있다. 시뻘건 세 갈래 혀를 날름거리며 독을 내뿜으면서 뜬 눈으로 거목의 큰 가지에 걸쳐 있는 황금빛 양털을 지키고 있는 것이다. 이 황금빛 양털이 있으면 나라가 번성하고, 잃으면 나라가 불행해진다고 해서 흑해 해안의 나라 코르키스(Colchis)의 왕이 이렇게 용으로 하여금 양털을

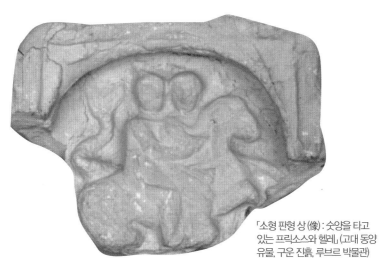

「소형 판형 상(像): 숫양을 타고 있는 프릭소스와 헬레」(고대 동양 유물, 구운 진흙, 루브르 박물관)

지키게 한 것이다.

이 황금빛 양털에는 이런 사연이 얽혀 있다.

그리스의 작은 나라 오르코메노스(Orchomenos)의 젊은 왕이 이웃나라인 테베(Thebes)의 공주 이노(Ino)에게 반해서 아내를 쫓아내고 이노와 혼인을 한다. 새 왕비가 된 이노는 전처의 소생인 남매를 죽이려고 음모를 꾸미고 거짓 신탁을 유포시켜 여론몰이를 하여 끝내 제물로 바쳐 죽이게 한다. 제물로 죽임을 당하게 될 찰나에 쫓겨난 남매의 어머니의 간절한 기도를 들은 제우스(Zeus) 신이 찬란한 황금빛의 양 한 마리를 보내 이들 남매를 구해낸다.

황금빛 양은 남매를 태우고 하늘을 날아오른다. 들을 지나 산을 넘고 에게(Aegean) 해를 건넌다. 그러나 두려움에 떨던 동생 헬레(Helle)는 그만 바다에 떨어져 죽고, 오빠 프릭소스만이 무사히 흑해 해안의 나라 코르키스에 당도하게 된다.

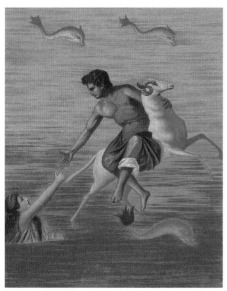

「프릭소스와 헬레네」
(폼페이의 고대로마 프레스코화, 나폴리 고고학 박물관)

이곳의 왕은 황금 양을 타고 온 프릭소스를 맏딸과 혼인시킨다. 프릭소스는 황금 양을 제우스 신에게 바치며 제사를 올려 감사를 드린 후, 황금 양의 털을 벗겨 왕에게 바친다. 이렇게 해서 황금빛 양털이 이곳 거목의 큰 가지에 걸쳐지게 되고, 이를 지키기 위해 용이 독을 내뿜으며 나무 밑둥을 감고 있게 된 것이다.

이 황금빛 양털만 있으면 나라가 번성한다는 신탁에 따라 수많은 사람들이 양털을 훔치려고 한다. 그러나 모두가 용에게 죽임을 당한다.

그런데 이올코스(Iolkos) 나라의 왕자인 이아손(Iason)이 황금빛 양털을 찾으려고 나선다. 50명의 영웅으로 원정대를 만든 이아손은 아르고(Argo)라는 배를 타고 코르키스를 향해 떠난다. 과연 이아손의 '아르고 원정대'는 용을 물리치고 황금빛 양털을 손에 넣을 수 있을까?

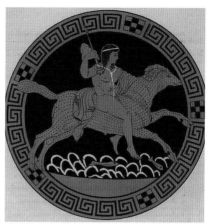

「프릭소스와 황금 양」
(에트루리아 붉은 그림 화병 복제, 베를린 국립 박물관)

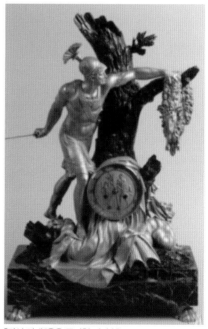

「장식 시계 "용을 물리친 이아손"」
(공예품, 말메종과 부아프레오 성)

용안(龍眼), 탁월한 신경안정제

용의 눈은 어떻게 생겼을
까? 용의 몸통은 뱀처럼 생겼
지만 81개의 두꺼운 비늘로
덮여 있고, 네 발에, 다섯 발가
락이 있단다. 귀는 소 귀 같단
다. 그런데 눈이 문제다. 용의
눈은 귀신의 눈을 닮았단다.

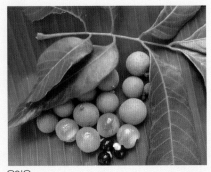
용안육

도대체 귀신의 눈이 어떻게 생겼는지 알 길이 없으니 용의 눈이 어떤
모양인지 짐작하기 어려워진다.

그런데, 용의 눈을 닮았다는 약이 있다. 이름하여 '용안'이라는 약
이다. 무환자나무과에 딸린 상록교목의 열매는 황갈색으로 둥근데,
이 열매를 말려 껍질을 벗겨내고 가종피(假種皮)를 얻어낸다. 희고
살이 많으며 흑갈색 종자가 한 알 들어 있는데, 이것이 용의 눈을 닮
았다는 약재로 쓰인다.

맛이 달다. 너무 맛있다. 기운도 돋우고 혈액도 보양한다. 특히
신경안정제로 그만이다. 불안초조하고 심장이 놀란 듯 뛰고 기억력
이 떨어지며 잠을 이루지 못할 때 좋다. 소위 총명하게 해주는 약재
로 알려져 있다. 끓여서 차로 복용하는데 대추를 배합하면 먹기도
좋고 효과도 더 좋다.

용규(龍葵), 거담진해제 역할

용규는 가지과의 한해살이풀인데, 흰 꽃이 피며 열매는 둥글고 윤기가 있으며 익으면 까맣다. 열매를 따 먹곤 하는데, 뿌리부터 줄기와 잎, 열매와 씨가 모두 약이 된다.

열을 떨어뜨리며 혈액순환을 촉진시키고 부기를 가라앉힌다. 특히 타박상이나 삔 데에는 전초를 짓찧어 붙이면 붓고 아픈 것이 빨리 낫는다. 소변이 항상 뿌옇거나 여성의 대하증(냉증)에는 뿌리를 끓여 마시고, 풍치로 치아가 들뜨고 아플 때는 뿌리를 끓인 물로 입안을 자주 헹구면 도움이 된다.

또 열매는 진해·거담 작용이 뛰어나다. 아트로핀(atropine)과 비

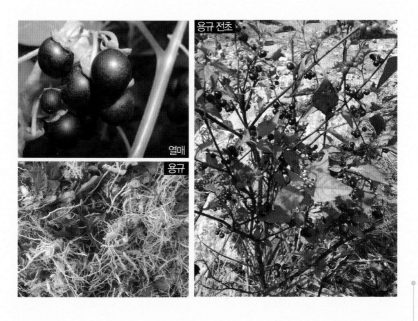

열매

용규

용규 전초

슷한 작용이 있다고 알려져 있다. 단, 열매를 너무 많이 먹으면 중독을 일으킨다. 두통·복통·설사를 일으키며 동공이 산대되고, 처음에는 심장박동이 빨라지다가 점차 늦어지고 정신착란을 일으킨다. 심한 경우에는 혼수에 빠진다. 특히 덜 익은 열매를 먹으면 싹이 난 감자를 먹었을 때와 같은 중독 상태를 일으키며 사망할 수도 있다.

용뇌(龍腦), 외용으로 통증 완화

용의 머리에는 뿔이 돋아 있단다. 사슴뿔 같은 뿔이 거대하게 2개 돋아 있단다. '용각(龍角)'이라 하는데, 약으로 쓰는 용각은 포유류의 뿔이나 뼈의 화석이다. 용의 이빨을 '용치(龍齒)'라 하는데, 약으로 쓰는 용치는 포유류의 치아 화석이다. 그러나 구하기가 어려워서 용골(龍骨)을 대신 쓰고 있다.

용은 여의주를 입에 물고 있어서 입을 벌리고 있는 경우가 많다. 그러니 침을 흘린다. 이 침을 '용연(龍涎)'이라 하는데, 향이 좋단다. 약으로 쓰는 용

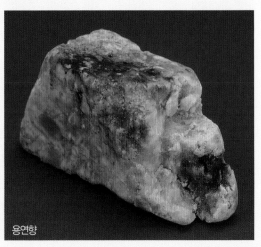

용연향

연은 향유고래의 장내 분비물의 건조품이다. 오징어를 꿀떡 삼키고 미처 소화시키지 못한 것을 배출하면 바다 위에 떠다니면서 햇볕을 받아 향이 짙어진다. 이것이 약으로 쓰는 '용연향'이다.

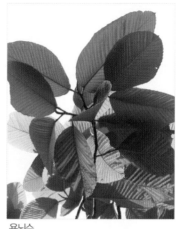

용뇌수

《흥부전》에도 제비가 물어다 준 박의 씨에서 자란 박을 타자 용연향을 바른 부채가 나왔다고 할 정도로 용연향은 향이 대단하고, 용연향을 이용한 물건은 귀하게 여겨왔었다. 사향과 비슷한 약효가 있다고 알려져 있지만, '용각'이나 '용치'처럼 구하기 어렵다.

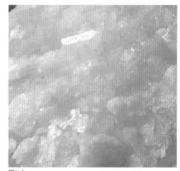

용뇌

그래서 '용뇌(龍腦)' 라는 약재를 많이 쓴다. 키가 무척 큰 상록교목인 용뇌수라는 나무에서 뽑아낸 무색 투명한 판상 결정체가 용뇌다.

향이 좋아 구강제로 쓰거나 심장강화제로도 쓴다. 가정에서는 용뇌를 알코올(alcohol)에 녹여 관절통이나 근육통 등 아픈 부위에 바르면 통증을 완화시킬 수 있다. 무척 효과가 있다.

프로메테우스(Prometheus)와 등심초의 약효

판도라(Pandora)와 에피메테우스(Epimetheus)

최초의 인간 여자는 대장장이 헤파이스토스(Hephaistos)가 진흙을 빚어 만든 판도라다. 제우스(Zeus)가 생명의 숨을 불어넣어 비로소 인간이 된 이 여자에게 여러 신들이 선물을 한다. 그래서 '모두의 선물을 받은 여자'의 뜻으로 '판도라' 라는 이름을 얻게 된다.

판도라는 에피메테우스와 짝을 이룬다. 제우스가 에피메테우스에게 판도라를 선물로 준 것이다. 형인 프로메테우스가 아우인 에피메테우스에게 "제우스가 주는 선물은 절대로 받지 말라."고 신신당부했건만, 에피메테우스는 판도라에게 한눈에 반해 짝을 이룬 것이다.

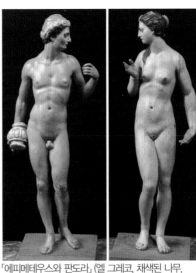

「에피메테우스와 판도라」, (엘 그레코, 채색된 나무, 그라나다의 콘데 데 라 인판타스 콜렉션)

그런데 판도라의 허영과 호기심으로 인간사에 온갖 재앙이 만연하게 된다. 비로소 에피메테우스는 후회한다. '에피메테우스'는 '일이 있고 나서야 뒤늦게 깨닫는 자' 라는 뜻이니까 결국 여자를 얻고 나서야 뒤늦게 깨닫고 후회하는 것이 남자의 속성이라는 이야기다.

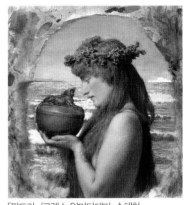

「판도라」 (로렌스 알마타데마, 수채화, 런던 로열수채화협회)

물론 에피메테우스나 프로메테우스는 신족(神族), 즉 티탄(Titan)족이다. 신족의 남자들마저 이럴진대 굳이 인간 남자는 일러 무엇하겠는가!

프로메테우스의 반역

최초의 인간 여자는 헤파이스토스가 진흙으로 빚었고, 최초의 인간 남자는 프로메테우스가 진흙으로 빚었다. 최초의 인간 여자는 미의 여신 아프로디테(Aphrodite)를 본떠 만들었고, 최초의 인간 남자는 남신의 모습을 본떠 만들었다.

'프로메테우스'는 '앞일을 내다볼 줄 아는 능력이 있는 자' 라는 뜻이다. 그래서 프로메테우스는 제우스와 티탄의 전쟁 때 제우스 편이 이길 것을 예견하고 싸움에서 빠진다. 동생 에피메테우스에게는 제우스가 주는 선물을 받지 말라고 하고, 또 대홍수가 날 것을 미리

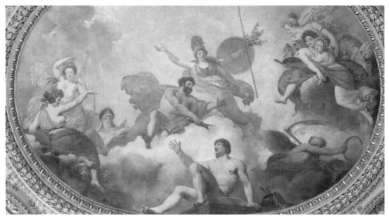

「인간을 만든 프로메테우스와 생명을 불어넣은 아테나」 (장 시몽 베르텔레미, 루브르 박물관)

알고는 아들 데우칼리온(Deucalion)에게 부인 피라(Pyrrha : 에피메테우스와 판도라의 딸)와 함께 방주를 만들어 대비하라고 일러주기도 한다. 더구나 제우스의 앞날을 알고 있으면서도 제우스에게 이

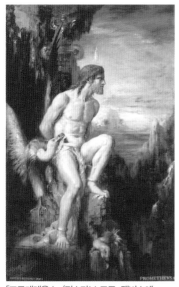

「프로메테우스」 (귀스타브 모로, 캔버스에 유채, 귀스타브 모로 미술관)

를 알려주지 않아 제우스의 노여움을 사서 세상 동쪽 끝 산벼랑에 쇠사슬로 묶여 고통 받는 벌을 받기까지 한다.

물론 쇠사슬에 묶여 머리가 벗겨진 흉측한 독수리의 부리에 간을 파 먹히는 벌을 받게 된 이유 중에는 프로메테우스가 인간을 위해 올림포스(Olympos) 신들의 궁전에서 불을 훔친 까닭도 있다.

프로메테우스는 제우스를 찾아가 인간들에게 불을 나누어 주기를 간청한다. 그러나 신들만이 독점하던 불을 인간에게 나눠주는 것을 제우스가 거절한다. 궁여지책 끝에 프로메테우스는 신들의 궁전 화로에서 불씨를 훔쳐 인간에게 준다.

불을 얻게 된 인간은 여느 동물보다 우월해졌고 고도의 인류 문명을 이룩하는 계기를 마련한다.

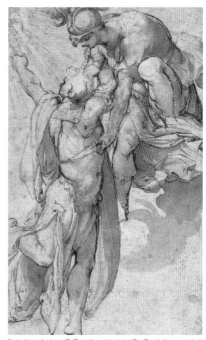

「미네르바의 도움을 받는 신의 불을 훔쳐낸 프로메테우스」(펠레그리노 티발디, 소묘, 보나 미술관)

프로메테우스가 신들에게 반역하면서까지 불을 훔침으로써 인간에게는 이렇게 큰 공을 세운 것인데, 이는 프로메테우스가 최초의 인간 남성을 만들었던 데에 대한 창조자로서의 덕을 베푼 셈이다.

그런데 프로메테우스는 어떻게 불을 훔쳤을까? 일설에는 불을 훔칠 때 향나무에 불을 붙였다고도 하고, 혹은 등심초에 불을 붙였다고도 한다.

등심초의 약효

등심초는 골풀이다. 여러 해살이풀인 이 풀의 줄기 속을 등잔불의 심지로 쓰기 때문에 '등심초(燈心草)' 라고 이름하였다. 줄기는 흔히 돗자리를 짜거나 비옷을 짜는

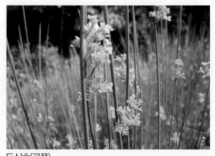
등심초(골풀)

데 쓰기도 한다. 줄기의 속, 즉 '골속'을 약으로도 쓴다.

말린 골속은 가늘고 길고 둥근 모양으로 표면은 연한 유백색이거나 황백색이고, 세로로 난 가는 줄이 있다. 확대경으로 보면 표면에 실 같은 것이 가득 있는데, 이것들이 서로 엉기어 그물처럼 되어 있다.

골속에는 섬유·지방·단백질 등이 함유되어 있고 줄기에는 다당류가 들어 있다. 맛은 달고 성질은 차다. 독은 없다.

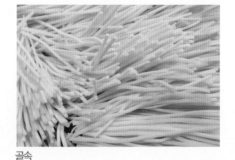
골속

등심초는 첫째 심장을 맑게 하고, 둘째 화기가 인체 상부에 몰린 것을 아래로 내리며, 셋째 소변을 시원하게 배출시킨다.

그래서 가슴이 답답하면서 잠을 이루지 못하고 깊은 잠을 못 자며 자주 깨거나 악몽에 시달릴 때 좋다. 지나친 스트레스로 불면증에 시달리며, 특히 얼굴에 열감이 있고 눈도 벌겋게 충혈이 되고 콧속도 마르고 입도 마르고 혀가 빨개지면서 쫙쫙 갈라지고 가슴속에도 열이 맺힌 듯 갑갑해 한숨을 잘 내쉴 때, 등심초를 주먹 크기 하나쯤 뭉쳐 끓여서 차로 마시면 화기도 내리고 잠도 잘 자게 된다. 아주 심한 경우에는 등심초를 끓일 때 댓잎을 함께 넣어 끓여 마시면 더 좋다.

또 등심초는 부석부석 잘 붓고, 아침이면 눈두덩이 부석하고 손도 잘 꼬부라지지 않을 정도로 부어 뻣뻣하고 다리도 부어 양말자국이 선명히 나고, 소변이 시원치 않을 때도 좋다. 소변이 찔끔거리고, 소변을 봐도 시원치 않고 아랫배가 무지근할 때, 혹은 오줌소태에 잘 걸릴 때 등심초를 위와 같은 요령으로 끓여 차로 마시면 좋다. 아주 심한 경우에는 등심초를 끓일 때 질경이풀을 함께 넣어 끓여 마시면 더 좋다.

등심초는 어린이가 밤에 자주 놀라며 깨어서 울며 보챌 때도 좋다. 마음이 여리어 깜짝깜짝 잘 놀라거나 경기를 하거나, 입안이 잘 헐거나 걸핏하면 코피를 흘리거나 주의집중력이 떨어져 산만한 때에도 좋다. 등심초는 맛이 달면서 심심하여 어린이도 맹물처럼 마시기 수월하다.

프로크루스테스(Procrustes)와 맛있게 잘 자는 법

프로크루스테스의 침대

테세우스(Theseus)는 '헤라클레스(Hercules) 키드'다. 헤라클레스를 닮고 싶어하고, 또 헤라클레스처럼 영웅으로 산 인물이다. 괴물 미노타우로스(Minotaur)를 처치하고 미노스(Minos)의 공주 아리아드네(Ariadne)가 건네준 실을 따라 미로를 헤쳐 나온 바로 그 자가 테세우스다. 자세한 것은 p.312 〈테세우스와 창포의 진정작용〉 내용을 참고하기 바란다.

여하간 테세우스는 열여섯 살 때 아버지를 찾아 떠나는데, 그 여정 중에 4명의 악당을 만난다.

첫 번째 악당은 페리페테스(Peripetes)다. 쇠몽둥이

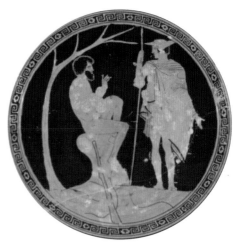

「적회식 큰 잔 (둥근 바닥 내부 : 테세우스와 시니스)」(고대 그리스/로마/에트루리아 유물, 세라믹, 루브르 박물관)

를 휘둘러 나그네를 죽이
고 물건을 빼앗던 강도
다. 두 번째 악당은 시니
스(Sinis)다. 나그네를 잡
아 두 그루 나무의 가지
를 휘어 놓은 곳에 묶고
가지를 튕겨서 나그네의

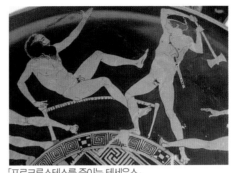

「프로크루스테스를 죽이는 테세우스」
(고대 그리스/로마/에트루리아 유물, 세라믹, 대영 박물관)

사지를 찢어 죽이던 악당이다. 세 번째 악당은 스키론(Skiron)이다.
나그네를 잡아 발을 씻게 한 후 절벽 아래 바다에 던져 죽이던 악당
이다. 네 번째 악당은 프로크루스테스다. 나그네를 잡아 자기 집의
쇠침대에 눕게 하고, 나그네의 키가 침대 길이보다 작으면 잡아당겨
늘려 죽이고, 나그네의 키가 침대 길이보다 크면 큰 만큼을 잘라 죽
이던 강도다.

테세우스는 이들 네 악당들을 악당들이 했던 것과 똑같은 방법으
로 죽인다.

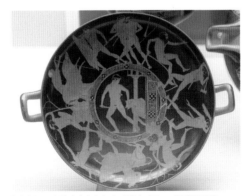

「테세우스의 행위」 (아티카의 적화식 킬릭스, 대영 박물관)

침대는 과학, 침실도 과학

'프로크루스테스 침대'처럼 침대의 길이가 자신의 키보다 작으면 안 된다. 될수록 크고 될수록 넓으면 좋겠지만, 한 자료에 의하면 최소한 다음의 조건을 갖추는 것이 좋다고 하여 인용한다.

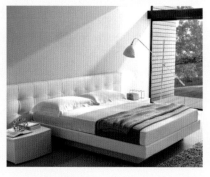

첫째, 자신의 키보다 20cm 이상, 그리고 자신의 어깨넓이보다 20cm 이상 크고 넓어야 좋다.

둘째, 매트리스는 탄력이 좋아 2~3cm 이상 푹 꺼지지 않아야 하며, 옆으로 누웠을 때 머리에서 발끝까지 일직선이 되는 것이 좋다.

셋째, 침대 높이는 매트리스 위에 걸터앉았을 때 무릎과 직각이 되면 좋다.

이불과 요도 마찬가지다. 침구의 쿠션·규격·질 등이 인체의 생리적 요인을 전제로 하여 인체공학적으로 설계되어야 한다. 이불은 가볍고 함기성이 풍부해야 좋다. 그래서 침대나 침구는 과학이어야 한다.

베개도 과학이어야 한다. 의학교과서에 의하면, 베개를 선택할 때

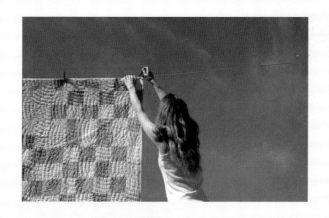

크기와 높이·촉감·흡수성·열전도성·소리 차단성·형태 안전성 및 속재료의 내용과 탄력성 등을 고려해야 한다고 한다. 베개의 높이는 딱딱한 침대나 요를 기준으로 똑바로 누웠을 때 6~8㎝가 좋으며, 옆으로 누웠을 때는 10~11㎝가 가장 적당하다. 알기 쉽게 표현하면 높이 10㎝, 길이 60~80㎝ 정도로 부드럽고 통기성이 뛰어나야 좋다.

아울러 침구는 일광을 자주 시켜야 한다. 베갯잇을 자주 갈아준다 해도 베갯속이 쩔 수 있기 때문에 베개 자체를 햇볕이 들어오는 마루에 놓아 일광욕도 시키고 통풍도 시켜야 한다. 침상 시트도 최소 1주에 1회 갈도록 하며, 일어난 후 시트를 펴서 침대를 덮어놓지 말고 시트를 반으로 접어서 몸이 닿았던 매트리스와 이불이 낮 동안 통풍이 되게 해야 한다.

물론 침실의 환경 조건도 과학이어야 한다. 침상 내 온도는 32~34℃ 전후, 습도는 60%가 최적이다. 침실 온도는 여름철에는

25℃ 아래로 유지한다. 단, 18℃ 이하는 안 좋다. 습도는 60~70%를
유지한다.

편안한 수면자세

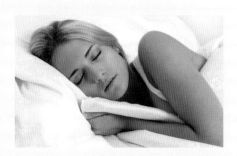

무릎을 구부리고 옆으로
누워 자는 것이 좋다. 이때
왼쪽보다 오른쪽으로 눕는
것이 간이나 폐의 기능 유
지에 좋다. 왼쪽으로 눕게
되면 폐로 공급되는 산소와 혈액의 균형이 깨지기 때문이다. 엎드
려 자는 것은 아주 좋지 않다. 특히 심장이 안 좋으면 심장 부위를
낮추고 머리와 발을 높인 자세로 자는 것이 좋다.

자는 동안 최소 5회 이상 몸을 굴려 눕는 것이 좋다. 손으로 심장
위를 덮고 자며, 이불은 적당히 덮는다. 이불로 머리를 뒤집어쓰지
말아야 한다. 나체 취침이 쾌면에 좋다지만 여의치 않으므로 잠옷
을 입되 헐렁할수록 좋다.

누운 뒤에 입을 벌리지 말고, 잘 때는 다리를 들어 높은 데 얹지
않는다. 또 머리를 북쪽으로 두고 눕지 말고, 누울 때 대들보에 정면
이 되게 눕지 않는 것이 좋다.

참고로 그리스 신화에 의하면 '망각의 강'이 흐르는 동굴 속에 사

는 히프노스(Hypnos) 신이 동굴 어귀의 약초에서 즙을 짜내어 수면을 모아 뿌리기 때문에 졸리고 잠을 자는 것이라고 한다.

마찬가지로 몇 가지 약초는 숙면에 도움이 된다.

예를 들어 손발이 화끈거려 이불 속에 발을 넣고 자지 못하면 '음허화동'이 원인일 수 있는데, 이때는 숙지황차를 마신다. 1일 8g을 물 300~500cc로 끓여 반으로 줄여 하루 동안 나누어 마신다.

성교가 부족하거나 만족하지 못해 뒷머리에서 목덜미까지 뻣뻣하고 하품이 잦고 쉰 목소리가 나며 입안이 잘 헐며 잠을 잘 못 잘 때는 치자차를 마신다. 입이 마르는데 물이 먹히지 않거나 피부 트러블이 잦고 특히 왼쪽 아랫배를 누르면 자지러질 듯 아픈 것은 '어혈'이 원인일 수 있는데, 이때는 홍화차를 마신다.

치자차나 홍화차는 치자나 홍화꽃을 흐르는 물에 흔들어 씻어 거름통 있는 찻잔에 넣고 뜨거운 물을 부어 뚜껑을 닫고 5분쯤 후에 우러난 물을 마시면 된다.

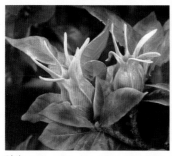
치자

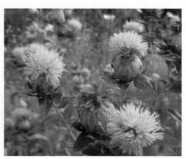
홍화

하르모니아(Harmonia)와 늙지 않는 약

하르모니아의 황금 목걸이

혼례는 그 자체가 축복이다. 그러나 카드모스(Kadmos)와 하르모니아의 혼례만큼 축복 받은 혼례는 일찍이 없다. 인간인 남성이 여신과 혼인한 첫 사례이기 때문이다.

신랑인 인간 남성은 지중해 동쪽 페니키아(Phoenicia) 바닷가의 작은 나라 시돈(Sidon)의 왕자 카드모스다. 카드모스에 대해서는 p.280 〈카드모스와 용(龍) 자 이름의 약재들〉 내용을 참고하기 바란다. 그렇다면 신부인 여신 하르모니아는 누구인가? 하르모니아는 아레스(Ares) 신과 아프로디테(Aphrodite) 여신의 딸이다. 그래서 아내는 신의 딸이기에 인간이 아니고 당연히 여신이다. 더구나 아프로디테를 닮아 매우 아름답다.

이 혼인은 제우스(Zeus)가 주선했기 때문에 거창하고 매우 호화스럽게 치러진다. 올림포스(Olympos)의 열두 신이 모두 땅에 내려와 혼례를 지켜보며 축복한다. 태양의 신인 아폴론(Apollon)이 리라를 연주한다. 뮤즈(Muse)들이 춤을 춘다. 쾌락·매력·우아한 아

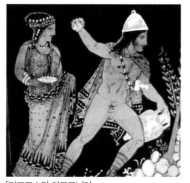
「카드모스와 하르모니아」
(그리스 적화식 크라테르, 루브르 박물관)

름다움을 관장한다는 카리테스(Charites) 세 여신이 눈이 부시게 황홀한 웨딩드레스를 만들어 준다. 또한 솜씨 좋은 대장장이 헤파이스토스(Hephaistos)가 황금 목걸이를 만들어 걸어준다.

그런데 이 목걸이가 그저 그런저런 목걸이일 리가 있겠는가! 헤파이스토스가 만든 목걸이니까 당연히 곱고 황홀하고 우아하겠지만 바로 이 목걸이는, 목에 걸고 있는 한 평생 아름다움과 젊음을 간직할 수 있다는 목걸이다.

장성한 아들 오이디푸스(Oedipus)와 혼인한 오이디푸스의 어머니가 아름다움과 젊음을 간직할 수 있었던 것도 바로 이 하르모니아의 목걸이를 물려받아 목에 걸고 있었기 때문이다. 여하간 이런 기적의 목걸이이기

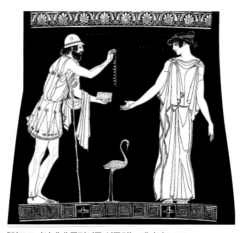
「하르모니아에게 목걸이를 선물하는 헤파이스토스」

때문에 하르모니아에게 있어서는 그 어느 신의 선물보다 가장 값어치 있는 선물이었을 것이다.

불로초의 영원한 꿈

한평생 아름다움과 젊음을 간직하고자 하는 것은 인간의 꿈이다. 죽을 때 죽더라도 한평생 아름다움과 젊음을 간직할 수만 있다면 무엇이 더 부러울까?

《동의보감》은 《연수서(延壽書)》를 인용하여 "사람이란 만물의 영장이다. 수명은 본래 4만 3,200여 일이다."라고 하였다. 그러니까 120세는 살 수 있다는 것이다. 그러면서 또 《영추경(靈樞經)》을 인용하여 "100세가 되면 오장이 모두 허해지고 정신이 없어지며 형체와 뼈만 남아서 죽는다."고 하였다. 그러니까 100세를 넘기기 어렵다는 것이다. 물론 《소문(素問)》에는 "천년백세(天年百歲)"라 하였다. 하늘이 준 인간의 원래 수명이 100세라는 말이다.

또 《장자(莊子)》에도 "상수(上壽)는 100세" 라고 했다. 오래 산다 해도 기껏 100세라는 말이다. 그러니 120세는 고사하고 100세까지만 살아도 한이 맺힐 리 없는 천수요, 상수인 것이다.

그러나 《장자》에 "중수(中壽)는 80세요, 하수(下壽)는 60세."라 하였듯이 80세까지 살면 그런대로 족한 것이요, 60세까지 살면 섭섭한 것일 터이다. 그런데 《동의보감》의 표현대로 이미 "나이 40세면 음기가 자연히 절반으로 되며 동작이 떠지고, 50세가 되면 몸이 무겁고 청각과 시력이 나빠지게 된다."고 했으며, 또 "60세가 되면 성적 기능이 약해지고 기운이 몹시 약해지며 아홉 구멍이 자기의 기능을 다하지 못하고 하초는 허해지며 상초는 실해져서 콧물과 눈물이 나온다."고 하였으니 참으로 덧없는 것이 인생사가 아닐 수 없다.

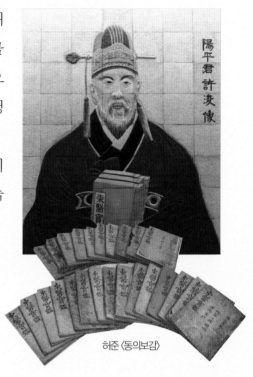

陽平君 許浚 像

허준 《동의보감》

겨우 철이 들 만하면 이미 늙어 내리막길에 몰리고, 늙는가 하면 어느덧 죽음의 길에 접어드는 것이 인생이니 오래 살고 일찍 죽는 것은 천명에 맡긴다 하더라도, 더도 말고 덜도 말고 다소나마 덜 늙고 더디 늙기를 바라는 것이 인지상정이다.

그래서 《동의보감》에는 "비유하면 나무가 늙어도 어린 가지를 접하면 다시 싱싱하게 자라는 것과 같이, 사람이 늙었어도 진기를 도로 보하면 늙은이가 도리어 젊어질 수 있다."고 했다.

그렇다면 진기를 보하고 늙지 않게 하는 약은 없을까?

평생 젊음을 간직하게 해준다는 헤파이스토스의 목걸이 같은 그런 불로의 약은 인간의 영원한 꿈일지라도, 꿈이 있는 한 언젠가는 이루어지리라.

늙지 않는 약

《동의보감》에는 늙지 않는 약 23가지가 소개되어 있다. 그 중에 이런 것이 있다.

첫째, 황정이다. "오랫동안 먹으면 몸이 가뿐해지고 얼굴이 좋아지며, 늙지 않고 배가 고프지 않다."고 했다. 죽대의 뿌리줄기이지만 뿌리·줄기·꽃·열매를 다 먹는다.

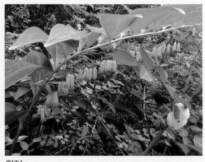
황정

강장 효력이 대단하다. 동물 실험에 의하면 결핵에 대해 현저한 효과가 있으며, 죽상동맥경화와 간세포에 대한 지방 침윤을 방지하고 고혈압을 억제한다고 알려져 있다. 물에 우려 쓴맛을 뺀 다음 아홉 번 찌고 아홉 번 말려 차로 끓여 먹거나 혹은 가루 내어 먹는다.

둘째, 창포다. "몸이 가뿐해지고 오래 살며 늙지 않는다."고 하였다. 수창포나 석창포의 뿌리줄기다. 소화액 분비를 촉진하고 장경련을 진정시키며 위장관의 이상발효를 억제한다. 또 망상형 정신질환에도 도움이 되는 것으로 알려져 있다. 쌀뜨물에 하룻밤 담갔다가 햇볕에 말려 가루 내어 찹쌀죽과 함께 졸인 꿀에 섞어 반죽하여 알을 만들어 먹는다. 또는 창포 뿌리를 짓찧어 낸 즙에 찹쌀로 지은 밥과 누룩을 섞어 술을 빚어 먹는다.

셋째, 감국화다. "몸이 가뿐해지고 늙지 않으며 오래 산다."고 했다. 눈을 밝게 하고 두통·어지럼증에도 좋다. 시험관 내에서 항균작용이, 동물 실험에서 혈압을 강하시키는 작용이 있다고 알려져 있다. 감국화의 싹·잎·꽃·뿌리를 다 먹는다. 그늘에 말려 가루 내어 술에 타 먹거나 꿀에 반죽하여 알약을 만들어 두고 오랫동안 먹기도 한다. 국화술을 익혀 맑은 청주만 떠서 데워 먹으면 "뼈와 힘줄이 튼튼해지고 골수를 보하며 오래 살게 된다."고 하였다.

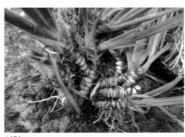

석창포

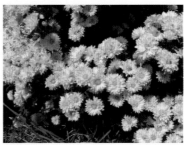

감국화

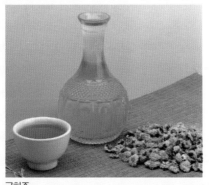

국화주

헤라(Hera)와 황금사과, 사과 유방

헤라 여신의 황금사과

헤라(주노)는 대단히 아름다운 여신이다. 얼마나 아름다운지 라피타이(Lapithes)의 왕 익시온(Ixion)은 감히 헤라를 넘보다가 벌을 받아 불이 활활 타는 바퀴에 잡아 매어져 영원히 하늘로 끌려 다니는 처지가 된다.

아름다웠다면 얼마나 아름다웠을까?

헤라와 아프로디테(Aphrodite) 중 어느 여신이 더 아름다웠을까?

두 여신 중 한 명을 선택하는 것은 마치 '미의 심판'을 맡았던 파리스(Paris)가 끝내 나라까지 송두리째 말아먹고 죽을 수밖에 없었듯이 극히 위험하다. 아니, 실로 무의미하다.

왜냐하면 아프로디테의

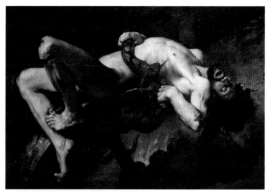

「지옥으로 떨어지는 익시온」
(쥘 엘리 들로네, 캔버스에 유채, 낭트 미술관)

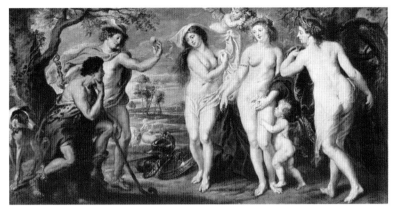

「파리스의 심판」(페테르 파울 루벤스, 목판에 유채, 프라도 미술관)

아름다움이 색정이 뚝뚝 흐르는 교미(嬌美)에 불과했다면, 헤라의 아름다움은 꿈이 젖어드는 여운이 넘치는 조화미요, 순수미이기 때문이다. 폴리클레이토스가 만든 헤라여신상의 관에는 우아의 여신 카리테스(Charites)가 조각되어 있다고 했듯이, 헤라는 우아하고 고매하다.

헤라여신상의 오른손에는 홀이 들려 있고, 그 홀 위에는 뻐꾹새가 새겨져 있다. 뻐꾹새는 제우스(Zeus)와의 인연을 상징하는데, 그 인연의 사연은 이렇다.

제우스는 누나 헤라에게 청혼하는데 거절당한다. 그러던 어느 날, 헤라는 비에 흠뻑 젖어 풀숲에 쓰러진 뻐꾹새 한 마리를 발견하게 되고,

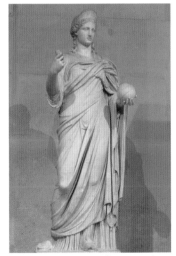

「주노 상(像), 일명 구세주」(고대 그리스/로마/에트루리아 유물, 조각, 루브르 박물관)

이를 가엾이 여긴 헤라가 가슴에 끌어안았는데, 순간 뻐꾹새는 제우스로 변신한다. 그래서 둘은 정을 통하게 되고, 그래서 부부가 되기로 한다. 이런 사연으로 헤라여신상의 홀 위에 뻐꾹새가 새겨지게 된 것이다.

제우스는 헤라에게 철저히 빠진다. 오죽하면 "신이든 인간이든 이토록 내 간장을 녹여주는 여성은 없다."고까지 감탄했을 정도다. 그래서 제우스는 헤라를 데리고 할머니인 가이아(Gaia)를 찾아가 혼인할 것을 알린다. 할머니 가이아는 축복과 함께 황금사과가 열리는 나무 한 그루를 선물로 준다.

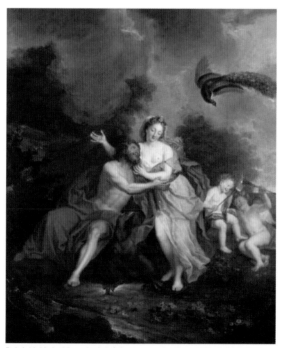

「이다 산 위의 제우스와 헤라」(앙투안 쿠아펠, 캔버스에 유채, 렌 미술관)

먹을 수 있는 황금사과

헤라가 선물로 받은 나무에 열리는 사과는 불멸의 황금사과다. 해마다 카나토스(Kanathos) 샘을 찾아 목욕하고는 숫처녀가 되어 돌아오곤 했다는 헤라에게 딱 어울리는 황금사과, 불멸의 황금사과다.

헤라는 이 황금사과가 열리는 나무를 세상 서쪽 끝에 있는 비밀 정원에 심고, 머리가 100개나 되는 라돈(Ladon)이라는 용에게 지키게 한다. 또한 티탄(Titan) 아틀라스(Atlas)의 딸들인 세 요정 헤스페리스(Hesperis)들에게 이를 가꾸게 한다.

성경에도 "알맞게 표현된 말은 은 쟁반에 담긴 황금사과와 같다" (잠언 25,11) 하여 황금사과가 등장하지만, 지중해 동북쪽에 있는 섬 구브로(현재의 사이프러스(Cyprus) 섬)에서는 살구를 '황금사과' 라

불렀던 것으로 보아, 헤라의 황금사과는 살구가 아니었을까 하는 이야기도 있다.

여하간 사과나무는 지중해를 중심으로 서아시아와 유럽이 원산인데, 꽤 오래전부터 재배해왔다. 품종도 수백 종이 된다고 한다. 우리에게 익히 알려진 홍옥이나 국광은 예스러운 품종이

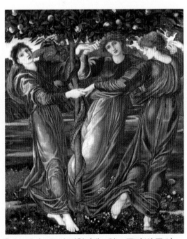

「헤스페리스들의 정원」(에드워드 콜리 번 존스)

요, 골든델리셔스(Golden Delicious) 등 그 품종이 다양하다. 다양한 품종만큼 효능 또한 차이가 나기 마련이지만, 어쨌건 사과는 몸에 두루 좋다. 유럽에서는 "매일 밤 한 개의 사과가 의사를 멀리하게 한다."는 말이 전해 내려오고 있으며, 또 "아침의 사과는 황금 같다."는 믿음도 있다. 그러니까 굳이 헤라의 불멸의 황금사과만이 아니라 우리 곁에 있는 한 알의 사과가 황금 같이 귀한, 바로 불멸의 황금사과가 아닐 수 없다.

먹을 수 있는 황금사과, 과연 어떤 효능이 있는 것일까?

암에도 도움이 되는 사과

성경에 "사과로 내 기운을 북돋아 주세요. 사랑에 겨워 앓고 있는 몸이랍니다."(아가 2,5) 라고 했듯이, 사과는 상사병으로 무기력해지고 식욕마저 떨어졌을 때 좋다. 사과는 진정작용이 강하고 위액의 분비를 촉진해 식욕을 돋우기 때문이다.

"사과를 먹으면 미인이 된다."는 유럽의 격언처럼 사과는 혈액을 맑게 해주는 체내 정화작용이 크고 소염작용을 하며, 땀으로 소실된 체내의 알칼리 성분

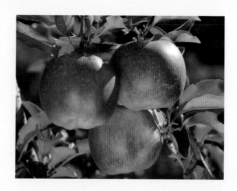

을 보충해 주는 것으로 알려져 있다. 그래서 사과는 피부를 맑고 아름답게 해준다. 헤라처럼 아름답기를 원한다면 사과를 껍질째 갈아 즙을 내어 마시거나 사과식초를 생수에 타서 마신다. 사과식초를 상용하면 피부에 혈색이 돌고 피부가 부드럽고도 윤택해진다. 피로에 지친 피부가 탱탱해진다.

뚱뚱한 것이 고민이면 사과를 먹어야 한다. 사과에는 섬유질이 많고 소르비톨(sorbitol)이 많기 때문이다. 변비든 설사든 변이 고르지 않을 때도 사과가 좋다. 사과의 펙틴(pectin) 성분은 장 내에서 유산균 같은 유익한 세균이 번식하는 것을 도와 장을 근본적으로 튼튼하게 해준다. 나가카와 유조[永川祐三] 교수는 "사과에 함유되어 있는 식이섬유인 펙틴질은 수분을 머금으면 한천 상태로 굳어져 소화 흡수되지 않고 그대로 배설된다. 따라서 변비일 때는 변의 부피를 늘려 밀어내고, 설사일 때는 수분을 흡수하여 적당한 상태로 굳혀 주는 것이다." 라고 하였다.

사과의 항암작용도 속속 발표되고 있다. 다자와 겐지[田澤賢次] 교수는 쥐 실험 결과 사과의 펙틴질에 의한 대장암 억제율이 37.5% 였다고 했다. 또 핀란드 헬싱키(Helsinki) 소재 국립보건원 연구진은 사과에 풍부한 플라보노이드(flavonoid)가 폐암 발생률을 58%까지 줄일 수 있다고 했다. 또 전립선암 위험을 47% 감소시킨다거나 유방암의 발생을 억제한다는 연구 결과도 있다.

특히 자양강정에도 사과가 좋다. 사과를 껍질째 술에 담가 숙성시킨 후 로열젤리를 혼합한다. 이 술이 유명한 '봉왕장보주'이다.

여신의 유방

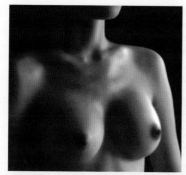

사과 유방

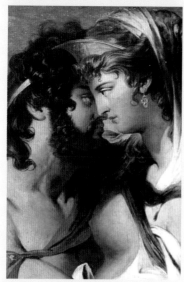

「이다 산 위의 주피터와 주노」
(제임스 배리, 캔버스에 유채, 셰필드 미술관)

여담이지만 헤라의 유방은 어떻게 생겼을까? 그야 알 바 없다. 다만 이랬을 것이라 여겨진다.

탄력 있고 팽팽하면서 적당한 크기의 반구형(半球型)이나 원추형이고, 제3~6늑골 사이에 위치해 있고, 유두는 제5늑골보다 약간 위에 있고, 유두와 유두 사이가 20cm보다는 넓고, 좌우 유두는 서로 반대 방향을 향하면서 약간 돌출되어 있고, 유방 밑의 피부에 주름이 없었을 것이다. 바로 이런 유방이 가장 이상적인 유방이기 때문이다.

바로 이런 유방이 '사과 유방'이다.

유방은, 흔히 세 가지 형태로

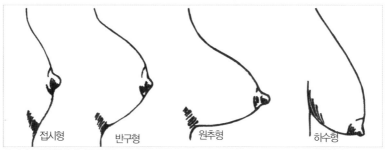

유방의 4가지 형태에 따른 분류

분류하거나 네 가지 형태로 분류한다. 접시형·반구형·하수형이 세 가지 분류이며, 여기에 원추형을 가한 것이 네 가지 분류다. 유방의 크기를 볼 때는 하수형이 제일 크며·원추형·반구형·접시형의 순이 된다. 모유의 분비 상태도 반드시 그런 것만은 아니지만, 보편적으로 하수형 유방이 제일 왕성하고, 접시형이 제일 빈약하다. 일반적으로 하수형 유방은 성적 기교가 미숙한 편이고 원추형, 반구형 유방은 섹스에 민감하고 기교도 좋으며, 젖 분비도 좋은 편이다.

유방과 유두의 형태

유방과 유두가 작고 좌우 유두 사이가 가깝고 메마른 체형은 호흡기가 약하고, 상습적인 두통이나 하지정맥류, 또는 다리에 멍이 잘 든다. 내장기의 하수 경향이 있고 대변은 굵지 않고 알레르기 경향을 띤다.

반면에 유방이 큰데 탄력은 적고 좌우 유두 사이가 멀며 비만하고 키도 작으면 요통에 고생하거나, 혹은 어깨·등에 통증을 잘 느낀다. 냉이 많거나, 우측 하복부에 통증을 잘 느낀다. 장의 이상발효도 잘 온다.

유방이 탄력이 있는지, 탄력을 잃었는지 알려면 먼저 어깨서부터 팔꿈치까지의 길이를 재고, 이 길이를 반으로 나눈 다음 0.8cm를 더해서 표시하고, 이 표시된 길이보다 유두의 높이가 내려가 있으면, 이미 유방이 탄력을 잃고 처진 것으로 보면 된다.

이밖에도 여러 가지의 방법이 있는데, 그 중에 삼각형 그리기와 직각 그리기가 비교적 쉽다. 삼각형 그리기란 좌우 쇄골 중앙의 함몰 부위와 좌우 유두를 잇는 삼각형을 그리고, 이어 좌우 유두와 배꼽을 잇는 역삼각형을 그려서 비교하는 방법이다. 정삼각형의 길이가 역삼각형의 길이보다 길 때, 유방이 늘어졌다고 보는 것이다. 그리고 직각 그리기란 거울 앞에 옆으로 서서 가슴 밑을 90°로 그려보아 유방 밑부분이 직각을 만들 수 없을 정도로 늘어졌는가를 가늠해 보는 방법이다.

한편 유두의 색이 핑크빛은 양(陽)이고 갈색은 음양(陰陽)이 겸비한 색깔이며, 흑갈색의 유두는 음이 지나치게 많은 타입이다. 따라서 지나치게 탁한 검은색은 안 좋다. 또 꼭 그런 것은 아니지만 유륜(젖판)의 직경이 19mm 이하는 임신이 어려운 것으로 본다. 대개 19mm 이상 27mm 사이의 중간 크기를 가장 이상적인 것으로 본다.

헤라클레스(Hercules)와 역절풍에 좋은 식품

비운의 천하장사, 헤라클레스

제우스(Zeus)가 유부녀를 탐하여 하룻밤을 지낸다. 그런데 하룻밤이 어찌 이리 짧은가! 제우스는 달을 묶어 놓는다. 그것도 사흘이나. 이렇게 해서 태어난 아들을 데려간 제우스는 잠든 아내 헤라(Hera) 여신의 젖을 먹인다. 그래서 이 아들의 이름을 '헤라의 영광'이라는 뜻으로 '헤라클레스' 라고 짓는다.

이 이야기를 자세히 해보자. 그 유부녀가 누구인지, 어떻게 해서 그 유부녀와 통정할 수 있었는지, 그리고 어떻게 해서 헤라의 젖을 먹일 수 있었는지, 그 자세한 이야기는 다음과 같다.

헤라클레스의 엄마는 미케네

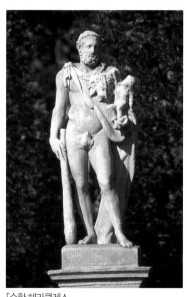

「순한 헤라클레스」
(프란체스코 프리마티초, 조각, 퐁텐블로 성)

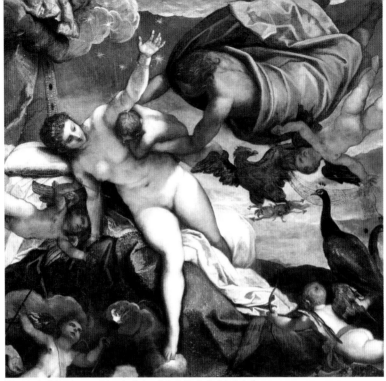

「은하수의 기원」 (자코포 로부스티, 캔버스에 유채, 런던 내셔널 갤러리)

(Mycenae) 왕국의 공주 알크메네(Alcmene)이다. 아빠는 암피트리온
(Amphitryon), 그리고 제우스 신이다. 제우스가 어느 날 이 여인의
남편 모습으로 나타나 임신시켜 쌍둥이를 낳게 했기 때문에 엄밀히
말하면, 쌍둥이 중 하나인 헤라클레스는 제우스의 씨이고, 쌍둥이
중 다른 하나인 이피클레스(Iphicles)는 암피트리온의 씨이다.

제우스는 아기인 헤라클레스를 데려가서 자고 있는 헤라의 젖을
물린다. 여신의 젖을 먹은 아이는 불사신이 되기 때문에 제우스는
자신의 아들인 헤라클레스를 불사신으로 만들고 싶은 것이다. 그런
데 헤라클레스가 어찌나 세게 젖을 빨았던지 헤라가 잠에서 깨어
비명을 지르며 아기 헤라클레스를 밀어낸다. 이 순간 젖꼭지에서
젖이 뿜어져 나와 하늘까지 뻗치며 은하수가 된다.

그래서 은하수를 '밀키 웨이(milky way)'라 부르고, 헤라클레스는 '헤라의 영광'이라는 이름을 얻게 된다. 그러나 말이 '헤라의 영광'이지 헤라클레스의 삶은 '헤라의 저주'로 일관된다.

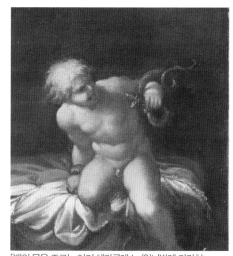

「뱀의 목을 조르는 아기 헤라클레스」(안니발레 카라치, 패널에 유채, 루브르 박물관)

헤라는 헤라클레스를 갓난아기 때부터 괴롭힌다. 청년이 돼도 끈질기게 괴롭힌다. 그 괴롭힘 중 하나가 '헤라클레스의 12가지 노역'이다.

헤라클레스가 생후 8개월 되었을 때, 헤라는 커다란 뱀 두 마리를 보내어 헤라클레스를 물어 죽이려 한다. 후일 헤라클레스가 테베(Thebes) 왕국의 공주와 혼인하여 아들 셋을 낳고 행복하게 살 때는 헤라가 헤라클레스를 미치게 만들고, 헤라클레스는 미친 상태에서 자신의 아내와 아들들을 죽이게 된다.

이 일 때문에 헤라클레스는 신탁에 따라 미케네 왕의 노예가 되어 그가 시키는 10가지의 일을 하게 되는데, 이 10가지의 일이란 헤라가 미케네 왕에게 지시한 것이니 결국 헤라클레스는 헤라의 덫에 걸린 것이다.

이 일들을 수행하는 도중에도 헤라는 커다란 게를 보내 헤라클레스를 물어뜯게 하고, 또 여인천국인 아마존 왕국에 갔을 때는 헤라가 아마존 여전사로 변신까지 하고 나타나 방해하기도 한다. 그런 방해에도 불구하고 헤라클레스는 10가지 일을 다 마친다.

헤라클레스 기둥과 플루스 울트라

그런데 이것으로 끝일까? 아니다. 헤라는 2가지 과업을 더 준다. 이렇게 해서 헤라클레스는 12가지 노역을 치렀던 것이다. 그런데 이것으로 또 끝이 아니다. 헤라는 집요해서 헤라클레스가 이 과업마저 다 마치자, 또 다시 헤라클레스를 미치게 만든다. 정신착란을 일으킨 헤라클레스는 친구를 때려죽인다. 참으로 비운의 연속이다.

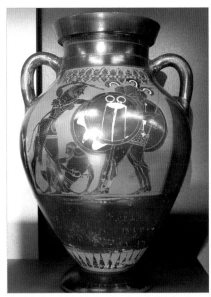

「흑회식 암포라 (헤라클레스와 3명의 게리온)」 (고대 그리스/로마/에트루리아 유물, 세라믹, 루브르 박물관)

헤라클레스의 12가지 노역 중 열 번째 노역이 에리테이아(Erytheia) 섬에 있는 게리온(Geryon)의 소를 잡아오는 일이다. 그런데 이 일이 수행하기 어려운 노역인 까닭이 무엇일까? 얼마나 어려운 일이기에 헤라는 헤라클레스를 괴롭히기 위해 이 일을 시킨 것일까?

첫째, 에리테이아 섬에 가

는 것 자체가 어렵다. '에리테이아'는 '붉은 색'이라는 뜻이다. 그러니까 이 섬은 멀고 먼 서쪽 끝 노을 밑에 있는 섬이다. 붉게 타는 노을 탓에 온통 붉은 빛을 띤 섬이다. 가기가 힘든 곳이다.

둘째, 이 섬에서 소를 키우는 게리온이 무섭다. 이 섬을 지키는 게리온은 바다의 신 포세이돈(Poseidon)과 괴물 메두사(Medusa)의 손자다. '힘'을 뜻하는 스테노(Sthenno), '멀리 날다'는 뜻의 에우리알레(Euryale), '여왕'이라는 뜻의 메두사, 이 세 자매는 고르곤(Gorgon)으로 불리는 무서운 괴물이니, 그 손자 게리온 역시 괴물일 터다. 머리가 셋이나 달렸단다.

셋째, 게리온이 소들을 지키게 한 오르토스(Orthus) 라는 개도 무섭다. 이 개는 머리가 둘 달린 무시무시한 괴물이다. 이 개는 반은 여자이고 반은 뱀인 어머니에게서 태어났고, 이 어머니와 근친상간을 하여 이 사이에서 '스핑크스'와 불사의 '네메아 사자(Lion of Nemea)'를 낳은 개다.

이 모든 것을 처리해야 소떼를 몰고 올 수 있는 것이다. 난제 중의 큰 난제이다. 그러나 헤라클레스가 누군가. 천하장사가 아닌가! 몽둥이로 때려 죽이고, 독화살로 쏴 죽이면서 헤라클레스는 드디어 과업을 이룬다. 이 드라마틱한 이야기는 여기서 생략하자.

그런데 생략한다 해도 궁금한 점이 한 가지 있지 않은가? 헤라클레스는 머나먼 서쪽 끝 '붉은 섬'까지 어떻게 갔을까? 이것이 궁금하지 않은가? 험준한 아틀라스(Atlas) 산맥을 넘어야 한다는데 말이다.

여기서 헤라클레스는 또 한 번 괴력을 발휘한다. 아예 산맥을 두

동강을 내고 만 것이다. 이때부
터 동강난 두 개의 기암절벽을
'헤라클레스 기둥'이라 부르게
되었고, 그 틈새가 지금의 지브
롤터(Gibraltar) 해협이란다.

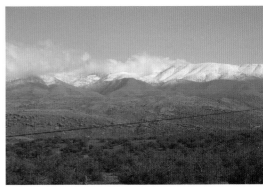
아틀라스 산맥

오랜 세월 동안 사람들은 이
'헤라클레스 기둥'을 넘어서는
안 된다고 믿어왔다. 그런데 스
페인의 왕이자 신성로마제국
황제였던 카를 5세(Karl V, 카
를로스 1세)가 '플루스 울트라
(Plvs Vltra, Plus ultra)'를 외치면
서 이 금기는 깨졌다. 이 말은
'보다 먼 세상으로!' 라는 뜻이

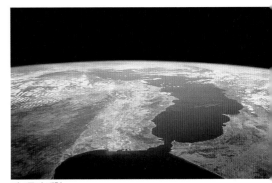
지브롤터 해협

다. 지금 스페인의 국기처럼 사용되는 국가 문장에는 헤라클레스의
기둥이 그려져 있고, 이 두 기둥에 감긴 리본에 이 글이 쓰여 있다.
카를 5세의 신념은 곧 신세계
를 향한 야망으로 이루어지기
시작한다.

'스페인은 해가 지지 않는
다.'는 말을 듣던 카를 5세는
실로 방대한 영토를 다스리며,

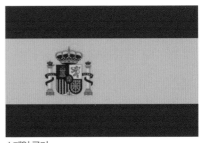
스페인 국기

40여 년을 전쟁터에서 보내고, 가톨릭을 수호하던 왕이다. 그의 어머니는 후아나(Juana) 여왕이다. 그런데 이 후아나가 참 별나다. 남편이 죽자 그녀는 그 관을 싣고 수도원을 전전한 것이다. 깊은 신앙으로 남편을 살릴 수 있다고 믿은 것이다. 그것도 3년씩이나 말이다. 그래서 사람들은 '후아나 라 로카(Juana la

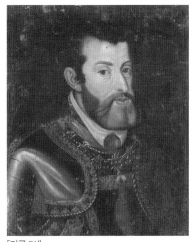

「카를 5세」
(베첼리오 티치아노, 패널에 유채, 콩데 미술관)

Loca)' 라고 불렀다. '미치광이 후아나' 라는 뜻이다. 그래서 후아나는 자그마치 48년 동안이나 성에 유폐된다.

그렇다면 후아나의 아들 카를 5세는 어땠을까?

헤라클레스의 기둥에 자신의 신념을 리본에 새겨 걸었던 카를 5세는, 광기의 발작으로 아내와 자식을 죽인 헤라클레스처럼, 그리고 어머니의 피를 받아 후아나처럼, 그의 퇴위 무렵에는 이미 신경쇠약의 징후가 뚜렷했다.

카를 5세는 신경쇠약 외에도 건강이 좋지 않았다. 스페인 왕족들의 공통적인 특징인 심한 주걱턱 때문에 위아래 치아가 맞물리지 않아 음식을 씹기가 어려웠고 입을 앙다물 수 없었다. 더구나 말년에는 심한 통풍으로 고생했다. 결국 예순을 넘기지 못했다.

'통풍'이라 불리는 역절풍의 실체

《동의보감》에 '역절풍'이라는 병증이 나온다.

온몸의 여기저기 마디마디 바람처럼 돌아다니며 통증을 일으킨다는 말이다. 그 통증이 얼마나 심한지 마치 범이 물어뜯는 것 같고, 마치 범이 우는 것과 같이 몹시 아프기 때문에 '백호역절풍(혹은 백호풍)'이라고 한다고도 했다. 그리고는 "옛 의학책에는 역절풍을 통비(痛痺)라고 하였고, 요즘 사람들은 통풍(痛風)이라고 한다."고 했다. 여기서 말하는 '통풍'은 카를 5세가 앓았다는 통풍과 똑같지는 않은 병증이다.

풍·한·습, 이 3가지의 사기가 성하면 생기는데, "끌어당기는 것같이 아픈 것은 한사(寒邪)가 많기 때문이고, 부어서 빠질 것같이 아픈 것은 습사(濕邪)가 많기 때문이며, 팔다리에서 누런 땀이 나오는 것은 풍사(風邪)가 많기 때문이다."라고 했다. 마디가 울퉁불퉁하게 부으면서 빠져 나가는 것같다가 점차 떨어져 나가는 것같으며 땅기

통풍의 증세

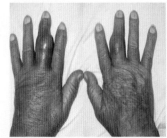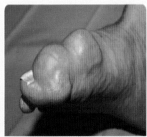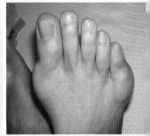

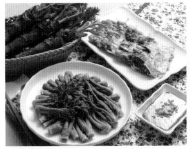
두릅나물

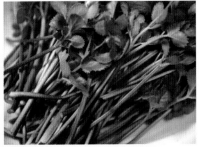
방풍

는 것같이 아파서 굽혔다 폈다를 하지 못하는데, 오래되면 뼈마디가 어긋난다고 했다.

식품으로는 두릅나물이 좋다고 했다. '따두릅'을 차로 끓여 마셔도 된다. 방풍나물을 쌀과 함께 죽을 쒀 먹는데, 36가지 풍증을 예방한다 하여 '방풍'이라 불린다. 도꼬마리(창이자)나 팔파리(음양곽)를 차로 끓여 마신다. 오갈피는 허한 것을 보하면서 풍증을 치료한다고 했다.

한편 요산의 생성과 배설에 균형이 깨져 이차적으로 퇴행성 병변을 일으키는 통풍은 통증도 통증이지만 치료가 쉽지 않아 안타까운

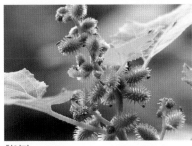
창이자

오갈피

질환이다.

여기서 헤라클레스의 후일담을 보자!

훗날 헤라클레스는 칼리돈(Calydon)의 공주와 우여곡절 끝에 혼인하게 된다. 그런데 헤라클레스가 이웃나라와의 전쟁에서 승리한 것에 대해 신께 감사의 기도를 드리려고 흰 예복을 보내라고 하자, 네소스(Nessus) 라

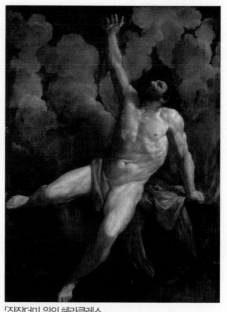

「장작더미 위의 헤라클레스」
(귀도 레니, 캔버스에 유채, 루브르 박물관)

는 이름의 켄타우로스(Kentauros)에게 속은 아내가 예복에 네소스의 피를 발라 헤라클레스에게 보낸다. 헤라클레스는 그것을 모른 채 예복을 입자마자 비명을 지르며 괴로워한다.

네소스의 피에는 헤라클레스가 12가지 과업을 수행하던 중 죽였던, 히드라(Hydra)의 독을 화살에 묻혔던 그 독이 그의 피에 번져 있었기 때문이다. 헤라클레스는 견딜 수 없는 고통으로 참지 못하고 장작을 쌓게 하여 불을 붙이게 하고는 그 위에서 몸을 태워 죽음을 택한다.

헤르마프로디토스
(Hermaphroditus)와
남녀한몸의 인간

아프로디테(Aphrodite)와 아레스(Ares)의 불륜

아프로디테가 가리비조개를 타고 키프로스(Cyprus)의 파포스(Paphos) 섬에 이르자 계절의 여신들이 온갖 치장을 해준 후 올림포스(Olympos) 궁전으로 모셔간다. 그 아름다움에 놀란 제우스(Zeus)는 올림포스의 평화를 위해 남신들 가운데 가장 못생긴 헤파이스토스(Hephaistos)를 아프로디테의 배필로 맺어준다. 가장 아름다운 여신, 그것도 바람둥이 여신인 아프로디테가 성이 찰 리 없다. 결국 시동생인 아레스와 바람이 난다.

아레스는 형 헤파이스토스와는 전혀 달리 남신들 가운데 가장 키가 크고 잘 생긴 축에 드는 빼어난 인물이다. 그러나 오만하고 잔인해서 뭇신들이 모두 싫어하는 인물이다. 아레스는 전쟁의 신, 그것도 잔인한 전쟁의 신이다.

정의로운 전쟁을 수호하는 신이 아니라 오로지 살육을 통해 피를 보는 전쟁을 즐기는 신이 바로 아레스다. 그런데 아프로디테만은 아레스의 외모에 반해 밀회를 즐긴 것이다.

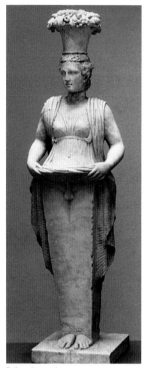

「헤르마프로디토스」,
(스톡홀름 국립 박물관)

아름다움의 여신인 아프로디테와 전쟁의 남신인 아레스의 이 불륜에서 아프로디테의 기호인 거울(♀)은 여성을 상징하게 되고, 아레스의 기호인 창과 방패(♂)는 남성을 상징하게 된다.

그런데 여성도 아니고 남성도 아닌 경우가 있다. '수염 난 아프로디테'의 얼굴을 상상하면 된다. 실제로 키프로스에는 '수염 난 아프로디테'의 조각이 있다고 그리스의 철학자 테오프라토스(Theophrastus)가 소개한 바 있다. 그리고 이 말에서 유래되어 헬레니즘(Hellenism) 시대가 되면서 헤르마프로디토스의 조각이 만들어졌다고 한다.

바로 헤르마프로디토스가 여성도 아니고 남성도 아닌 인물이다.

 ## 헤르마프로디토스의 불행

헤르마프로디토스는 이렇게 태어났다고 한다.

열다섯 살의 한 미소년은 바닷가의 나라를 따라 남쪽으로 여행한 끝에 아름다운 호수에 당도한다. 더위를 식히려고 소년은 옷을 벗고 물속에 뛰어 들어가 헤엄을 친다. 그때 그 호수에 살던 살마키스(Salmacis)라는 님프가 뜨거운 연정을 느끼어 살그머니 물속에 들어가 헤엄치는 소년을 얼싸안고는 신에게 빈다. 헤어지지 않게 해달라고. 신이 이를 듣고 그 기도를 들어준다. 그 결과 한 몸에 남녀 양성(兩性)을 갖춘 헤르마프로디토스 소년이 생겨난 것이다.

헤르마프로디토스 소년은 절망과 분노 끝에 두 손을 움켜쥐고 떨면서 저주한다.

"앞으로 이 호수에 들어오는 남자들은 모두 성기능이 약화되어 제 구실을 못하리라!"고.

그래서 카리아(Caria)에 있는 살마키스 못의 물은 소년의 저주대로 정력 감퇴 작용이 있다고 한다.

헤르마프로디토스는 아프로디테의 이름이 합성되어 생긴 이름이다. 그러니까 '수염 난 아프로디테'와 같은 것이다. 여하간 이 신화를 통해 '양성기구유체(兩性器具有體)'를 '헤르마프로디티즈무스(Hermaphroditismus)' 라고 한다.

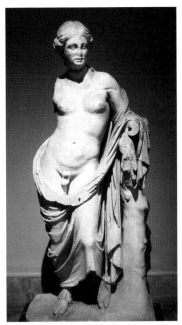

「페르가몬의 헤르마프로디토스」
(조각, 이스탄불 고고학박물관)

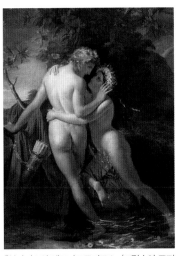

「살마키스와 헤르마프로디토스」 (프랑수아 조지프 나베즈, 캔버스에 유채, 벨기에 겐트 미술관)

남녀한몸의 인간

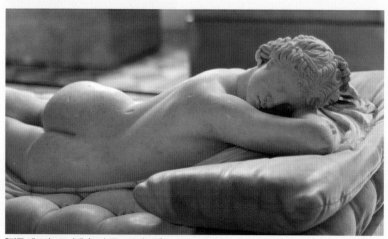

「잠든 헤르마프로디테」(조각, 루브르 박물관)

동양에서는 이런 경우를 '음양인', '남녀추니', 또는 '이형(二形)'이라고 부른다.

명나라 때 서응추(徐應秋)의 《옥지당담회(玉芝堂談薈)》에 의하면 남성 사이에 동성연애가 널리 유행하던 함령, 태강 연간, 즉 275~289년 사이에 특히 많이 태어났다고 했으며, 명나라 때 장경(張景)의 《의옥집(疑獄集)》에는 송 왕조 함순 때 절강지방의 어떤 가정에서 딸들에게 자수를 가르치려고 비구니를 유숙시킨 일이 있는데, 이 비구니가 딸을 겁탈하여 임신시키자 사법당국에서 조사해 보니 이 비구니는 남녀추니, 즉 음양인이었다고 한다. 그래서 참수형에 처했다는 것이다.

동성애와 성도착증

의학자 저징(褚澄)은 그의 저서 《저씨유서(褚氏遺書)》에서 이런 현상의 원인을 이렇게 설명하고 있다.

"남녀가 성적으로 결합하는 동안 두 사람의 정열은 조화롭게 섞이지 않으면 안 된다. 음의 피가 먼저 도달하면 양의 정액은 그것을 반기고, 여자의 피는 정액을 감싼다. 이렇게 해서 뼈가 형성되어 그것은 남아의 토대가 된다. 반대로 양의 정액이 먼저 도달하면 음의 피가 함께 섞여 정액에 의해 감싸인다. 피는 그 근원에 이웃해 머물면서 여아를 형성한다. 만일 수태 순간 음과 양이 동시에 도달하면 피와 정액이 똑같이 나누어지므로 남자도 여자도 아닌 태아가 형성된다."는 것이다.

양성기구유체, 즉 헤르마프로디티즈무스와는 다르게 이해해야 할 재미있는 현상이 한 가지 있다. 즉 '안드로기니(androgynie)'와 '기난드리(gynandrie)'이다.

안드로기니는 여자처럼 변화된 남자의 현상을 말한다. 예를 들면 유방이 여자처럼 커지고 허리와 엉덩이가 여자 허리나 엉덩이처럼 펑퍼짐하며 머리가 여자처럼 길면서 유연성을 갖는 것이다. 때로는 남자이면서도 남자에 흥미를 갖는 동성색정을 보이기도 하고 여자 옷을 즐겨 입으려는 등 여러 현상을 보인다. 여기에 반해서 여성이 남성적인 성질을 갖는 것을 기난드리라고 한다.

로마 말기, 헬리오가발루스(Heliogabalus) 황제는 스스로 신의 아들이라 공포했던 인물인데, 때때로 그는 비단 드레스를 입고 금목걸이와 금팔찌를 두르고 진한 화장을 하고는 비밀의 방에서 남자 노예 앞에 서서 나체로 춤을 추며 교태를 부리면서 요염하게 남자 노예를 유혹하곤 했단다. 그러나 남자끼리의 놀이는 싱겁기만 했다. 진짜 여

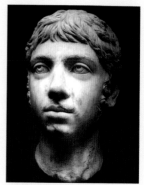

「헬리오가발루스의 두상」
(조각, 카피톨리니 박물관)

자가 되어 여자가 느끼는 그 맛까지 즐기고 싶었다. 그래서 알렉산드리아(Alexandria)로부터 전문의사를 데려다가 자기 하복부에다 구멍을 뚫고 인공 옥문을 만들게 했다. 물론 남근은 그대로 살려두어 남자 맛이나 여자 맛이나 두루 다 즐기겠다는 속셈이었다. 수술은 만족하게 이루어져 황제는 정말 두 가지 맛을 다 봤다고 한다.

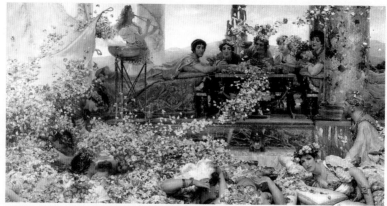

「헬리오가발루스의 장미」 (1888년, 유화, 개인 소장품)

헤파이스토스(Hephaistos)와 이상한 다리와 조루증

재간꾼 대장장이, 헤파이스토스

헤파이스토스(불카누스)는 대장장이 신이라지만 그저 그런저런 대장장이가 아니라 대단히 솜씨가 뛰어난 재간꾼 대장장이이다.

올림포스(Olympus)의 열두 신 중 그가 만들어 준 것을 귀히 여기지 않는 신이 없을 정도다.

헤파이스토스는 올림포스의 대장간에서 20개의 용광로를 밤낮으로 가동하면서 일하고, 렘노스(Lemnos) 섬의 대장간에서는 거인이면서 이마 한가운데에 커다란 눈이 하

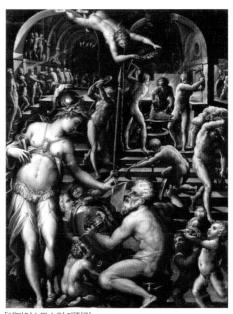

「헤파이스토스의 대장간」
(조르지오 바사리, 캔버스에 유채, 우피치 미술관)

나밖에 없는 키클롭스(Cyclops) 세 명을 조수로 써가며 일을 한다. 또 황금으로 여자 로봇 둘을 만들어 조수로 썼다고도 한다.

헤파이스토스는 별별 희한하고도 기막힌 명품들을 만든다. 그 중에는 제우스(Zeus)의 홀과 번개와 방패 등을 비롯해서, 태양신 헬리오스(Helios)의 날개 돋친 마차, 오누이 신인 아폴론(Apollon)과 아르테미스(Artemis)의 활과 화살, 농업의 여신 데메테르(Demeter)의 낫 등이 있다. 물론 영웅을 더욱 영웅답게 만드는 데 필요한 것들을 만들어 인간 영웅들에게도 선물한다. 헤라클레스(Hercules)와 아킬레우스(Achilleus)의 갑옷, 아가멤논(Agamemnon)의 홀, 페르세우스(Perseus)의 무기 등인데, 특히 카드모스(Kadmos)의 아내가 되는 하르모니아(Harmonia)에게 혼인 선물로 걸어준 황금 목걸이는 목에 걸고 있는 한평생 아름다움과 젊음을 간직할 수 있다는 마법의 목걸이다.

절름발이 헤파이스토스

헤파이스토스는 올림포스 신들 중에서 가장 못생긴 신인데, 설상가상으로 황금 의족을 짚고 다니는 절름발이다. 그가 절름발이가 된 사연은 이러하다.

제우스와 헤라(Hera) 사이에서 태어난 그는 태어나자마자 너무 못 생긴 탓에 어머니 헤라에게 버림을 받는다. 헤라가 갓 태어난 아기를 올림포스 신전에서 내동댕이친 것이다. 드높은 곳에서부터 한없이 떨어져 에게(Aegean) 바다 한가운데 있는 렘노스 섬에 떨어졌는데, 이때 다리마저 다친다. 그래서 못 생긴 데다가 절름발이까지 된 것이다.

헤파이스토스와 문전배설의 서글픔

헤파이스토스는 여신들 중 가장 예쁘다는 아프로디테(Aphrodite)를 아내로 맞는다. 우라노스(Ouranos)의 잘려진 성기가 바다에 빠지고, 그 거품에서 태어났다는 아프로디테는 뭇남신들이 눈독을 들일만큼 예쁘다. 이러다가 남신들끼리 싸움이라도 벌어질까 염려한 제우스가 헤파이스토스와 아프로디테를 부부로 맺어준 것이다. 헤파이스토스와 아프로디테 사이는 좋지 않다.

최상의 미녀 아프로디테가 최악의 추남 헤파이스토스를 좋아할 리가 없기 때문이다. 헤파이스토스의 형제로 아레스(Ares)가 있는데, 전쟁의 신인 아레스는 잔인하고 오만해서 모든 신들이 그를 미워하는데, 대단한 미남이다. 아프로디테가 마음이 끌린다. 그래서 이 둘은 헤파이스토스 몰래 밀회를 즐긴다.

태양신의 고자질로 이를 알게 된 헤파이스토스는 보이지 않는

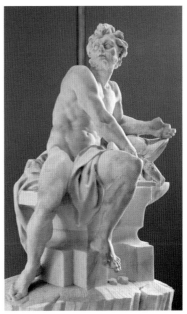

「불카누스」
(기욤 쿠스투 2세, 조각, 루브르 박물관)

쇠그물을 만들어 아프로디테와 아레스가 밀회하는 현장을 쇠그물에 옭아매어 만천하에 드러내 보인다. 통쾌한 일격을 가한 헤파이스토스이지만 어느 신도 헤파이스토스를 동정하지 않는다. 오히려 공공연히 치부를 드러낸 헤파이스토스에게 싸늘한 시선을 보낸다. 결국 헤파이스토스는 외톨박이 신세가 되고 만다.

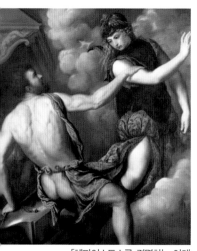

「헤파이스토스를 경멸하는 아테나」(파리스 보르도네, 캔버스에 유채. 미주리 대학 미술과 고고학 박물관)

헤파이스토스는 불행하고 외롭다. 바로 그럴 때 바다의 신인 포세이돈(Poseidon)이 그를 찾아온다. 그리고 듣기 좋은 말을 한다. 아테나(Athena) 여신이 트로이 전쟁에 쓸 무기를 만들어 달라고 대장간에 찾아올 터인데, 그건 핑계이고 실은 오래전부터 자넬 좋아하고 있으니까 이번 기회에 아테나를 어떻게 해보라는 말이다.

아내 아프로디테는 바람만 피우고, 자기는 못 생기고 수완이 없어 지금껏 연애 한 번 못해 본 헤파이스토스는 포세이돈의 말에 솔깃해 한다. 그래서 아테나의 무기 제작 요청을 쾌히 승낙하고는 작업에 들어간다. 일에 열중하는 척하던 헤파이스토스는 기회를 보아 갑자기 돌아서며 아테나를 끌어안는다. 기겁하고 놀란 아테나는 몸을 뒤트는데, 성미 급한 헤파이스토스는 그만 아테나의 넓적다리에 사정해 버리고 만다. 모처럼 큰맘 먹고 덤볐던 헤파이스토스는 조루로 망신만 당하고 만 것이다.

이상적인 다리

늘씬한 '롱다리'는 분명 선망의 다리이다. 그러나 그저 늘씬하고 길다고 이상적인 다리는 아니다. 가장 이상적인 다리는 '용장호단 (龍長虎短)'의 다리이다. 넓적다리를 '용'이라 하고 무릎 아래를 '호'라고 하는데, '용'은 길고 '호'는 '용'에 비례하여 상대적으로 짧아야 한다. 그렇다고 지나치게 짧으면 안 좋다. 그리고 '용'과 '호' 모두 알맞게 살이 쪄 있으면서도 늘씬해야 한다. 상체에 비해 '용'과 '호'가 지나치게 여위었거나 빈약해도 안 좋다.

'용'이 빈약할 정도로 여위어 있거나, 탄력을 잃어 살이 쿨렁쿨렁하거나 살이 손가락에 잡혀 질질 늘어나면 이미 노화될 대로 노화된 징조다. 남자라면 정력이 쇠약하며 여자라면 생식기 기능이 좋지 못한 경우가 많다. '용'이 알맞게 살쪄 있고 탄력이 있어야 하는 것처럼 '호' 역시 그래야 한다. 특히 장딴지가 용수철 같아서 까치발을 하면 단단해지고 바닥을 디디면 유연해져야 한다.

용장호단의 다리에 발도 예쁘고 발뒤꿈치도 계란 같다면 더 바랄 것이 없어 보이지만, 이왕이면 족정궁단(足正弓端)에 모호저문(毛好低紋)을 겸비했다면 가장 이상적이다.

'족정궁단'이란 발의 크기가 너무 크지도 너무 작지도 않게 알맞아야 하고, 발바닥의 움푹한 부분인 궁이 알맞게 높아서 발가락과 뒤꿈치가 바닥에 닿고 발바닥 가운데가 적당히 떠 있어야 한다는 것이다. 그러니까 지나치게 편평한 편평족도 안 좋고, 마치 전족처럼 지나치게 궁이 파인 요(凹)족도 안 좋고, 발끝만 바닥에 닿을 뿐 발뒤꿈치가 바닥에 닿지 않는 첨족도 안 좋다는 것이다.

'모호저문'이란 발가락에 난 털이 길고 아름답고 많아야 하며, 발바닥의 무늬가 선명해야 한다는 것이다.

이상한 다리

느닷없이 언젠가부터 발바닥의 움푹한 궁이 낮아지거나 편평해지거나 붓는다면 전신건강에 이상이 생겼다는 신호일 수 있다. 요통이나 간장 질환이나 기타 성인병이 생기기도 쉽다.

똑바로 누웠을 때 발목과 바닥이 60° 각도를 이루는 것이 이상적인데, 만일 발목이 흐느적거려서 발이 바닥에 닿는다면 이미 건강에 상당한 이상이 있는 것으로 보아야 한다. 만일 두 발이 모두 바깥쪽으로 벌어지면 도한(잠잘 때 저절로 식은땀이 나는 것)이 오기 쉽다. 또 월경불순이나 월경통이 있을 때는 엎드려 누웠을 때 양 발의 끝이 일치하지 않고 길이가 다른 경우가 많다.

비위가 약하면 다리에 힘이 빠

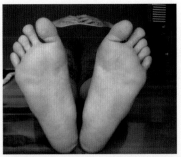

이상적인 발바닥은 똑바로 누웠을 때 발목과 바닥이 60°를 이루어야 한다.

지고 저릿저릿하게 잘 저린다. 위장 기능에 이상이 있으면 엄지와 둘째 발가락 사이에서 발등 쪽으로 다소 튀어나와 있는 부위에 혈관이 불뚝 튀어나오거나, 그곳 혈관이 굳어지거나 그 주위의 살이 꺼져 약간 오목해진다.

담낭 기능에 이상이 있을 때는 발등의 살집이 여위고, 혹은 발등은 물론 발바닥까지 아플 수 있다. 신장이 약하면 다리가 잘 붓거나 발바닥이 화끈거려 이불 속에 발을 넣고 자지 못한다. 방광이 약해졌거나 방광 기능에 이상이 있으면 발 뒤축의 살이 여위고, 오금에서 종아리까지 푸른 정맥이 튀어나오며, 장딴지에 쥐가 잘 나거나 장딴지 근육이 바들바들 움찔움찔 경련이 자주 일어날 수 있으며, 새끼발가락 왼쪽과 종아리와 복사뼈 부위에 열이 나거나 그곳에 함몰부가 생긴다.

발뒤꿈치에서 바깥 복사뼈를 잇는 선에 통증이나 이상이 있으면 고환이나 난소에 문제가 있을 수 있으며, 발뒤꿈치에서 안쪽 복사뼈를 잇는 선에 통증이나 이상이 있으면 전립선이나 자궁에 문제가 있을 수 있다.

발뒤꿈치가 자주 아프면 신장과 방광 기능이 약해진 징조일 수 있으며, 발뒤꿈치와 발목이 몹시 피로하고 발이 화끈거리면 성결핍증 또는 성욕 불만족의 징조일 수 있다. 이때는 넓적다리 안쪽이 뻐근하며 발뒤꿈치에서 안팎 양쪽의 복사뼈를 잇는 선의 중앙이 아프다.

조루와 미혈(媚血) 요법

조루란 성적 흥분이 높아지면 곧 사정이 일어나는 현상이다. 헤파이스토스처럼 문전배설도 문제이지만, 여성의 오르가즘(orgasm)이 막 일어나려는 찰나에 그만 얄밉고 안타깝게 분패하는 얌체형 조루도 여성의 무언의 힐책, 또는 노골적인 힐책으로 주눅들기는 마찬가지이다. 사정은 스스로 통제할 수 있기 때문에 조루증을 개선하려면 훈련이 필요하다. 짧은 시간 동안만 삽입하고 충분한 전희를 구사하는 방법을 연속 반복한 뒤 결정적인 타이밍에 사정하는 훈련을 쌓으면 조루는 해결될 수 있다. 아울러 성희(性戱)에 더 집중할 필요도 있다. 사실 성희만으로도 여성에게 고도의 쾌감을 줄 수 있는 경우도 있는 것이다.

천골 마사지가 조루에 도움이 된다.

천골은 생식신경이 집중된 허리 밑의 꽁지부분 뼈를 말한다. 이 부위를 누르면 부교감신경이 자극을 받아 흥분성을 높인다. 아울러 사정을 조절할 수도 있다. 이 부위를 양 손바닥으로 쓸어내리며 마사지하는 것이다. 물론 이보다 더 효과 있는 것은 천골 진공법이다. 천골 마사지보다 더 효과가 좋은데, 꽁지뼈 주위에 부항을 붙여 음압을 가하는 것을 자주 반복하면 발기력과 사정 조절이 뜻대로 될 수 있다.

같은 이치로 신수 경혈부터 천골까지 마사지한다. 신수 경혈은 제2요추 양옆 3cm에 위치해 있는 경혈인데, 비뇨생식 기능을 강화시키는 경혈이기 때문에 이름이 '신수'이다. 제2요추는 알기 쉽게 이야기해서 배꼽과 거의 같은 높이에 있는 허리뼈이다. 그 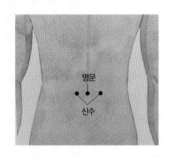 러니 찾기도 쉽다. 바로 이 신수 경혈부터 천골까지 양 손바닥으로 쓸어내리듯 마사지한다. 앉아서 하거나 엎드려 누워 해도 좋지만 양 발꿈치를 들고 까치발을 한 채 마사지하면 더 효과적이다.

아울러 치골 변두리를 마사지한다. 또 사타구니에서 무릎 안쪽까지 가볍게 마사지한다. 엄지손가락으로 가벼이 솔질하듯 쓸어내리면 된다.

다음엔 성기와 항문의 중간에 있는 회음 경혈을 마사지해 준다. 회음은 이름 그대로 음기가 모인 곳이다. 그래서 이 부위를 마사지해주면 여성도 성선이 자극되고 남성도 발기력이 높아진다. 사정도 조절된다. 사정 직전에 이 부위를 꾹 눌러주면 사정을 지연시킬 수 있는 것도 같은 이유다. 가운뎃손가락으로 천천히 문지르듯 마사지해주면 된다.

끝으로 용천 경혈을 마사지 해준다. 용천은 발바닥 중앙의 오목한 곳에 있는 경혈인데 여기를 따뜻하게 해주면서 마사지 해준다. 이상의 여러 경혈들이 발기력과 사정조절 효과가 있기 때문에 '미혈'이라 불린다.

히프노스(Hypnos)와
꿈꾸는 잠, 꿀맛 같은 잠

잠의 신과 미녀

히프노스는 '잠의 신'이다. 그는 밤의 여신 닉스(Nyx)의 아들이다. '운명의 신', 특히 죽을 수밖에 없고 피할 수도 없는 운명의 신인 모로스(Moros), 피로 얼룩진 무자비하고 사악한 '죽음의 여신'인 케레스(Keres), 그리고 '죽음의 신'인 타나토스(Thanatos)와 남매지간이다. 그중에서도 타나토스와는 쌍둥이형제다. '잠'과 '죽음'은 쌍둥이형제 같다고 본 것이다. 곧 죽음을 '영원한 깊은 잠'으로 여긴 것이다. 여하간 히프노스로부터 '최면술(hypnotism)'이라는 말이, 타나토스로부터 죽음의 사

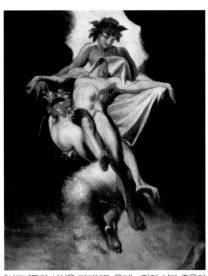

「사르페돈의 시신을 리키아로 옮기는 잠의 신과 죽음의 신」 (요한 하인리히 휘슬리, 캔버스에 유채, 하우스 레히베르크 미술관)

회심리를 연구하는 학문인 '사
망학(Thanatology)'이라는 말
이 유래되었듯이, 이 형제는
지금도 우리 일상에 깊이 남
아 있다.

'꿈의 아들들'로 불리는 오
네이로이(Oneiroi)에 둘러싸여
잠자고 있는 히프노스는 흔히

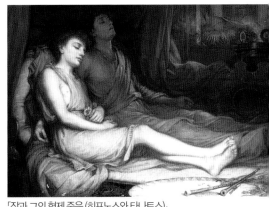

「잠과 그의 형제 죽음 (히프노스와 타나토스)」
(존 윌리엄 워터하우스, 캔버스에 유채, 개인 소장)

날개 달린 벌거벗은 청년 혹은 긴 턱수염에 날개 달린 신으로 묘사
되는데, 영국의 화가 J.W.워터하우스(John William Waterhouse)는 이
쌍둥이를 화사하게 예쁜, 그러면서 무척 평온한 모습의 미소년으로
그렸다. 그림 속 히프노스의 손에는 양귀비꽃이 쥐어져 있다. 그는
'망각의 강'이라 불리는 레테(Lethe) 강이 흐르는 섬의 동굴 속에 살
면서 그 동굴 어귀의 약초에서 즙을 짜내 뿌리어 사람들로 하여금
잠들게 한다는데, 화가는 이 수면초를 양귀비꽃으로 생각한 것이다.

히프노스는 헤라(Hera) 여신의 꾐에 빠져 제우스(Zeus)를 잠재웠
다가 제우스의 분노를 사 어둠의 동굴에 갇혀 살게 되지만, 헤라가
약속한 대로 '우아한 미의 세 여신'인 카리테스(Charites) 가운데 막내
인 파시테아(Pasithea)를 주어 결혼시켜 주었기 때문에 천하절색의
여신과 함께하는 행운을 누린다. 헤라의 딸로 알려진 파시테아는
'편안함과 미덕'을 뜻한다니까 히프노스는 행운 중에도 최상의 행운
을 누린 셈이다.

꿈꾸는 잠

소포클레스(Sophocles)는 히프노스를 '인간에게 모든 고통과 고뇌를 없애주고 오직 평온함과 기쁨만을 주는 위대한 신'으로 찬양했다. 수면이란 낮 동안의 노동이나 활동을 쉬게 하기 위한 것도 아니고, 현상세계의 망각을 위한 것도 아니요, '정신의 고차적인 부분이 신(神)의 지혜와 예지에 참가하기 위해서' 잠을 자게 되는 것이라고 한다. 그렇다면 히프노스야말로 위대한 신임에 틀림없다.

히프노스는 여러 명의 아들을 두었는데 모르페우스(Morpheus)라는 아들은 사람의 모습으로 꿈에 나타나고, 이켈로스(Icelos) 라는 아들은 동물의 꿈을 꾸게 하고, 판타소스(Phantasos) 라는 아들은 사물의 꿈을 꾸게 한다고 한다. '꿈의 신' 모르페우스에서 모르핀(morphine)이라는 말이 유래되었듯이 꿈은 모르핀 같은 것이다. 영국의 작가 로버트 스티븐슨(Robert Louis Balfour Stevenson)도 그의 작품에 대한 영감을 '수면 중에 이루어지는 잠재의식의 지성과 힘에 의한 정신적인 발전'에서 비롯된다고 주장한 바 있는데, 꿈을 꾸는 렘수면이 정상적으로 이루어져야 건강해

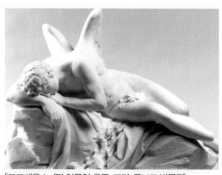

「모르페우스」 (장 앙투안 우동, 조각, 루브르 박물관)

질 수 있기 때문이다.

렘수면(REM ; rapid eye movement)은 어른의 경우 전체 수면시간의 20~25%를 차지하며, 90분 정도의 주기로 하룻밤 사이에 4~6회 정도 나타난다고 한다. 이 렘수면이 현저하게 감소되면 아무리 오랜 시간 잠을 잔다 해도 깨고 난 후에 피로가 풀리지 않고, 이런 상태가 계속되면 기억력이 떨어지고 신경이 예민해지기도 하며, 또 성기능 장애가 초래되기도 한다. 렘수면 때 꿈을 꾸기도 하고 남녀가 모두 발기하기 때문이다. 발기는 렘수면에 들어가기 2분 30초 전에 시작하여 최대로 커지는 것은 렘수면이 시작되고 5분 24초가 지난 후이며, 렘수면이 끝나기 40초 전에 시들고 렘수면이 끝난 후 12분 24초가 경과되면 원상태로 된다고 한다. 또 여성들 역시 렘수면 중에 질 벽을 흐르는 혈류량이 증가하여 클리토리스의 발기가 이루어지고 있는 것으로 밝혀졌다.

그러니까 잠을 자게 해주는 히프노스와 함께 꿈을 꾸게 해주는 그의 아들들은 정말 위대한 신이 아닐 수 없다.

꿀맛 같은 잠

어떤 과학자는 "잠은 인류의 진화 과정에서 벌어진 최대의 실수"라고 말했다고 한다. 하루 중 많은 시간을 잠으로 허비하지만 잠이 인간에게 어떤 활기도 주지 못한다는 얘기다. 그러나 꿀잠은 '최대의 실수'가 아니라 삶의 '최대의 은혜'다. 수면 중엔 심장의 고동이나 호흡수가 줄고 근육의 긴장이 풀리며, 상처의 치유도 이 동안 급속히 이루어진다.

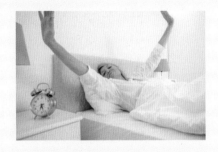

가장 영양가 있는 꿀잠은 6시간 ~ 6시간 반 정도라고 한다. 이 시간보다 적게는 30분에서 많게는 2시간까지 자면 좋다는 얘기다.

옛 책들을 보면, 가장 이상적인 꿀잠을 자는 방법으로 다음과 같이 정리할 수 있다.

첫째는 무릎을 구부리고 옆으로 누워 자는 것이 반듯이 누워 자는 것보다 기력을 돕는 데 좋다. 둘째는 하룻저녁 자는 동안에 다섯 번을 반복하여 굴러 돌아 눕는 것이 좋다. 셋째는 눕고 난 뒤에 입을 벌리지 말며, 이불로 머리를 뒤집어쓰지 말고, 잘 때 다리를 들어 높은 데 걸터얹지 말 것이며, 머리를 북쪽으로 두고 눕지 말며, 대들보에 정면 되게 눕지 않는 것이 좋다. 넷째는 봄과 여름에는 동쪽을 향하여 눕고 가을과 겨울에는 서쪽을 향하여 눕는 것이 좋으며, 봄과 여름에는 닭과 같이 일어나고 가을과 겨울에는 늦게 일어나 일광을 받듯이 때를 순종하여 따르는 것이 좋다. 다섯째는 손으로 심장 위를 덮고 자며, 땀을 닦고 이불을 적당히 덮는 것이 좋다. 여섯째는 시장하여 잠을 못 잘 경우에는 조금 먹고 자고, 배가 불러 잠을 못 잘 경우에는 차를 마시고 조금 걸은 뒤 잠을 잔다.